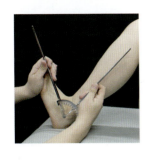
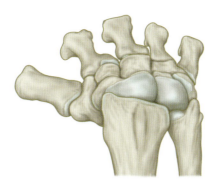
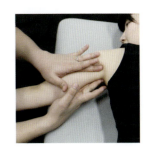

運動機能障害の「なぜ？」がわかる評価戦略

編集	工藤 慎太郎	森ノ宮医療大学インクルーシブ医科学研究所・教授
執筆	工藤 慎太郎	森ノ宮医療大学インクルーシブ医科学研究所・教授
	北川 貴明	もりのみや整形外科
	森田 竜治	おおすみ整形外科リハビリテーション科
	川村 和之	国際医学技術専門学校理学療法学科・学科長
	三津橋 佳奈	医療法人志鳳会 APT整形外科クリニックリハビリテーション科
	前沢 智美	国際医学技術専門学校理学療法学科
	福田 大輔	東大阪病院リハビリテーション部
	兼岩 淳平	AR-Ex 尾山台整形外科
	中村 翔	合同会社 TRY&TRI
	颯田 季央	合同会社 TRY&TRI

撮影協力	林 美緒	森ノ宮医療大学保健医療学部理学療法学科
	新子 樹	森ノ宮医療大学保健医療学部理学療法学科

医学書院

運動機能障害の「なぜ？」がわかる評価戦略
発　行　2017年5月15日　第1版第1刷Ⓒ
　　　　2023年12月1日　第1版第10刷

編　著　工藤慎太郎
　　　　くどうしんたろう

発行者　株式会社　医学書院
　　　　代表取締役　金原　俊
　　　　〒113-8719　東京都文京区本郷1-28-23
　　　　電話　03-3817-5600（社内案内）

印刷・製本　三美印刷

本書の複製権・翻訳権・上映権・譲渡権・貸与権・公衆送信権（送信可能化権を含む）は株式会社医学書院が保有します．

ISBN978-4-260-03046-5

本書を無断で複製する行為（複写，スキャン，デジタルデータ化など）は，「私的使用のための複製」など著作権法上の限られた例外を除き禁じられています．大学，病院，診療所，企業などにおいて，業務上使用する目的（診療，研究活動を含む）で上記の行為を行うことは，その使用範囲が内部的であっても，私的使用には該当せず，違法です．また私的使用に該当する場合であっても，代行業者等の第三者に依頼して上記の行為を行うことは違法となります．

JCOPY〈出版者著作権管理機構　委託出版物〉
本書の無断複製は著作権法上での例外を除き禁じられています．複製される場合は，そのつど事前に，出版者著作権管理機構（電話 03-5244-5088，FAX 03-5244-5089，info@jcopy.or.jp）の許諾を得てください．

序

「なぜ，理学療法士を目指したのか？」
　学生に尋ねることがある．「高校の部活で怪我をして…」「祖母が脳梗塞になって…」「お母さんに勧められて…」などといろいろな答えが返ってくるが，とても印象に残る答えをした学生がいる．

「だって，手で人を治すってスゴくないですか？」
　彼女はそう答えてくれた．理学療法士になって 10 年以上，当たり前になっていたが，確かにすごい．しかし，本当に治す理学療法士になるのは，簡単な道のりではない．多くの理学療法士が自分の休日に，お金を払って，新しい知識を学び，自身の技術を研鑽している．しかし，せっかく学んできた技術も，タイミングや順序をまちがえてしまうと，効果が出ない．なぜ，効果が出ないのかがわからず，悔しい思いをすることも多い．

「患者さんの痛みが変わらないのですが，なぜでしょうか？」
「理学療法の後は状態がよいのですが，次回の理学療法の際には元に戻っています．なぜでしょうか？」
　おそらく理学療法評価がまちがっているか，技術が未熟か，その両方かであろう．技術を短期間で改善することは難しいが，評価は解剖学や運動学を理解して，丁寧に所見をとれば，できるだろうと思っていた．幸いにも，理学療法評価で重要となる触診技術に関しては，よい書籍が多くあり，検査測定方法に関する書籍も多い．しかし，臨床実習に行った学生は，必ずと言っていいほど，評価がうまくできず，新人の理学療法士も評価でつまずいていることが多い．
　3 年前，私は，大学で臨床理学療法評価学という講義の運動器系理学療法分野を担当することになった．初年度はすでに指定されていた教科書でスタートしたが，教科書には検査方法と診断的解釈が掲載されているにとどまり，臨床的思考過程がわからない．2 年目になり，適切な教科書を探したが，臨床的思考過程を解剖学や運動学に基づいて解説している書籍は見当たらない．どういう思考過程に基づいて，何を評価するのかはどこにも載っていないのである．

「動作分析をしっかりやりなさい」「ちゃんと触診しなさい」
　私自身，これまでの臨床での指導を思い返すと，こういった漠然としたアドバイスをしていた．しかし，指導される側は，「動作分析」と「触診」の間がつながっていないのである．これではいつまで経っても，理学療法評価ができるようにはならない．
　また，治す理学療法士の思考過程は，教科書からは読み取れない．これまで，臨床的思考過程は，先輩から後輩へ on the job で伝えられることが多く，その過程で解剖学や運動学などの基礎知識を限定的に説明していたのではないだろ

うか．たとえば「この筋の収縮とこの筋の収縮がつながるから…」などである．これでは，自ら問題点を見つけ，患者さんに説明できるようにはならない．

「1つの所見をとったら，次に何を考えるのか？」

　この思考過程を，解剖学や運動学を使って説明し，フローチャートにまとめて示したら，うまくいかない症例に対して，自分が見落としている所見を見つけられるのではないか？　そこで，運動機能障害に対する評価の思考過程を，解剖学や運動学を使って，体系的にまとめた書籍が必要ではないかと考えた．

　イメージはできたが，フローチャートを作ってみると，想像以上にまとまらない．「そりゃ，治せんわな」などとぼやきながら，改めて考え，文献を読み込んでいく．この繰り返しで頭を整理していくと，的確な評価ができるようになってきた．臨床に出たばかりの理学療法士に指導するときも，順を追ってわかりやすく説明できるようになってきた．

　もちろん，本書に記載していることがすべての患者に当てはまるわけではない．臨床症状も，運動療法の効果も，多種多様である．それが，今日まで臨床的思考過程を体系的にまとめたものがなかった理由であろう．

　本書が，運動機能障害の理学療法に悩む学生や理学療法士にとって，不完全ながらも，評価の指南書のようになれば幸いである．私たちの考えが及んでいない疼痛発生機序があれば，自分で書き加えて，よりよいオリジナルの1冊にしてほしい．

　最後に，本書をまとめるにあたり，多大なご尽力をいただいた医学書院の金井真由子氏に，心から感謝申し上げる．また，ご執筆の先生方には，よりよいものにするための議論に，多くの時間を費やしていただいた．納得するまで話をやめない私に，いつも付き合ってくれていることに感謝している．そして，遅くに帰宅しても，健やかに育つ息子の寝顔を見ることで，翌日も頑張れている．長男　圭一郎と育児を一手に引き受けてくれている妻　美知，素晴らしい人生を与えてくれた母に感謝を捧げたい．

　　2017年4月

　　　　　　　　　　　　　　　　　　　　　　　　　　　　　　工藤　慎太郎

目 次

序 章　運動機能障害の評価戦略 ───── 工藤慎太郎　1

- step 1　どう動かすと痛むのか？：力学的ストレスの明確化 1
- step 2　どこが痛むのか？：解剖学的評価 1
- step 3　なぜ，痛むのか？：運動学的評価 2
- 各ステップで求められる知識と技術 2
- トリガー組織判別テスト（DTTT） 4
- 本書の使い方 5

第Ⅰ章　上肢帯　　7

1. 肩 ───── 工藤慎太郎・北川貴明　8

- 肩の構造と機能 8
  - A. 肩に生じやすい機能障害 8
  - B. 肩の安定化機構 8
  - C. 肩の運動 9
- 1 肩上方の痛み 10
  - step 1　どう動かすと痛むのか？：力学的ストレスの明確化 10
  - step 2　どこが痛むのか？：解剖学的評価 11
    - 1）棘上筋・棘下筋 11
    - 2）肩甲上神経 16
    - 3）肩峰下滑液包（SAB） 17
  - step 3　なぜ，痛むのか？：運動学的評価 20
    - 1）腱板構成筋の筋力低下 20
    - 2）肩甲胸郭関節の安定性低下 21
    - 3）肩甲上腕関節の不安定性 25
    - 4）肩甲上腕関節の上方軟部組織の拘縮 26
- 2 肩前上方の痛み 28
  - step 1　どう動かすと痛むのか？：伸張ストレスが加わっている場合 28
  - step 2　どこが痛むのか？：肩甲下筋と腱板疎部の解剖学的評価 29
    - 1）肩甲下筋 29

2）腱板疎部 31
- **step 3** なぜ，痛むのか？：運動学的評価 33
　　　1）上腕骨頭と関節窩の位置関係 33
- **step 1** どう動かすと痛むのか？：圧縮ストレスが加わっている場合 35
- **step 2** どこが痛むのか？：関節唇の解剖学的評価 35
- **step 3** なぜ，痛むのか？：運動学的評価 38
　　　1）肩関節後方軟部組織の拘縮 38
- **step 1** どう動かすと痛むのか？：摩擦ストレスが加わっている場合 40
- **step 2** どこが痛むのか？：上腕二頭筋長頭腱の解剖学的評価 41
- **step 3** なぜ，痛むのか？：運動学的評価 43
　　　1）上腕骨頭と関節窩の位置関係 43
　　　2）肩関節後方軟部組織の拘縮 43

3 肩外側の痛み 44
- **step 1** どう動かすと痛むのか？：伸張・摩擦ストレスが加わっている場合 44
- **step 2** どこが痛むのか？：三角筋・三角筋下滑液包の解剖学的評価 45
- **step 3** なぜ，痛むのか？：運動学的評価 49
　　　1）腱板構成筋の筋力低下 49
　　　2）肩甲胸郭関節の安定性低下 49
- **step 1** どう動かすと痛むのか？：圧縮ストレスが加わっている場合 50
- **step 2** どこが痛むのか？：腋窩神経の解剖学的評価 50
- **step 3** なぜ，痛むのか？：運動学的評価 54
　　　1）腱板構成筋の筋力低下 54
　　　2）肩関節伸展筋群の筋力低下 54
　　　3）肩甲胸郭関節の安定性低下 55
　　　4）前方関節包の伸張性低下 55

症例ノート① 56

4 肩後方の痛み 58
- **step 1** どう動かすと痛むのか？：伸張ストレスが加わっている場合 58
- **step 2** どこが痛むのか？：上腕三頭筋長頭・後方関節包の解剖学的評価 59
- **step 3** なぜ，痛むのか？：運動学的評価 63
　　　1）上腕三頭筋の伸張性低下 63
　　　2）肩関節後方軟部組織の拘縮 63
　　　3）腱板構成筋の筋力低下 63
　　　4）肩甲胸郭関節の安定性低下 63
　　　5）股関節の柔軟性の低下 63

step 1	どう動かすと痛むのか？：摩擦ストレスが加わっている場合 64
step 2	どこが痛むのか？：広背筋の解剖学的評価 64
step 3	なぜ，痛むのか？：運動学的評価 67

　　1）広背筋の筋力低下 67
　　2）腱板構成筋の筋力低下 67
　　3）肩甲胸郭関節の安定性低下 67
　　4）体幹の安定化機能の低下 67

2. 肘関節 ─────────────────── 工藤慎太郎　70

肘関節の構造と機能 70

　A. 肘関節に生じやすい機能障害 70
　B. 肘関節の安定化機構 70
　C. 肘関節の運動 71

1 肘内側の痛み 72

| step 1 | どう動かすと痛むのか？：伸張ストレスが加わっている場合 .... 72 |
| step 2 | どこが痛むのか？：解剖学的評価 .... 72 |

　　1）内側側副靱帯 72
　　2）前腕屈筋群 75
　　3）尺骨神経 79

| step 3 | なぜ，痛むのか？：運動学的評価 .... 82 |

　　1）前腕屈筋群の伸張性低下 82
　　2）前腕屈筋群の弱化 83
　　3）外反肘 83
　　4）肘関節屈曲/伸展可動域の制限 84
　　5）上腕二頭筋・上腕三頭筋内側頭の過緊張 84

2 肘外側の痛み 86

| step 1 | どう動かすと痛むのか？：力学的ストレスの明確化 .... 86 |
| step 2 | どこが痛むのか？：解剖学的評価 .... 87 |

　　1）前腕伸筋群・関節包 87
　　2）腕橈関節・滑膜ヒダ 90

| step 3 | なぜ，痛むのか？：運動学的評価 .... 93 |

　　1）前腕伸筋群の伸張性低下 93
　　2）前腕伸筋群の弱化 93
　　3）上橈尺関節の不安定性 94
　　4）前腕回内可動域の制限 94

  5）肘関節内反の不安定性 95

症例ノート② 98

3. 手関節・手部 ──────── 森田竜治・工藤慎太郎 **100**

手関節・手部の構造と機能 100
  A. 手に生じやすい機能障害 100
  B. 手関節・手部の安定化機構 101
  C. 手関節・手部の運動 101

1 手部のしびれ 102
step 1 どこがしびれるのか？：力学的ストレスの明確化 102
step 2 どこで絞扼されるのか？：解剖学的評価 103
  1）正中神経（手根管）.. 103
  2）正中神経（円回内筋通過部：前骨間神経）..................................... 107
  3）尺骨神経：Guyon管 109
  4）橈骨神経（後骨間神経）.. 113
step 3 なぜ，しびれるのか？：運動学的評価 116
  1）手関節掌屈/背屈可動域の低下 116
  2）母指球筋・小指球筋の柔軟性低下 116
  3）前腕回内/回外可動域の制限 118
  4）手関節掌屈筋・背屈筋の弱化 118
  5）深指屈筋の柔軟性低下 119
  6）回外筋，上腕二頭筋，長母指伸筋の筋力低下 119

2 手関節尺側部の痛み 120
step 1 どう動かすと痛むのか？：力学的ストレスの明確化 120
step 2 どこが痛むのか？：解剖学的評価 121
  1）三角線維軟骨複合体（TFCC）と下橈尺関節 121
  2）尺側手根伸筋腱 124
step 3 なぜ，痛むのか？：運動学的評価 126
  1）前腕回内/回外可動域の制限 126
  2）握力低下 126
  3）母指内転筋の短縮 126
  4）長母指外転筋の筋力低下 127
  5）尺側手根伸筋の短縮 127
  6）手関節の背屈可動域の低下 127

症例ノート③ 128

③ 手関節橈側部の痛み 130
- **step 1** どう動かすと痛むのか？：力学的ストレスの明確化 130
- **step 2** どこが痛むのか？：解剖学的評価 131
  - 1) 長母指外転筋と短母指伸筋 131
  - 2) 母指CM関節 133
- **step 3** なぜ，痛むのか？：運動学的評価 136
  - 1) 前腕回内/回外可動域の制限 136
  - 2) 長母指外転筋の筋力低下 136
  - 3) 母指内転筋の短縮 136
  - 4) 母指球筋・小指球筋の柔軟性低下 136

第Ⅱ章　体幹　139

脊柱総論 ——— 川村和之・三津橋佳奈・前沢智美　140

脊柱の構造と機能 140
- A. 脊柱を構成する骨と姿勢 140
- B. 脊柱の関節 142
- C. 脊柱の靭帯 144
- D. 脊髄神経と椎間孔 144

1. 頸部 ——— 三津橋佳奈・前沢智美　146

頸部の構造と機能 146
- A. 頸部に生じやすい機能障害 146
- B. 頸部の安定化機構 146
- C. 頸部の運動学 147

① 頸部の痛み 148
- **step 1** どう動かすと痛むのか？：力学的ストレスの明確化 148
- **step 2** どこが痛むのか？：解剖学的評価 148
  - 1) 椎間関節 148
  - 2) 頸部固有背筋外側群 149
  - 3) 頸部固有背筋内側群 150
  - 4) 僧帽筋上部筋束・肩甲挙筋 151

| step 3 | なぜ，痛むのか？：運動学的評価 | 153 |

　　　1) 筋のインバランス ... 153

　　　2) 頸部アライメント不良 ... 154

2 頸部由来のしびれ ... 156

| step 1 | どこがしびれるのか？：発生部位の明確化 | 156 |
| step 2 | どこが絞扼されているのか？：解剖学的評価 | 156 |

　　　1) 頸神経 ... 157

　　　2) 腕神経叢の絞扼による疾患：胸郭出口症候群（TOS） ... 158

| step 3 | なぜ，絞扼されるのか？：運動学的評価 | 163 |

　　　1) 頸部アライメント不良 ... 163

　　　2) 胸郭の可動性低下 ... 163

　　　3) 肩甲胸郭関節の安定性低下 ... 164

2. 胸腰部 ── 川村和之　166

胸腰部の構造と機能 ... 166

　　A. 胸腰部に生じやすい機能障害 ... 166

　　B. 胸腰部の安定化機構 ... 167

　　C. 胸腰部の運動 ... 167

1 胸腰部の痛み ... 168

| step 1 | どう動かすと痛むのか？：力学的ストレスの明確化 | 168 |

　　　1) 伸張ストレス ... 168

　　　2) 圧縮ストレス ... 169

　　　3) 剪断ストレス ... 169

| step 2 | どこが痛むのか？：解剖学的評価 | 170 |

　　　1) 固有背筋外側群 ... 170

　　　2) 固有背筋内側群：多裂筋 ... 172

　　　3) 胸腰筋膜 ... 173

　　　4) 腰部椎間関節 ... 175

　　　5) 腰部椎間板 ... 176

　　　6) 坐骨神経・上殿神経 ... 178

　　　7) 仙腸関節 ... 181

| step 3 | なぜ，痛むのか？：運動学的評価 | 183 |

　　　1) 固有背筋の筋力低下 ... 183

　　　2) 体幹屈筋群の筋力低下 ... 184

3）腸腰筋の短縮 184
　　　4）股関節伸筋群の筋力低下 185
　　　5）仙腸関節の安定性低下 185
　　　6）マルアライメント 187
症例ノート④ 190
症例ノート⑤ 192

第Ⅲ章　下肢帯　　　195

1. 股関節 ——————工藤慎太郎・福田大輔・北川貴明　196

股関節の構造と機能 196
　　A. 股関節に生じやすい機能障害 196
　　B. 股関節の安定化機構 196
　　C. 股関節の運動 197

1 股関節前面の痛み 198
step 1 どう動かすと痛むのか？：力学的ストレスの明確化 198
step 2 どこが痛むのか？：解剖学的評価 199
　　1）腸腰筋・大腿直筋 199
　　2）股関節内転筋群（長内転筋・恥骨筋・小内転筋・薄筋） 202
　　3）大腿神経 204
　　4）腸恥滑液包 207
　　5）関節唇 208
　　6）関節包 209

2 股関節外側の痛み 212
step 1 どう動かすと痛むのか？：力学的ストレスの明確化 212
step 2 どこが痛むのか？：解剖学的評価 213
　　1）中殿筋・小殿筋 213
　　2）大腿筋膜張筋 215
　　3）転子下滑液包 218

症例ノート⑥ 220

3 股関節の運動学的評価 222
step 3 なぜ，痛むのか？：運動学的評価 222
　　1）股関節の動的安定性の低下 222

2）股関節の伸展可動域制限 226
　　3）殿筋群（股関節伸展筋・外転筋）の筋力低下 227
　　4）股関節外転筋の短縮 229
　　5）固有背筋内側群の筋力低下 230
　　6）内腹斜筋の筋力低下 230
　　7）膝関節の内反不安定性 230

2. 膝関節 ———————— 工藤慎太郎・兼岩淳平・中村翔　233

膝関節の構造と機能 233
　A. 膝関節に生じやすい機能障害 233
　B. 膝関節の安定化機構 234
　C. 膝関節の運動 234

1 膝内側の痛み 235
step 1 どう動かすと痛むのか？：力学的ストレスの明確化 235
step 2 どこが痛むのか？：解剖学的評価 236
　1）内側側副靱帯（MCL） 236
　2）鵞足 238
　3）半膜様筋・腓腹筋内側頭 240
　4）内側半月板 243

2 膝外側の痛み 247
step 1 どう動かすと痛むのか？：力学的ストレスの明確化 247
　1）伸張ストレス 247
　2）摩擦ストレス 247
　3）圧縮ストレス 247
step 2 どこが痛むのか？：解剖学的評価 248
　1）後外側支持機構（PLS） 248
　2）大腿二頭筋 252
　3）腸脛靱帯 254

3 膝前面の痛み 256
step 1 どう動かすと痛むのか？：力学的ストレスの明確化 256
　1）伸張ストレス 256
　2）圧縮ストレス 256
step 2 どこが痛むのか？：解剖学的評価 257
　1）脛骨粗面 257

  2）膝蓋靭帯・膝蓋支帯 258

  3）膝蓋下脂肪体 260

  4）膝蓋大腿関節 263

症例ノート⑦ 266

症例ノート⑧ 268

4 膝関節の運動学的評価 270

step 3 なぜ，痛むのか？：運動学的評価 270

  1）下腿の回旋異常 270

  2）膝関節の外反不安定性 273

  3）膝関節の屈曲拘縮 274

  4）膝関節の内反不安定性 276

  5）外側広筋の過緊張 277

  6）膝蓋下脂肪体の拘縮 277

  7）大腿四頭筋の伸張性低下 278

  8）大腿四頭筋の筋力低下 279

3. 足関節・足部 ——————— 工藤慎太郎・颯田季央　283

足関節・足部の構造と機能 283

 A. 足関節・足部に生じやすい機能障害 283

 B. 足関節・足部の安定化機構 284

 C. 足関節・足部の運動 284

1 足関節後方の痛み 285

step 1 どう動かすと痛むのか？：力学的ストレスの明確化 285

step 2 どこが痛むのか？：解剖学的評価 286

  1）アキレス腱 286

  2）後脛骨筋腱 291

  3）長・短腓骨筋腱 294

  4）Kager's fat pad 296

  5）三角骨・長母趾屈筋腱 298

2 足関節前方の痛み 301

step 1 どう動かすと痛むのか？：力学的ストレスの明確化 301

step 2 どこが痛むのか？：解剖学的評価 301

  1）距腿関節の前方関節包・伸筋腱 301

  2）前距腓靭帯 305

3 足底の痛み 309
step 1 どう動かすと痛むのか？：力学的ストレスの明確化 309
step 2 どこが痛むのか？：解剖学的評価 309
    1）足底腱膜 309
    2）踵骨下脂肪体 313
    3）脛骨神経 314

4 足関節・足部の運動学的評価 317
step 3 なぜ，痛むのか？：運動学的評価 317
    1）足関節の背屈制限 317
    2）下腿三頭筋の筋力低下 319
    3）足部アライメントの異常 320
    4）足関節の不安定性 325
    5）股関節・膝関節伸展筋の筋力低下 326

症例ノート⑨ 330
症例ノート⑩ 332

索引 335

序章　運動機能障害の評価戦略

　基本動作やスポーツにおけるパフォーマンスの改善を目指す運動器理学療法において，理学療法評価は，対象者の動作能力の低下を引き起こす機能障害を見つけ出し，適切な治療プログラムを作成するための情報を抽出するプロセスである．非常に難しいプロセスであり，苦手意識を抱くセラピストも多いが，このプロセスが洗練されることで，問題点を明確にすることができる．このプロセスを経ずに，問題点を明らかにしないまま理学療法を行うことは，地図を持たずに旅に出るようなもので，目的地も，そこで何をするのかも不明確な状態となる．

　著者らは，このプロセスを3つのstepに分けて考えることで，適切な評価を実践できると考えている．

step 1　どう動かすと痛むのか？：力学的ストレスの明確化

　動作能力の低下を見つけ出すプロセスにおいて重要なことは，症状と動作の関係を明確にすることである．

　たとえば，変形性膝関節症では，立脚中期において膝の外側動揺が生じることがある．外側動揺は，無症候例においても出現する現象だが，なぜ，変形性膝関節症では問題になるのだろうか．これは，外側動揺により膝内側への圧縮ストレスが増加すると考えられ，この圧縮ストレスが疼痛を惹起する力学的ストレスになると考えられているからである．

　このように，対象者の動作により，どのような力学的ストレスが加わったのかを明確にすることが，運動機能障害における評価戦略の step 1 となる．

step 2　どこが痛むのか？：解剖学的評価

　次に行うのは，痛みや症状が出現している部位を明確にすることである．

　膝関節の可動域制限がある症例では，可動域の最終域で伸張感や疼痛を訴えることが多い．その場合，「膝の前方に伸張感が出現している」ととらえている場合，「膝蓋骨下方に伸張感が出現している」ととらえている場合，「膝蓋下脂肪体に伸張感が出現している」ととらえている場合では，その後の検査・測定やアプローチが異なってくる．そのため，症状が出現している部位を解剖学的に明らかにすることが，step 2 の目標となる．

　step 2 では，対象者の身体を正確に触診し，運動機能検査により症状の再現を得ることが重要になる．

step 3 なぜ，痛むのか？：運動学的評価

step 3 では，なぜ，その部位に損傷や機能障害が生じたのかを，運動学的に明確にする．

手術侵襲や外傷の場合は，機能障害の原因が必ずしも運動学的に引き起こされているわけではない．しかし，もともと有している機能不全が，手術や外傷で障害された部位のストレスを増加させることもあるし，障害されている部位とは別の部位の機能不全が，症状を悪化させることもある．そのため，硬い筋を軟らかくするといったことだけでなく，「なぜ，硬くなっているのか？」を運動学的にとらえて評価する必要がある．特に，下肢関節は動作の影響が大きい．そのため，障害部位へのストレスを増強させる動作になっていないか，動作を観察し，分析することも重要になる．

各ステップで求められる知識と技術

step 1 で求められる知識と技術

● 力学的ストレスの分類

力学的ストレスは，4種類に大別して考える．

1 圧縮ストレス

組織に圧縮が加わった際に発生するストレスである．特に関節面や関節に介在する線維軟骨，関節周囲の脂肪体など，身体に加わる力を緩衝する組織は，このストレスが増強すると，機能障害を生じることが多い．

2 伸張ストレス

組織に伸張が加わった際に発生するストレスである．靱帯や腱など張力を伝える組織がこのストレスにさらされると，損傷や機能障害を生じることが多い．

3 剪断ストレス

組織を引き裂くようなストレスであり，回旋運動が加わった組織に生じることが多い．

4 摩擦ストレス

腱や靱帯が走行を変えたり，幾層にも重なったりする組織には，摩擦ストレスが生じる．この摩擦ストレスを緩衝するのが，滑液包や腱鞘である．これらの組織に対する摩擦力が増加することで，損傷や機能障害を生じる．

step 2 で求められる知識と技術

● 触診技術

step 2 では，正確な触診技術が求められる．各組織の触れ方について簡潔に述べる．

1 骨部位

骨部位は，なんらかの軟部組織に引っ張られたり（例：大結節が腱板に引っ張られる），当たったり（例：肘頭が肘頭窩に当たる）することで形成される．

骨部位を正確に触知するためには，周囲の軟部組織との鑑別が重要であり，場合によっては周囲組織の緊張を低下させる必要がある．硬い感触のため，比較的触知しやすい．

2 筋

筋を触診するためには，その筋の起始・停止はもちろん，隣接する筋の起始・停止も知る必要がある．通常の臨床で行われる筋の触診は，圧痛など，筋の状態を探る目的で行われる．しかし，step 2 では，対象とする筋の全体を可能な限り触れるために，筋と筋の間（筋隙）に触れる必要があり，場合によっては周囲の筋を緩める技術が求められる．また，その筋固有の作用がある場合には，その運動を行ってもらい，収縮時の硬度の高まりを確かめることも有効である．

3 靱帯

靱帯は，骨と骨を結ぶ結合組織の線維束である．靱帯の触診には，明確な感触がない場合もある．これは線維束の太さや軟らかさ，深さが靱帯によって異なるためである．そこで臨床においては，靱帯の緊張を診る目的でストレステストを実施し，終末抵抗感（end feel）により評価することが多い．

step 3 で求められる知識と技術

● 動作のバイオメカニクス

特に下肢筋や体幹筋の筋緊張は，動作の影響を受けやすい．

たとえば，下腿の前傾が少ない後方重心でスクワットを行うと，床反力ベクトルは重心に向かうため，床反力作用線と膝関節中心の距離（l）が長くなる（図）．そのため，床反力による膝屈曲モーメント（外部膝屈曲モーメント）が増加すると，それに拮抗するように，筋や靱帯による膝伸展モーメント（内部膝伸展モーメント）が増加する．このような動作が習慣化している対象者では，膝伸筋の緊張が高まるため，筋硬度は高まる．また，このような動作では床反力が足関節中心の近傍を通過するため，内部足底屈モーメントが低下する．こうした動作の継続により，足関節底屈筋の筋力が低下すると，膝伸筋の柔軟性にアプローチしても動作は変化しない．そのため，膝伸筋の柔軟性とともに，足関節底屈筋の筋力低下という機能障害を推測することが必要になる．

このように，動作を運動学的に分析し，バイオメカニクス的視点で評価する必要がある．

● 正常な関節運動のメカニズム

関節とは，2つ以上の骨が可動性をもって連結した部位を指す．連結状態が強ければ可動性は低下するし，弱ければ可動性は大きくなる．つまり，正常な関節は，連結により，2つ以上の骨の位置関係を保つ安定性と可動性を有している．

関節機能の障害は，関節運動中に関節構成体に異常な力学的ストレスが発生することで生じる．そこで，安定性と可動性のバランスがとれた関節運動を導

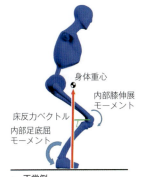

a 正常例

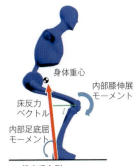

b 後方重心例

▶図　スクワットのバイオメカニクス

くことが求められる．これを達成するためには，関節の静的・動的安定化機構を理解する必要がある．

- **静的安定化機構**：おもに靱帯や関節包といった非収縮性組織で構成される機構．
- **動的安定化機構**：おもに筋や腱といった収縮性組織で構成される機構．

各関節において，どのような組織がどんな安定化に関わっているのかを理解する必要がある．

トリガー組織判別テスト（DTTT）

step 2 の解剖学的評価の段階では，症状を引き起こす原因となる組織を可能な限り絞り込みたい．

臨床においては，疼痛が2つ以上の組織から発生していると考えられるケースも多くある．そのようなケースに，一方の組織に対して一定期間の運動療法を行い，症状の軽減を認めないという事態になってから，もう一方の組織にアプローチするとなると，問題解決までのプロセスが長引いてしまう．

こうした際には，疼痛の原因と推測される組織（トリガー組織）に対して，徒手療法や物理療法を行った際の疼痛の変化をみて，トリガー組織を判別していくことが望ましい．

たとえば，膝関節の滑膜炎と鵞足炎が合併して疼痛が出現していることもある．理学療法士としては，滑膜炎の疼痛を即時的に変化させることは難しい．しかし鵞足炎は，筋の柔軟性を改善させたり，アライメントをコントロールしたりすることで，即時的に症状の軽減が図れる．疾患名にとらわれて"治らない"と考えるのではなく，理学療法でコントロール可能な症状を見つけて，理学療法を進めていく．これは，複雑に絡み合った紐（症状）を少しずつほどいていく（軽快させる）ことと同じであり，観血療法に至ったとしても，術前に少しでもよい状態にしておくことで，整形外科医の仕事をアシストすることにもつながっていると考えられる．

step 3 の運動学的評価においても，複数の機能障害が存在する場合がある．たとえば，股関節外転筋力の低下と足部の過回内は，いずれも膝関節の疼痛を惹起することがある．どちらの機能障害がより重要なのだろうか？　このような場合も，足部や股関節外転筋にアプローチした前後で，動作がどの程度改善するかを確認することで，どちらの問題がトリガー組織になっているのかを判別する必要がある．

著者らは，このような試験的なアプローチを**トリガー組織判別テスト（DTTT）**と呼んでいる．DTTTで疼痛や動作の改善が得られたら，その治療をそのまま続けることもある．学生や若い理学療法士にとっては難しいかもしれない．しかし，臨床理学療法における評価と治療は，まさに表裏一体となっていることを知り，十分に練習したうえで，DTTTにもチャレンジしてほしい．クリニカル・リーズニング能力が格段に高まるはずである．

➡ DTTT
determination test of the trigger tissue

本書の使い方

1 各章の最初に，基本的な構造（解剖学）と機能（運動学）について記載している．ここで知識を整理するとよい．

2 おもに整形外科領域において，臨床上，頻繁に遭遇するであろう症状を見出しにしている．まず，臨床現場において，対象者が症状を訴える部位の項目を参照してほしい．

3 step 1 では，力学的ストレスがどのような場合に加わるのかを記述している．症例の問診結果と照らし合わせて確認してほしい．

4 step 2 では，痛みが生じる組織の解剖学的構造と機能，触診方法，検査方法を説明している．まず，その検査がどうして必要なのか，なぜ行うのかを確認してほしい．

5 step 3 では，上記の検査で陽性だった場合に，なぜそのような症状が出現するかを運動学的に考え，必要となる検査測定や運動療法について述べている．

ここまでのプロセスで，対象者の問題点が浮き彫りになることを期待している．また，症例ノートでは，症例による検査結果・運動療法の実際を紹介している．エビデンスが高いものばかりではないが，各セラピストの臨床現場での工夫を感じて，臨床に活かしていただけると幸いである．

本書は「疾患に対する評価」ではなく，「症状に対する評価」について，フローチャートを使って解説している．臨床において，運動機能障害の治療を行う際に活用することで，自分が見落としている点を明らかにできる．自分自身の評価プロセスを，フローチャートと照らし合わせることによって，問題点を見いだすことができる．

第 I 章

上肢帯

1. 肩

肩の構造と機能	8
1 肩上方の痛み	10
2 肩前上方の痛み	28
3 肩外側の痛み	44
症例ノート①	56
4 肩後方の痛み	58

2. 肘関節

肘関節の構造と機能	70
1 肘内側の痛み	72
2 肘外側の痛み	86
症例ノート②	98

3. 手関節・手部

手関節・手部の構造と機能	100
1 手部のしびれ	102
2 手関節尺側部の痛み	120
症例ノート③	128
3 手関節橈側部の痛み	130

1 肩

肩の構造と機能

肩には，**肩甲上腕関節**，**胸鎖関節**，**肩鎖関節**という3つの解剖学的関節と，**第2肩関節**，**肩甲胸郭関節**，**C-Cメカニズム**と呼ばれる3つの機能的関節がある（図1-1）．

A. 肩に生じやすい機能障害

肩は，日常生活やスポーツ活動において，広い可動範囲を安定して動くことが求められる．そのため，肩周囲の軟部組織の機能障害により，可動域制限や不安定性が生じやすい．また，これらの機能障害により，正常な関節運動の軌跡が描けずに疼痛を生じることが多い．

➡ 肩甲上腕関節
  gleno-humeral joint

➡ 胸鎖関節
  sterno-clavicular joint

➡ 肩鎖関節
  acromio-clavicular joint

➡ 第2肩関節
  second joint

➡ 肩甲胸郭関節
  scapulo-thoracic joint

➡ C-Cメカニズム
  coraco-clavicular mechanism

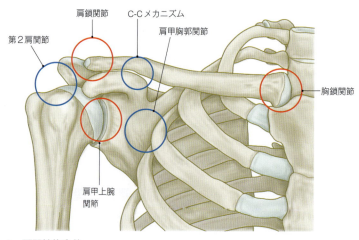

▶図1-1　肩関節複合体
肩関節複合体は，○で示した3つの解剖学的関節と，○で示した3つの機能的関節から構成される．

B. 肩の安定化機構

● **静的安定化機構**（図1-2）
- **骨形態**：関節窩の深さには個体差があり，浅い場合は安定性が低下する．
- **関節唇**：関節窩の深さを補うように存在する線維軟骨組織．
- **関節包・靱帯**：関節包と前面の関節包靱帯は安定性に寄与する．関節肢位により安定性に寄与する組織が異なり，下垂位では**上関節上腕靱帯**（SGHL）が，挙上位では**下関節上腕靱帯**（IGHL）が緊張する．肩関節の肢位については，下垂位を1st position，90°外転位を2nd position，90°屈曲位を3rd positionと呼ぶことが多い．

➡ 上関節上腕靱帯
  superior glenohumeral ligament : SGHL

➡ 下関節上腕靱帯
  inferior glenohumeral ligament : IGHL

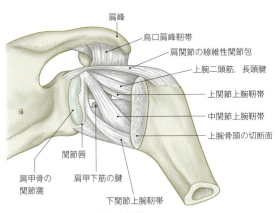

▶図1-2 肩の静的安定化機構
右肩関節. 後面.

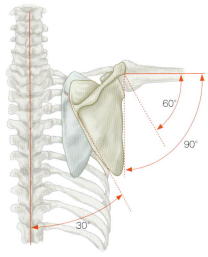

▶図1-3 肩甲上腕リズム
肩甲上腕リズムに従って肩関節を90°外転させる際には，肩甲上腕関節で60°，肩甲胸郭関節で30°の運動が生じる．

● 動的安定化機構
- **回旋筋腱板（腱板）**：棘上筋，棘下筋，小円筋，肩甲下筋の4筋は，肩甲上腕関節に近い位置に存在し，関節窩に上腕骨頭を引き付けた肢位（求心位）をとる．
- **IST muscles**：肩甲胸郭関節の運動に関与する筋の総称．肩関節運動時の基盤となる肩甲骨の安定性を提供する．

➜回旋筋腱板
rotator cuff

➜IST muscles
inter scapulo-thoracic muscles

C. 肩の運動

肩の運動は，解剖学的関節と機能的関節の協調的な運動によって行われる．

- **肩甲上腕リズム**：挙上180°のうち，肩甲上腕関節において約120°，肩甲胸郭関節において約60°運動することで，肩関節の運動が達成される（➜pp.21-22）（図1-3）．
- **臼蓋上腕リズム**：臼蓋上での上腕骨頭の運動を示す．挙上初期にはship rollが生じ，その後ball rollとglidingが生じ，150°以上の挙上角度でrotationが生じる．
- **鎖骨**：近位端は胸骨と，遠位端は肩甲骨と関節することで，肩甲骨の運動に関与する（➜pp.21-22）．

1 肩上方の痛み

本項では，stepごとにまとめて述べる．

step 1 どう動かすと痛むのか？：力学的ストレスの明確化

　肩上方に加わる力学的ストレスを考えると，下垂している際には，常に上肢の重みにより**伸張ストレス**が加わっている．肩関節の内転運動では，肩甲上腕関節の上腕骨頭は下方に転がり，上方に滑る．そのため，上腕骨頭の上方への滑りが生じずに，下方に吊り下がる場合には，肩甲上腕関節の上方に伸張ストレスが加わる．

　また，上肢を挙上すると，肩関節の上方組織が肩峰の深層に入り込むことにより，**圧縮ストレス**が生じる．さらに投球動作など上肢を挙上位で大きく可動させると，圧縮ストレスに**剪断ストレス**が加わる．肩上方に存在する第2肩関節は，圧縮ストレスと剪断ストレスを受けやすい組織である．

　伸張ストレスにより疼痛が生じている場合は，棘上筋，棘下筋，肩甲上神経のいずれかに問題があると考える．

　圧縮ストレスと剪断ストレスにより疼痛が生じている場合は，先述した棘上筋・棘下筋に加えて，肩峰下滑液包を疑う．

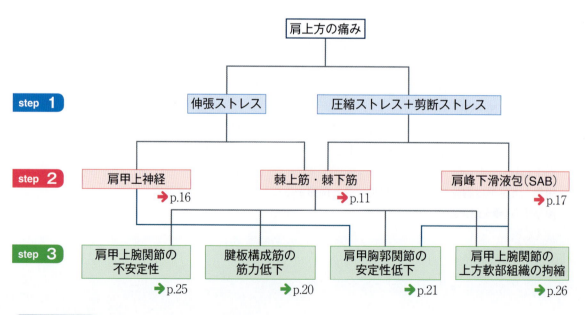

フローチャート　肩上方の痛みに対する評価戦略

step 2 どこが痛むのか？：解剖学的評価

1）棘上筋・棘下筋（図1-4）

棘上筋
- 起　　始：肩甲骨棘上窩
- 停　　止：上腕骨大結節〔superior facet（middle facet 上部）〕
- 神経支配：肩甲上神経
- 作　　用：肩関節外転

棘下筋
- 起　　始：肩甲骨棘下窩
- 停　　止：上腕骨大結節 middle facet
- 神経支配：肩甲上神経
- 作　　用：肩関節外旋

➡棘上筋
 supraspinatus m.

➡棘下筋
 infraspinatus m.

● 疼痛が発生する解剖学的要因

　棘上筋は，肩甲骨棘上窩から起始し，大結節上部に停止する．大結節は3つのパートに分けられ，大結節前上方部分を superior facet，後方から後上方部分を middle facet，大結節後下方部分を inferior facet と呼ぶ（図1-5）．

　Minagawa ら[1]は，棘上筋の停止について superior facet から middle facet の上部に停止するとしている．一方，Mochizuki ら[2]によると，棘上筋は superior facet の前内側部に限局しているとしている．

　棘下筋は，棘上筋腱後方部分を覆い，middle facet 全体に付着していると考えられてきた．しかし，Mochizuki ら[2]は棘下筋が superior facet 前内側部にも広く付着しているとしている．

　つまり，棘上筋・棘下筋の停止部には，いくつかのバリエーションが存在することが考えられる．一方，有袋類では肩甲骨背面から起始する**棘筋**と呼ばれる筋が存在する．棘筋が肩甲棘の外側へ発達するにつれて，起始で上下に二分

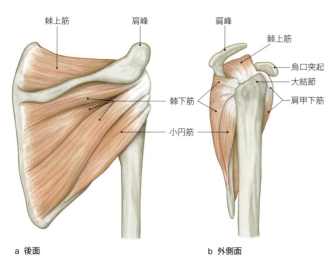

a 後面　　b 外側面
▶ 図1-4　棘上筋と棘下筋

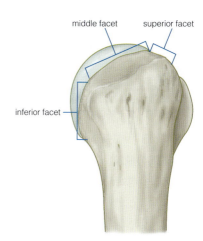

▶ 図1-5　大結節の区分

され，棘上筋と棘下筋に分かれたと考えられている．また，テナガザルなどの樹上を移動する動物では，樹木の枝を雲梯のようにして移動するため，肩関節が強い牽引力にさらされる．そのため，肩関節の安定性を保つために強い腱板ができ，各筋の線維が交じり合うことで，互いに機能的に代償しあえるようになっていると考えられる．

つまり，<u>棘上筋・棘下筋をはじめとした腱板は，肩甲骨の関節窩に上腕骨頭を引き付ける（求心位をとる）役目をしている．</u>肩関節可動域の最終域では，上・下関節上腕靭帯の緊張により安定化が図られているが，中間可動域では腱板筋の張力による上腕骨頭と関節窩への圧迫により安定化が図られる必要がある．日常生活において，肩関節を最終域で使用することは少ない．そのため，肩関節運動時には，おもに中間可動域での安定化が必要となり，腱板筋の役割が重要となる．特に挙上した上肢を下ろす際には，棘上筋と棘下筋に遠心性の負荷が加わり，より強い牽引力が作用する．

● **棘上筋の触診**

棘上筋は，起始部では表層に僧帽筋中部筋束が位置し，肩峰の深層を通過して停止部に至る．停止部では表層に厚い三角筋が位置している．そのため，体表から直接触れることは困難である．

そこで起始部では，肩甲骨を他動的に内転位に保持し，僧帽筋中部筋束の緊張をできるだけ低下させた状態にすることで，棘上筋の圧痛や丸みを触知できる場合がある（図1-6a）．

また，停止部では，肩峰から指を遠位に移動させ，肩峰下での陥凹に触れることで，三角筋や腱板表層の軟部組織を介して棘上筋の停止部に触れることができる（図1-6b）．ただし，あくまでも腱板表層の軟部組織を介して触知しているため，圧痛が生じている場合には，肩峰下滑液包炎などとの鑑別が重要になる．

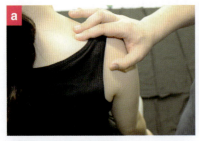 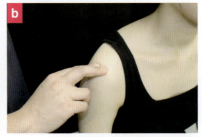

▶ 図1-6　棘上筋の触診

● **棘下筋の触診**

棘下筋の起始部は，大部分が体表に露出しているため，肩甲骨棘下窩を指標に触れることができる（図1-7）．しかし，停止部に向かうにつれて，三角筋の深層に入り込み，特に superior facet や middle facet の上部に停止する線維は肩峰の深層に入り込むため，触知困難になる．特に肩峰下においては，棘上筋と棘下筋の筋線維が交叉しながら走行すること，烏口上腕靭帯などの軟部組織

も腱板に合流することから，各筋を評価するというより，第2肩関節を構成する軟部組織の損傷の有無をスクリーニングするという姿勢で触診する必要がある．

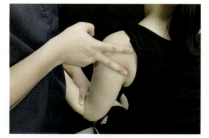
▶図1-7　棘下筋の触診

● 棘上筋の疼痛誘発テスト

drop arm sign（図1-8）

- **検査肢位**：検者は，被検者の肩関節を外転位で他動的に保持する．その状態から腕を保持するように指示し，被検者の腕を離す．
- **判定**：外転位を保持できない，もしくは疼痛が生じた場合は陽性．
- **機能的意義**：棘上筋の損傷があっても，関節拘縮がなければ，他動的に外転することは可能である．そのため，他動的であれば外転位で保持できる．しかし，自ら外転位を保持するには，棘上筋による上腕骨頭を求心位に保持する必要がある．棘上筋の損傷がある場合はその張力が低下するため，外転位を保持できず，腕が下がる，または収縮時痛が生じる．
- **注意点**：三角筋の筋力が強いスポーツ選手などでは，腕の下垂や疼痛が生じない場合がある．腕のだるさや違和感などを聴取しておくことも必要になる．また，drop arm signの感度は0.14～0.35と低く，損傷していても，陰性となる場合も多い．そのため，この検査の結果が陰性だったからといって，棘上筋が損傷している可能性は否定できない．一方，特異度は0.78～0.88と比較的高いため，検査が陽性の場合，棘上筋が損傷している可能性は高い．

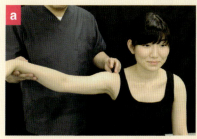
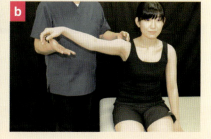
▶図1-8　drop arm sign

empty can test（図1-9）

- **検査肢位**：被検者には肩関節外転位・肘関節伸展・前腕回内位で保持させる．検者は前腕遠位部で肩関節内転方向に抵抗を加える．
- **判定**：疼痛が生じるか，肩関節外転位を保持できなければ，陽性．
- **機能的意義**：肩関節外転・肘関節伸展位で前腕を回内することで，上腕

骨が内旋する．上腕骨外旋位であれば，上腕二頭筋長頭腱も上腕骨頭の上方変位を抑えるため，棘上筋の機能を上腕二頭筋長頭腱が代償する可能性が考えられる．そのため前腕回内位として，上腕二頭筋長頭腱の代償を抑えて検査を実施する．肩関節外転の抵抗運動で疼痛が生じるのは，drop arm signと同じ原理である．

- **注意点**：drop arm signと同様，三角筋の筋力が強い場合は疼痛が生じにくい．感度は0.32〜0.89とばらつきがあるものの，drop arm signよりは高い感度を示している[3]．

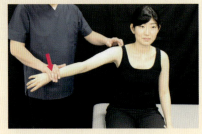
▶図1-9　empty can test

full can test（図1-10）

- **検査肢位**：被検者には肩関節外転位・肘関節伸展・前腕回外位で保持させる．検者は前腕遠位部で肩関節内転方向に抵抗を加える．
- **判定**：疼痛が生じるか，肩関節外転位を保持できなければ，陽性．
- **機能的意義**：肩関節外転・肘関節伸展位で前腕を回外することで，上腕骨が外旋する．それによって，上腕二頭筋長頭腱が棘上筋の機能を補助できるため，empty can testに比べて疼痛が生じにくい．
- **注意点**：drop arm testやempty can testと同様，三角筋の筋力が強い場合は疼痛が生じにくい．また，上腕二頭筋長頭による代償作用がある場合，上腕二頭筋長頭腱炎があると陽性になることがあるため，鑑別が重要になる．

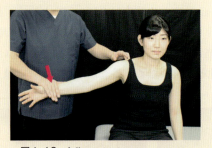
▶図1-10　full can test

● 棘下筋の疼痛誘発テスト

external rotation lag sign（図1-11）

- **検査肢位**：肩関節下垂位，肘関節90°屈曲位とする．この肢位から外旋運動を他動的に行う．次に，再び開始肢位から肩関節外旋運動を自動運動で行う．
- **判定**：自動運動で，他動運動の可動域まで動かせなければ，陽性．
- **機能的意義**：肩関節外旋運動に作用する筋は，棘下筋と小円筋である．棘下筋は，小円筋より大きく，肩関節外旋により強く貢献していると考えられる．自動運動と他動運動の差は，その可動域を動かす筋力の弱さ

にある．そのため，外旋運動における自動運動と他動運動の差を確認する必要がある．

- **注意点**：この検査の特異度は1.00であり，検査が陽性の場合は損傷があると考えてよい．しかし，感度が0.7であるため，損傷があっても陰性になる可能性がある[3]．そのため，陰性の場合でもMRIやエコーの所見を確認する必要がある．

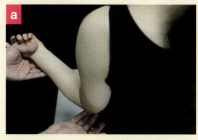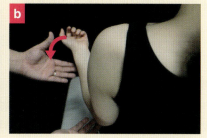

▶図1-11 external rotation lag sign

● 触診と検査結果から何が考えられるのか？

疼痛誘発テストの結果により，棘上筋や棘下筋の損傷および機能不全が生じている場合，肩関節機能の低下の原因として，以下の4つが考えられる．

①腱板構成筋の筋力低下 ➡ step 3 p.20

棘上筋・棘下筋自体に損傷や機能低下がある場合は，腱板構成筋の筋力が低下する．特に肩関節外転，肩甲骨面での外転・外旋の筋力が低下する．

②肩甲胸郭関節の安定性低下 ➡ step 3 p.21

棘上筋・棘下筋の筋力が低下していなくても，肩甲胸郭関節において肩甲骨を胸郭に引き付けることができない場合には，肩関節運動の筋力が低下する．

③肩甲上腕関節の不安定性 ➡ step 3 p.25

肩甲上腕関節の不安定性が存在する場合，静的安定化機構の機能が低下する．静的安定化機構の低下を，動的安定化機構によって代償しようとするため，棘上筋・棘下筋の筋活動が高まる．このような状態で動作を続けると，棘上筋・棘下筋の圧痛が強くなり，筋力が低下することもある．また不安定性が強い例では，挙上位での安定性が低下するため，正常な関節運動の軌跡が描けず，関節内インピンジメントが生じることもある．

④肩甲上腕関節の上方軟部組織の拘縮 ➡ step 3 p.26

肩甲上腕関節の上方軟部組織の拘縮が生じている場合には，上腕骨頭の上方変位が生じることもある．そのような場合には，後述する肩峰下インピンジメントが生じることがある．肩峰下インピンジメントが生じると，棘上筋や棘下筋に損傷や炎症が生じる（➡p.18）．

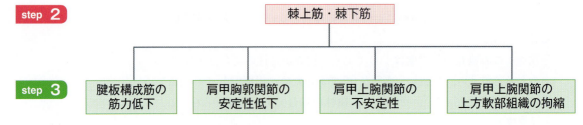

フローチャート　棘上筋・棘下筋に原因があると考えられる場合

2）肩甲上神経
● 疼痛が発生する解剖学的要因

肩甲上神経は，腕神経叢の上神経幹から分岐し，**肩甲切痕部**で肩甲骨の腹側から背側に回り込む．その後，棘上窩を外側に向かって走行し，肩甲棘外側で走行を変える．この部分を，臨床的には**棘窩切痕**と呼ぶ．肩甲切痕から棘窩切痕の間で棘上筋への筋枝を分枝し，棘窩切痕を通過した後，棘下筋への筋枝を分枝する（図1-12）．

つまり，肩甲上神経は肩甲骨に固定されているといえる．肩甲骨は肩関節運動の基盤であり，肩関節運動に伴って，位置が変化する．肩関節が水平内転すると，肩甲骨は外転する．そうすると，肩甲上神経が棘窩切痕で伸張される．

また，肩甲切痕部には，肩甲横靱帯が存在するため，肩甲骨が下制すると肩甲上神経に牽引力が作用する．

肩甲上神経は，肩甲切痕を通過した後，肩甲上腕関節上部の知覚を支配する枝を分岐する．そのため，肩甲上神経に対する力学的ストレスは，肩関節上部の関連痛として生じることがある．

→肩甲上神経
　suprascapular nerve

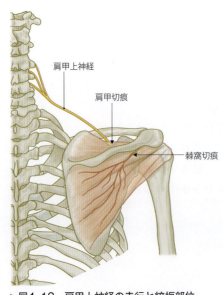

▶図1-12　肩甲上神経の走行と絞扼部位
右肩．後面．

● **肩甲上神経の検査**

　肩甲上神経の関連痛については，明らかな理学検査がないため，肩甲骨の位置を操作しながら，疼痛が再現できるかを確認する．たとえば，肩甲骨を最大に外転位とすることで疼痛が再現できるか，肩甲骨を下制した際に疼痛が再現できるかを確認する．また，肩甲上神経由来の関連痛と考えられる場合は，疼痛部位を明確に示すことが困難であり，対象者が「この辺りが痛い」と示す場合もある．

　肩上方の疼痛のうち，肩甲上神経由来の関連痛は，第一選択ではなく，その他の軟部組織損傷が考えられない場合に考慮したほうがよい．

● **触診と検査結果から何が考えられるのか？**
①**肩甲胸郭関節の安定性低下** → step 3 p.21
　肩甲骨の下方回旋が生じていると，棘上筋や棘下筋上部筋束の距離が短くなる．筋の長さが短くなると，静止張力が低下するため，腱板の張力が低下する．これにより上腕骨の下方への牽引力が増強し，肩甲上腕関節の上部に牽引ストレスが増加する．そのため，肩甲胸郭関節に付着する筋群の機能評価が重要になる（→ p.20）

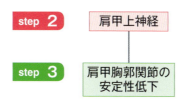

（フローチャート）肩甲上神経に原因があると考えられる場合

3）肩峰下滑液包（SAB）
● **疼痛が発生する解剖学的要因**

→肩峰下滑液包
subacromial bursa：SAB

　肩峰下滑液包は，烏口肩峰靱帯・烏口突起・肩峰で構成される烏口肩峰アーチと腱板の間に介在する滑液包である（図1-13）．この部分にある滑液包は広く外側に広がっており，三角筋下にまで至るものや，内側で烏口突起下に至るものもある．また，これらは分離している場合や交通している場合など，いくつかのバリエーションが存在する．この肩峰下滑液包は，第2肩関節に生じる圧縮ストレスを緩衝する．

　肩関節挙上運動により，上腕骨は上方へ転がり，下方へ滑る．この転がり運動と滑り運動により，大結節が肩峰の下方に入り込む．大結節が肩峰下に入り込む通路は，①内旋位で通過する**前方路**（anterior path），②外旋位で通過する**後外側路**（postero-lateral path），③内外旋中間位で通過する**中間路**（neutral path）の3つである．また，肩峰下に入るまでの段階（0°～60°）を pre-rotational glide，大結節が肩峰下に存在する段階（60°～120°）を rotational glide，それ以降の段階を post-rotational glide と呼ぶ（図1-14）．

　なんらかの原因で上腕骨の下方への滑り運動が阻害されると，大結節が肩峰

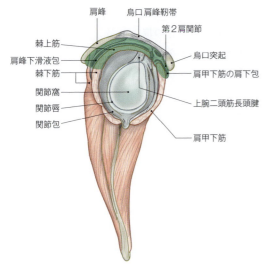

▶図1-13 右の第2肩関節の形態（外側面）

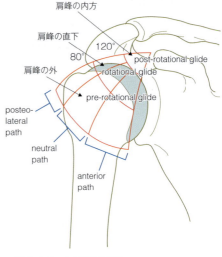

▶図1-14 大結節の通路

下を通過できなくなる．このような状態を**肩峰下インピンジメント**と呼ぶ．肩峰下インピンジメントとは現象を示しており，疼痛部位や原因を示すものではない．肩峰下インピンジメントにより，肩峰下に存在する棘上筋・棘下筋や肩峰下滑液包に加わる圧縮ストレスが増強する．つまり，肩関節の圧縮ストレスにより，肩峰下滑液包や棘上筋・棘下筋に由来する疼痛が出現すると考えられる．棘上筋や棘下筋に関しては前述しているため，ここでは肩峰下滑液包について述べる．

● 肩峰下滑液包の触診

肩峰下滑液包は，外側端が三角筋の深層，内側端が肩峰の深層に位置しているため，体表から直接触れることは不可能である．そこで，臨床的には肩峰直下における圧痛と，超音波やMRIなどの画像より情報を得る．

● 肩峰下滑液包の疼痛誘発テスト

肩峰下滑液包の疼痛誘発テストは，腱板損傷や腱板炎などを含めて，インピンジメントを引き起こした際に疼痛が誘発されるかを判断する検査になる．

Neer test（図1-15）

- **検査肢位**：肩関節を内旋した下垂位．
- **把持する部位**：肩甲骨と前腕遠位部．
- **誘導する運動**：肩甲骨を固定した状態での肩関節内旋挙上運動．
- **判定**：疼痛が生じれば陽性．
- **機能的意義**：肩関節内旋位での挙上運動により，anterior path を大結節が通過する．anterior path にてインピンジメントが生じれば，疼痛が出現し，第2肩関節に対する圧縮ストレスが，肩峰下滑液包や腱板損傷を誘発したと考えられる．

・**注意点**：この検査は感度が低い[3,4]ため，陰性の場合でもMRIやエコーの所見を確認する必要がある．

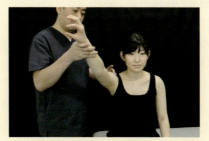

▶図1-15　Neer test

Hawkins-Kennedy test（図1-16）

- **検査肢位**：肘関節を屈曲した肩関節90°水平内転位．
- **把持する部位**：一方の手で肩峰，他方の手で上腕遠位部を把持する．
- **誘導する運動**：上腕遠位部を把持した手で，肩関節の内旋を強制し，その際に肩峰が挙上するのを抑制する．
- **判　定**：疼痛が生じると陽性．
- **機能的意義**：90°水平内転位での内旋運動であるため，rotational glideでの，anterior pathにおける大結節の移動を評価している．
- **注意点**：Hawkins-Kennedy testの感度は0.83，特異度は0.51とされている[3,4]．つまり陽性であった場合には，高い確率で肩峰下インピンジメント症候群と考えられる．しかし，肩峰下インピンジメント症候群であっても，陰性となることもある．このことを念頭において検査する必要がある．

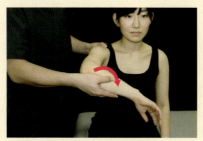

▶図1-16　Hawkins-Kennedy test

● **触診と検査結果から何が考えられるのか？**

　以上の検査により，肩峰下インピンジメントの有無は確認できる．次に，なぜ肩峰下インピンジメントが生じるのかを評価する必要がある．肩峰下インピンジメントが生じる原因は，第2肩関節にある（図1-17）．

　第2肩関節は，決して広くないスペースに肩峰下滑液包や腱板が詰まっている状態で，肩関節運動により滑走することを求められる．たとえるなら，満員電車の車内（第2肩関節）に乗客（腱板）がおり，乗客の動きを滑らかにするために乗務員（肩峰下滑液包）が存在する．乗客の量が増えれば，車内の摩擦ストレス（力学的負荷）は増強し，乗務員の能力が低下することでも車内の摩擦ストレスは増強する．この摩擦ストレスが増強した状態が，肩峰下インピンジメントといえる．つまり，腱板の肥厚や石灰沈着，肩峰下滑液包の炎症や癒着が問題になる．これらに関する評価は画像所見に頼らざるをえない．

　そこで，運動学的な要因の評価として，以下の2点を評価する必要がある．

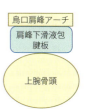

a　正常

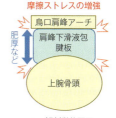

b　解剖学的要因

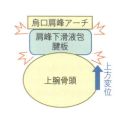

c　運動学的要因

▶図1-17　肩峰下インピンジメント

①肩甲上腕関節の上方軟部組織の拘縮 → step 3 p.26
　肩甲上腕関節では，挙上に伴って下方への滑り運動が生じる．上方軟部組織が拘縮していると，下方への滑り運動が制限され，相対的に上腕骨頭は，過剰に上方に変位するため，肩峰下インピンジメントが発生する．

②肩甲胸郭関節の安定性低下 → step 3 p.21
　上肢挙上運動時の肩甲骨の上方回旋が不足すると，相対的に，第2肩関節のスペースが狭くなる．そのため，肩甲胸郭関節に存在する筋群の筋機能評価が重要になる（→ p.20）．

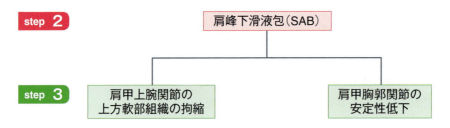

(フローチャート) 肩峰下滑液包に原因があると考えられる場合

step 3　なぜ，痛むのか？：運動学的評価

1) 腱板構成筋の筋力低下
　肩の運動に関与する筋は，①肩甲上腕関節の安定性に関与する筋，②肩甲上腕関節の運動に関与する筋，③肩甲胸郭関節の運動に関与する筋に分けられる．これらの筋の存在を考えたうえで検査を行い，解釈するようにする．

①肩甲上腕関節の安定化に作用する筋
　構築学的に安定性が低い肩甲上腕関節が運動するためには，安定化に作用する筋が収縮し，上腕骨頭を求心位に保持する役割が求められる．それを担う中心が**回旋筋腱板**（rotator cuff）である．

②肩甲上腕関節の運動に作用する筋
　肩甲上腕関節の運動に作用する筋は，表層に位置し，停止部が関節から離れた部位にある．特に停止部が関節から離れていることで，大きな**トルク**を発生しやすくなる．

③肩甲胸郭関節の運動に作用する筋
　肩甲骨と胸郭をつないでいる筋であり，IST muscles として知られている．

　IST muscles の筋力低下か，rotator cuff や三角筋などの筋力低下かの見極めは，徒手筋力検査法（MMT）によって可能である（→ p.23）．しかし，筋力が低下しているのは腱板筋か，三角筋や大胸筋かを判別することは難しい．そのため，病歴や診断名，画像所見と合わせて評価するべきである．特に腱板筋の収縮が不良な例は，超音波画像診断装置を用いることで，簡便に判別することができる．

知っ得！

force couple
肩関節運動時は，腱板筋群が求心位を取った状態にある．一方，三角筋や大胸筋などの，関節から比較的遠位に付着する，大きな筋の張力が発揮されることで，安定した運動が可能になる．このように，2つ以上の筋が別の機能を発揮しながら1つの運動を遂行することを，force couple と呼ぶ．

知っ得！

トルク
固定された軸の周りを回転する力のこと．ねじりモーメントともいう．ここでは関節の運動軸に加わる回転力を示す．

> **運動療法のポイント**
>
> 腱板筋の筋力低下が生じている症例では，腱板筋の筋力トレーニングを行う．その際に，強い負荷をかけるトレーニングを行うと，三角筋や大胸筋など張力の大きな筋で代償してしまうことがよくある．そのため，負荷の強弱に注意し，可動範囲を大きく動かすようにする．

> **知っ得！**
>
> **IST muscles の機能**
> 荷重から解放された上肢は，支持性を下げ，運動性を上げることが可能になった．これは肩甲骨についても同じである．しかし，重量物を持ち上げる際には，その土台が安定していないと，力を加えても地盤沈下してしまうように，肩甲骨には土台としての安定性が必要になる．胸郭上に位置する肩甲骨を安定させる筋群がIST muscles であり，これらの筋が張力を発揮することで初めて肩関節の筋力は発揮される．

2) 肩甲胸郭関節の安定性低下

棘上筋や棘下筋の筋力が低下していないのに，肩甲胸郭関節において肩甲骨を胸郭に引き付けることができない場合には，肩関節運動の筋力は低下する．

通常のMMTでは肩甲骨を固定せずに，肩関節の運動を評価する．これでは肩甲上腕関節の筋力が低下していても，IST musclesの筋力が低下していても，「4」となる．そこで，肩甲骨を徒手的に固定した肢位でMMTを行うと，肩甲上腕関節の筋力だけを評価することができる．つまり，肩甲骨固定位でのMMTで筋力が低下している場合には，肩甲上腕関節の筋が筋力低下を起こしていると判断できるし，肩甲骨固定位で筋力が上がるなら，問題はIST musclesに存在していることが示唆される．

以上のことから，肩関節挙上時の肩甲胸郭関節の安定性を評価するためには，肩甲骨固定・非固定でのMMTによりスクリーニングを行い，その後，IST musclesに問題があると疑われたら，各筋のMMTを行うべきである．

また，肩甲骨・鎖骨の位置とアライメントから，筋力低下が生じているおおよその部位を予測できる．

● 肩甲骨・鎖骨の位置

- **肩甲骨**（図1-18）：肩甲骨は，胸背部の後面外側に位置し，薄い不規則な三角の形をしている．胸郭と接する側を**肋骨面**，背部に位置する側面を**背面**と呼び，背側に凸の形態となる．成人では肩甲骨は前額面に対して30°前方を向く．この面を**肩甲骨面**と呼ぶ．

  → 肩甲骨 scapula

- **鎖骨**（図1-19）：鎖骨は，胸部と頸部の境界となり，肩甲骨と胸骨をつなぐ

  → 鎖骨 clavicle

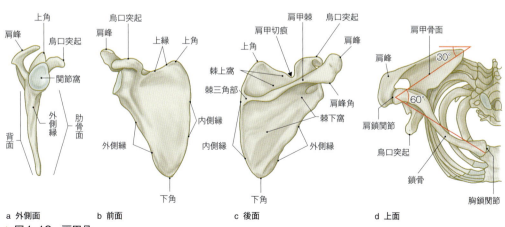

▶ 図1-18 肩甲骨
a 外側面　b 前面　c 後面　d 上面

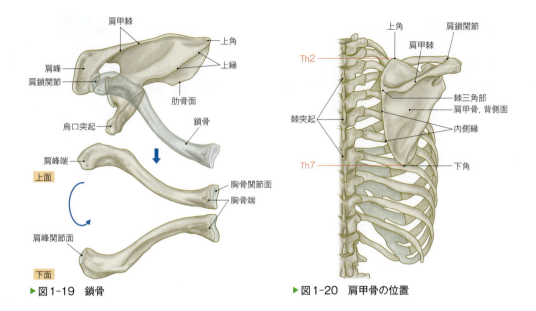

▶図1-19 鎖骨

▶図1-20 肩甲骨の位置

骨である．鎖骨の外側端（肩峰端）は肩鎖関節，内側端（胸骨端）は胸鎖関節を構成する．**胸鎖関節**は鎖骨運動の支点となり，**肩鎖関節**は肩甲骨運動の支点となる．

● 肩甲骨・鎖骨のアライメント

肩甲骨の上角は**第2胸椎棘突起**，下角は**第7胸椎棘突起**の高さに位置する（図1-20）．

なで肩では，肩甲骨は外転・下方回旋・下制し，鎖骨は下制位となっている．棘突起から肩甲骨の下角，棘三角部の距離を左右比較したり，肩甲棘と脊柱のなす角度を計測したりすることで定量化が可能であるが，いずれも，3次元的な肩甲骨の位置を十分に反映しているとは言いがたい．また，肩甲骨内側縁が浮き上がっているような症例も多く経験する．

肩甲胸郭関節は，舟（肩甲骨）が，港（胸郭）に，肩鎖関節でつながっているような状態になっている．このようなアライメントが問題になる原因として，p.21に示すIST musclesのアンバランスが存在する．

● 僧帽筋中部筋束・下部筋束の筋力低下

> **僧帽筋**
> 起　始：上部筋束：外後頭隆起，項靱帯
> 　　　　中部筋束：第1～6胸椎棘突起
> 　　　　下部筋束：第7～12胸椎棘突起
> 停　止：上部筋束：鎖骨外側1/3上縁
> 　　　　中部筋束：肩甲棘
> 　　　　下部筋束：肩甲棘基部（棘三角部）の内側縁

➡僧帽筋
trapezius m.

> **知っ得！**
>
> **肩甲骨の機能**
> 肩甲骨は，挙上/下制，外転（前突）/内転（後退），前傾/後傾という3軸性の運動が可能であり，複合することで，上方回旋/下方回旋という運動が可能になる．つまり，肩鎖関節を支点とした挙上時の上方回旋には，肩甲骨の挙上・前突・後退という3次元上での運動が必要になる．

神経支配：頸神経と副神経
作　　用：全体：肩甲骨内転，前鋸筋とともに肩甲骨の上方回旋
　　　　　上部筋束：肩甲骨挙上
　　　　　下部筋束：肩甲骨下制

　肩甲骨が外転している症例では，肩甲骨の内転・上方回旋に作用する**僧帽筋**の中部筋束・下部筋束の筋力が低下している可能性がある．また，これらの筋力が低下していると，僧帽筋上部筋束や肩甲挙筋の筋緊張が高まっている場合がある．

僧帽筋中部筋束・下部筋束の筋力評価（図1-21，22）

- **肢位**：腹臥位　中部筋束：肩関節90°肩甲骨面挙上位．
　　　　　　　　　下部筋束：肩関節120°肩甲骨面挙上位．
- **操作**：肩甲上腕関節は徒手的に固定し，上肢の重量は検者が支持する．
　　　　　中部筋束：肩甲骨を内転位に誘導し，最大内転位で保持させる．
　　　　　下部筋束：肩甲骨を内転・下制位に誘導し，最大内転・下制位で
　　　　　　　　　　保持させる．抵抗はいずれも肩甲骨に外転させるよう
　　　　　　　　　　に加える．
- **注意点**：肩甲骨の挙上が生じないように支持・誘導する．また肩関節伸
　　　　　　展での代償動作に注意する．

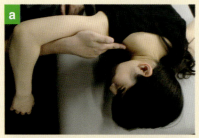
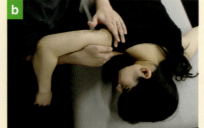

▶図1-21　僧帽筋中部筋束の筋力評価

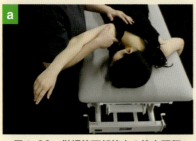
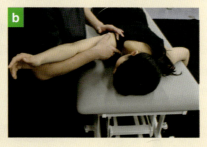

▶図1-22　僧帽筋下部筋束の筋力評価

● 前鋸筋下部筋束・大菱形筋の筋力低下

前鋸筋
起　　始：第1～9肋骨側面
停　　止：肩甲骨肩甲骨面の内側縁
神経支配：長胸神経
作　　用：肩甲骨外転，上部（上角部）は肩甲骨前傾，下部（下角部）は肩甲骨後傾

大・小菱形筋
起　　始：大菱形筋：第2～5胸椎棘突起
　　　　　小菱形筋：第7頸椎・第1胸椎棘突起
停　　止：大菱形筋：棘三角部から下角にかけての内側縁
　　　　　小菱形筋：棘三角部の内側縁
神経支配：肩甲背神経
作　　用：肩甲骨内転，小胸筋とともに肩甲骨下方回旋

➡前鋸筋
serratus anterior m.

➡大菱形筋
rhomboid major m.

➡小菱形筋
rhomboid minor m.

前鋸筋は上部・中部・下部の3筋束に分類でき，上部・下部は中部より発達している．この下部筋束と**大菱形筋**は，ともに肩甲骨下角部の内側縁に付着しており，胸郭に下角を引き付ける機能を有している．そのため肩甲骨下角部が浮き上がっている症例では，前鋸筋下部筋束と大菱形筋の筋力低下が疑われる．これらの筋力評価は徒手筋力検査法（MMT）に準じて行う．

● 小胸筋の伸張性低下（図1-23）

小胸筋
起　　始：第2～5肋骨側面
停　　止：烏口突起
神経支配：内側・外側胸筋神経
作　　用：肩甲骨前傾，菱形筋・肩甲挙筋とともに肩甲骨下方回旋

➡小胸筋
pectoralis minor m.

小胸筋は前胸部に存在し，肩甲骨の前傾に作用する．小胸筋の伸張性が低下すると，肩甲骨の前傾・外転が増強する．小胸筋の伸張性低下を理学所見により定量的に評価することは困難であるが，小胸筋の圧痛の有無と，ストレッチやリラクセーション前後での肩甲骨の可動性の変化から判断する．

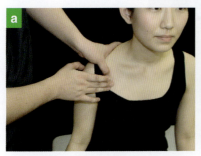

▶図1-23　小胸筋の触診

> **運動療法のポイント**
>
> 　IST muscles の筋力低下が生じている場合は，IST muscles の筋力強化を行うが，その際には十分な肩甲骨の可動性を確認する．仮に小胸筋の伸張性が低下している場合には，伸張性を改善した後に筋力トレーニングに移行する．
>
> 　また，IST muscles は上肢運動に協調して，肩甲骨の運動を調整している．そのため，肩甲骨を動かすトレーニングで筋力が発揮できるようになったら，徐々に上肢の運動に付随した協調的な肩甲骨の運動を促すトレーニングに移行するように，トレーニングメニューを組み立てる．

> **知っ得！**
>
> **静的安定化機構：肩関節包靱帯**
> - 上関節上腕靱帯：関節上結節～小結節上方
> - 中関節上腕靱帯：関節上結節および関節唇～小結節
> - 下関節上腕靱帯複合体：腋窩陥凹の前方部分を前下関節上腕靱帯，後方を後下関節上腕靱帯と呼び，それぞれ関節窩の2～4時，7～9時から起始し，上腕骨頭の下面を包み込むように走行する．

3）肩甲上腕関節の不安定性

　肩甲上腕関節の不安定性は，静的安定化機構の機能低下を示唆する．静的安定化機構の機能低下を動的安定化機構によって代償しようとするため，棘上筋や棘下筋の筋活動が高まる．このような状態で動作を続けることで，棘上筋や棘下筋の筋スパズムが強くなることがある．

　関節の安定性は，関節包内が陰圧化されていることに加え，靱帯や関節包，筋などの軟部組織が伸張されたときに元の長さに戻ろうとする性質（**弾性**）により生み出される．そのため，各組織が伸張されたほうが張力は大きくなり，より安定性に寄与することになる．理学療法評価では，各不安定性検査でどの組織の緊張をみているかを理解する必要がある．

● 肩甲上腕関節の評価

anterior apprehension test & relocation test（図1-24）

- **肢位**：座位もしくは背臥位にて肩関節90°外転位．
- **操作**：検者は一方の手で，上腕全体を包み込むように把持し，他方の手は被検者の肩関節前面に置く．他動運動にて90°外転位での最大外旋運動を行う．relocation test は同じ操作をする際に，肩前面に位置している手で，前方から後方に圧迫を加える．
- **判定**：apprehension test で，脱臼の恐怖感を訴えたら陽性．relocation test で，圧迫を加えることで不安感が低下したら陽性．
- **解釈**：肩関節静的安定化機構の機能低下，とりわけ中・前下関節上腕靱帯の緊張の低下が疑われる．

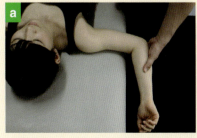 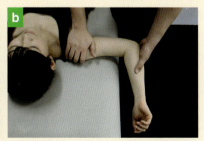

▶図1-24　anterior apprehension test & relocation test

load and shift test（図1-25）

- **肢位**：背臥位，肩関節30°～90°外転位．
- **操作**：一方の手で上腕骨頭を，他方の手で肩甲骨と鎖骨を把持し，上腕骨を前方に押し出す．
- **判定**：不安定感を訴えた場合に陽性．また骨頭変位の程度によってgrade評価が可能になる．

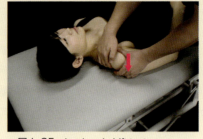

▶図1-25　load and shift test

後に出てくるsulcus testでは，下方への不安定性を評価できる（▶p.32）．

運動療法のポイント

静的安定化機構の機能低下に対して，理学療法で対応できることは少ない．1つは動的安定化機構による代償であり，もう1つは不安定性が生じないようにアライメントをコントロールすることである．

動的安定化機構である腱板筋を強化することで，安定化を図るため，腱板の筋力強化が重要になる．前方不安定性に対しては，特に肩甲下筋の筋力トレーニングが重要となる．また肩甲骨の内転運動が不足した肩関節水平伸展運動も前方不安定性を助長する．そのため肩甲骨の運動を改善する目的のエクササイズが必要になる．

知っ得！

静的・動的安定化機構：肩関節の運動と軟部組織の緊張の変化

肩関節は大きな可動性を有しており，肢位により軟部組織の緊張が変化する（表）．たとえば挙上位で外旋を強制された場合は，前下方の関節包，前下関節上腕靭帯，肩甲下筋の下部筋束が伸張される．また，肩関節40～45°外転位では，肩関節上下の緊張が一定になる．

	外旋		内旋	
	関節包・靭帯	筋	関節包・靭帯	筋
下垂位	前上方関節包 烏口上腕靭帯 上関節上腕靭帯	肩甲下筋上部筋束 大胸筋鎖骨部	後上方関節包	棘上筋 棘下筋横走部
外転位	前下方関節包 前下関節上腕靭帯	肩甲下筋下部筋束	後下関節包 後下関節上腕靭帯	棘下筋斜走部 小円筋

4）肩甲上腕関節の上方軟部組織の拘縮

肩甲上腕関節の上方の軟部組織の拘縮は，肩関節の内転制限で著明となる．ただし，肩関節上方には多くの軟部組織が存在するため，単純な内転制限だけでは，どの組織を対象にしてよいか不明である．そのため，内旋/外旋と肢位を変えた内転制限を計測することで，前上方の軟部組織か，後上方の軟部組織かを抽出する．

肩関節の内転制限の検査（図1-26，27）

- **肢位**：背臥位もしくは座位．
- **操作**：一方の手で肩甲骨を上方回旋位に保持し，他方の手で肩関節の内転を強制する．
- **判定**：参考可動域まで運動可能であれば，陰性．ただし，左右差の有無を確認する．
- **解釈**：内旋位で内転制限があれば，後上方の軟部組織，外旋位で内転制限があれば前上方の軟部組織の制限が疑われる．

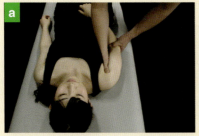 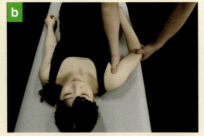

▶図1-26　内転制限（内旋位）

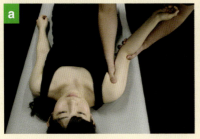 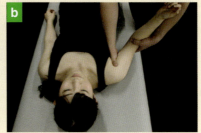

▶図1-27　内転制限（外旋位）

運動療法のポイント

　内転制限が強い例では，肩関節の夜間痛が生じることもある．そのような症例では，上腕骨頭を関節窩から引き離すように牽引しながら，内転させ，棘上筋を伸張する．

2 肩前上方の痛み

　肩前上方の疼痛は，力学的ストレスから考えると，**伸張ストレス**，**圧縮ストレス**，**摩擦ストレス**の3つに大別できる（図1-28）．本項では，各ストレスごとに，step 1 → step 2 → step 3 を述べる．

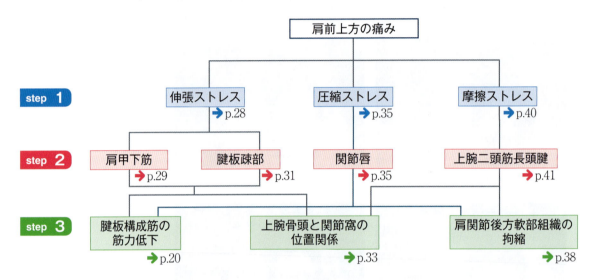

フローチャート　肩前上方の痛みに対する評価戦略

step 1　どう動かすと痛むのか？：伸張ストレスが加わっている場合

　上腕骨頭が臼蓋に対して外旋運動を行うとき，肩関節前面には**伸張ストレス**が加わる．上腕骨頭の外旋運動が制限されている場合や肩関節前面の軟部組織の伸張性が低下している場合，あるいはその両方が混在したとき，肩関節前面への伸張ストレスは増強する．

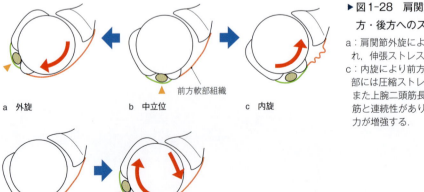

▶図1-28　肩関節内・外旋運動時の肩関節前方・後方へのストレス

a：肩関節外旋により前方軟部組織（赤線）は伸張され，伸張ストレスが加わる．

c：内旋により前方軟部組織は弛緩し，肩関節前方部には圧縮ストレスが増強する．また上腕二頭筋長頭腱を覆う上腕横靱帯は肩甲下筋と連続性があり，外旋により圧迫を受け，摩擦力が増強する．

▶図1-29　肩関節外旋運動時の関節内運動

肩関節外旋運動時は，上腕骨頭が後方に転がり，前方に滑る．

上腕骨頭の外旋運動では，上腕骨頭は後方に転がり，前方に滑ることになる（図1-29）．そのため，肩甲上腕関節の外旋や，上腕骨頭の後方への転がり，前方への滑りを増強させた際に，疼痛が増強するかを確認する．

　伸張ストレスにより疼痛が生じている場合には，肩甲下筋と腱板疎部に由来する機能障害を疑う．

step 2　どこが痛むのか？：肩甲下筋と腱板疎部の解剖学的評価

1）肩甲下筋（図1-30）

➡肩甲下筋
subscapularis m.

> **肩甲下筋**
> 起　　始：肩甲下窩と肩甲骨外側縁
> 停　　止：上腕骨小結節
> 神経支配：肩甲下神経
> 作　　用：肩関節内旋

● 疼痛が発生する解剖学的要因

　肩甲下筋は，肩関節前面で最も深層に位置する．肩甲骨の肩甲下窩および肩甲骨外側縁から起始し，小結節に停止する．起始部では6つの筋束に分かれ，近位から1～4筋束は肩甲下窩から起始し，5・6筋束は肩甲骨外側縁より起始する．

　肩甲下筋停止腱の最近位部では，小結節の上外側面に**舌部**と呼ばれる薄い腱性組織が伸びている．舌部は，関節上結節から起始した上腕二頭筋が結節間溝に至るまでの通路を，烏口上腕靭帯や上関節上腕靭帯とともに形成していると考えられている[5]．そのため，後述する上腕二頭筋長頭腱炎などが生じている例では，同部の炎症や拘縮が上腕二頭筋長頭腱への力学的ストレスを増強することになる．

　また，肩甲骨外側縁から起始する筋束は，停止部近傍まで筋束が多く残っており，柔軟性に富んでいる．そのため，下部筋束の拘縮が生じると，**外転外旋**

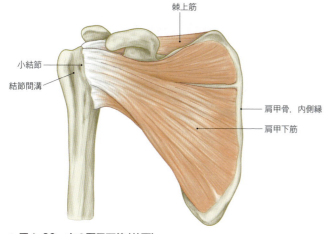

▶図1-30　右の肩甲下筋（前面）

運動が制限される．

● 肩甲下筋の触診（図1-31）

　肩甲下筋は，肩甲骨の肋骨面からも起始するため，体表からの触知が困難である．小結節の近位側では停止腱が腱性に付着しているため，筋腹の柔軟性は触知できない．そのため，外転外旋位として，腋窩から触知する．肩関節を外転外旋位とし，肩甲骨の前方突出を誘導する．これにより，腋窩から肩甲骨外側縁を触れる．その部位で肩関節内旋運動を行ってもらうと，肩甲下筋の下部筋束が収縮する様子を触知できる．

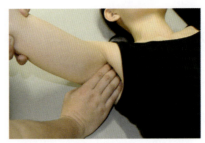

▶ 図1-31　肩甲下筋の触診

● 肩甲下筋の疼痛誘発テスト

lift off test（図1-32）

- **検査肢位**：肩関節を伸展・内転・内旋，肘関節を屈曲し，検査側の手背を背部につけた肢位．
- **把持する部位**：肩甲骨と前腕遠位部．
- **誘導する運動**：肩関節伸展内転運動で，手背を背部から持ち上げる．
- **判定**：疼痛が生じると陽性．
- **機能的意義**：肩関節内転位での内旋運動を強制することで，肩甲下筋上部筋束の収縮を強制させる．
- **注意点**：lift off testでは，肩甲下筋の収縮を誘導する必要があるため，まず肩関節の内旋運動を誘導する．また，検査肢位が**結帯肢位**となるため，肩関節上後方の軟部組織の拘縮例でも伸張痛が生じることがある．さらに小胸筋の収縮時痛が烏口突起下方に出現することも考えられるため，疼痛部位や状態を詳細に聞き，鑑別することが重要である．

> **知っ得！**
> **結帯肢位**
> 背中に手を回して，着物の帯を結ぶ肢位のこと．

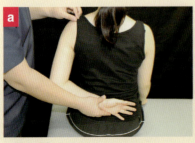
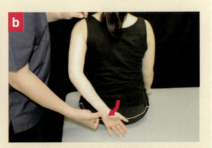

▶ 図1-32　lift off test

belly press test（図1-33）

- **検査肢位**：肩関節を下垂位内旋位とし，被検者の前腕を腹部に接する肢位．
- **誘導する運動**：腹部を圧迫するように肩関節を内旋させる．
- **判定**：疼痛が生じると陽性．
- **機能的意義**：肩関節内旋の等尺性収縮を誘発することで，肩甲下筋の等尺性収縮を引き起こす．肩関節前方への伸張ストレスは生じないが，肩甲下筋の損傷の有無を判断できる．
- **注意点**：肩甲下筋が短縮位で等尺性収縮しているため，陰性だったときに，伸張位で収縮時痛がないとは判断できない．そのため，可動範囲内全域で抵抗運動を行い，疼痛の有無と増減をみたほうがよい．

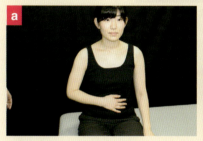 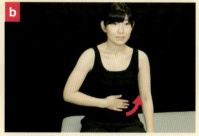

▶図1-33　belly press test

2）腱板疎部（図1-34）

● 疼痛が発生する解剖学的要因

肩関節は，前方を肩甲下筋，上方を棘上筋，後方を棘下筋，後下方を小円筋で覆われているが，前上方部分は腱板に覆われていない．つまり腱板がない．この部分は**腱板疎部**といい，烏口上腕靱帯から構成される[6,7]．

→腱板疎部
rotator interval

烏口上腕靱帯は，他の靱帯とは異なる組織学的構造を有しており，関節包と類似した疎性結合組織からなる強靱さを欠いた靱帯である[8]．これにより走行の異なる腱板の間隙を埋めて，張力を調整していると考えられる．

→烏口上腕靱帯
coracohumeral ligament

腱板疎部損傷には，大きく2つの病態がある．1つは腱板疎部の損傷が第2肩関節に波及して炎症・癒着を起こす**拘縮型**，もう1つは損傷が腱板疎部に留まり，不安定性を増強する**不安定型**である[9]．

不安定型は若年者に多く，拘縮型は平均年齢45歳と比較的年齢層が高い．新井[10]は，不安定型であっても，その不安定性から烏口上腕靱帯に炎症性の滑膜増殖をきたし，腱板疎部を中心とした瘢痕形成により拘縮状態になる可能性や，また拘縮型であっても，可動域が改善すると不安定性を呈する可能性を指摘している．すなわち，腱板疎

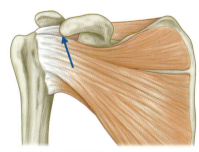

▶図1-34　腱板疎部

部損傷と考えられる病態では，不安定性に対する評価が重要になる．

● 腱板疎部の触診

腱板疎部は，烏口肩峰靱帯の深層に位置するため，直接触れることは難しい．そこで烏口肩峰靱帯の外側部で，間接的に触れる．

また，腱板疎部を構成する烏口上腕靱帯は，烏口突起から小結節に至るため，肩関節伸展・内転・外旋によって緊張する．烏口肩峰靱帯のすぐ外側部に指を置き，肩関節伸展，内転，外旋運動を強制することで，烏口肩峰靱帯の硬さを触知できる（図1-35）．

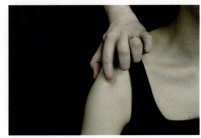

▶図1-35　腱板疎部の触診

● 腱板疎部損傷の整形外科テスト

sulcus test（図1-36）

- **検査肢位**：肩関節下垂・内旋位．
- **把持する部位**：肩甲骨と上腕遠位部．
- **誘導する運動**：肩関節内旋位と外旋位にて上腕骨を下方に牽引する．
- **判定**：内旋位で陽性，外旋位では陰性となる．
- **機能的意義**：腱板損傷によって生じる不安定性は軽微なものである．下垂位で外旋させることで上・中関節上腕靱帯，上腕二頭筋長頭腱が緊張し，上腕骨頭が求心位をとることによって，不安定性を消失させる．
- **注意点**：上腕に牽引を加えると，肩甲骨の外転，下制，下方回旋などの運動が付随するため，肩甲骨の正確な固定が求められる．また，外旋位においても不安定性が生じている場合には，他の靱帯損傷を合併している可能性があり，異なる病態（動揺肩や反復性肩関節脱臼）を考える必要がある．

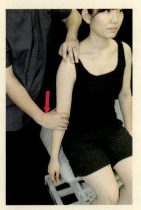

▶図1-36　sulcus test

● 触診と検査結果から何が考えられるのか？

以上の検査によって，伸張ストレスにより，肩前上方に疼痛を発生させる部位の評価が可能になる．

次に，なぜこの部位に機能障害が加わったのかを推察する．肩関節前方部分に伸張ストレスが加わる原因は，前方の筋をはじめとした軟部組織の硬度が上昇した場合と，前方への過剰な滑りが生じた場合である．

前方への過剰な滑りは，2つの要素に起因する．①上腕骨頭の位置が前方に

変化する場合，②滑り運動が大きくなる場合である．①は静的な要素，②は動的な要素といえる．

①を**上腕骨頭の前方変位**という．この原因は，肩関節前方の軟部組織の短縮，もしくは前方の軟部組織の伸張性が高い状態における，後方の軟部組織の短縮である．前方の軟部組織が短縮すると，上腕骨頭を前方へ引くために，前方変位が生じる．一方，前方の軟部組織の伸張性が高い状態で後方の軟部組織の短縮が生じると，後方の軟部組織が骨頭を前方に押し出し，それを止める前方の軟部組織の伸張性が高いために，後方へ押し返せないことが考えられる．

➡ 上腕骨頭の前方変位
forward humeral head

②を肩関節運動時の**上腕骨頭の前上方への変位**という．不安定性に起因する場合は，おもに肩関節外転・外旋した際に発生する．肩関節後下方の軟部組織の伸張性低下に起因する場合は，肩関節挙上位での内旋運動でも発生する．これは先述したforward humeral headと混在している場合もある．そのため，上腕骨頭と関節窩の位置関係，動的安定化機構を構成する回旋筋腱板の機能評価が重要になる．

➡ 上腕骨頭の前上方への変位
oblique translation

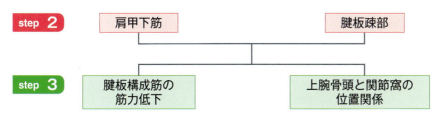

フローチャート 肩甲下筋・腱板疎部に原因があると考えられる場合

step 3 なぜ，痛むのか？：運動学的評価

1）上腕骨頭と関節窩の位置関係

肩甲上腕関節のアライメント評価が重要になる．しかし，このアライメント異常を定量的に測定する方法は存在しない．そこで，load and shift testを応用して評価している．ただし，上腕二頭筋長頭腱に対する力学的ストレスとの関係から，「上腕骨頭の前方変位が内旋位で生じているのか？　外旋位で生じているのか？」を評価するとよい．特に外旋位で生じている場合は，前方不安定性や後方軟部組織の拘縮が相まっている可能性がある．内旋位で生じている場合には，前方軟部組織の拘縮が関与している可能性がある．

上腕骨頭の前方変位（図1-37）

- **肢位**：背臥位もしくは座位
- **操作**：一方の手で肩甲骨と鎖骨を上方から固定し，他方の手で上腕骨頭を把持し，後方に押しこむ．
- **判定**：後方への上腕骨頭の移動時のend feelを評価する．

- **解釈**：上腕骨頭が後方に移動する感触が大きく，その後，肩関節運動の違和感が消失した際には，上腕骨頭が前方に変位していたと考える．
- **注意点**：通常の load and shift test とは判定基準が異なる．通常の load and shift test では，上腕骨頭を前方へ移動させた時の位置関係を評価する．

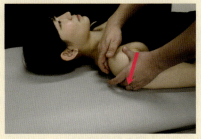

▶図1-37　上腕骨頭の前方変位

● 上腕骨頭の前方変位に対する DTTT

　上腕骨頭の前方変位によるアライメント異常を鑑別する検査は存在しない．そこで以下の DTTT を行い，鑑別している．

トリガーとなる組織	腱板筋
対象とする症状	肩前上方の痛みと内旋・外旋制限
方法	端座位もしくは背臥位にて，一方の手で肩甲骨を固定し，他方の手で上腕骨頭を把持し，後方に骨頭を押し込む．押し込める感じがあれば，その状態から腱板筋群の同時収縮を促す．
判定	上腕骨頭が後方に移動する感触があれば，上腕骨頭の前方変位があると考える．アライメントを修正した状態で同時収縮を促し，疼痛が改善すれば，上腕骨頭の前方変位が疼痛の原因と考えられる．
機能的意義	上腕骨頭の前方変位は求心位をとるための静的・動的安定化機構の破綻である．そのため，理学療法において動的安定化機構の機能改善により疼痛が軽減するかを検討する．
注意点	静的安定化機構の破綻を伴っている場合は，症状の変化が乏しい可能性もある．

> **運動療法のポイント**
>
> 　zero position を保持させた状態で，肩甲上腕関節の内転の等尺性収縮を行わせることで，腱板筋群の同時収縮を促す．さらに肩甲帯の筋収縮を促すと，より効果的になる．

step 1　どう動かすと痛むのか？：圧縮ストレスが加わっている場合

　上腕骨頭が，関節窩に対して内旋・水平内転運動を行うとき，肩関節前面の**圧縮ストレス**が増強する．肩関節内旋運動では，上腕骨頭は前方に転がりながら後方に滑る．また，水平内転運動においても，90°外転位から前方に転がり，後方に滑る必要がある．このとき，後方への滑りが少ない状態で，内転内旋運動が生じると，肩関節前面に圧縮ストレスが加わる．

　圧縮ストレスにより疼痛が生じている場合は，<u>関節唇の損傷</u>を疑う．

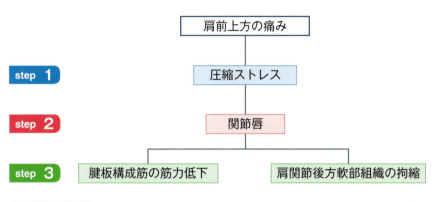

フローチャート　肩前上方に圧縮ストレスが加わっている場合

step 2　どこが痛むのか？：関節唇の解剖学的評価

➡関節唇
labrum

● 疼痛が発生する解剖学的要因（図1-38）

　関節唇は線維軟骨により構成されており，遠位1/2にのみ自由神経終末が認められる[11]．関節唇の血流は部位により異なり，肩甲上動脈，肩甲回旋動脈，後上腕回旋動脈が支配している[12]．いずれの動脈も肩後下方に回り込む動脈であるため，関節唇の血流は前上方で乏しく，後下方で豊富になっている．その

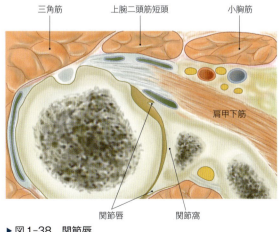

▶図1-38　関節唇
右肩．水平断．

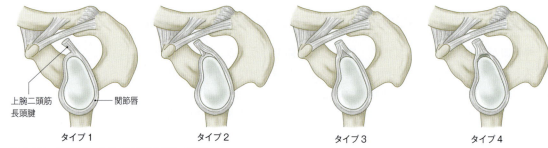

▶図1-39 関節唇と上腕二頭筋長頭腱の関係
タイプ1は上腕二頭筋長頭腱が完全に関節唇後部に付着している例(22%)，タイプ2はほとんどが後方関節唇に付着している例(33%)，タイプ3は前方と後方の関節唇に同程度付着している例(37%)，タイプ4は多くが前方に付着しており，後方にはわずかしか付着していない例(8%)．
(Vangsness CT Jr, Jorgenson SS, Watson T, Johnson DL：The origin of the long head of the biceps from the scapula and glenoid labrum. An anatomical study of 100 shoulders. J Bone Joint Surg Br 76(6)：951-954, 1994 をもとに作図)

ため，前上方の関節唇損傷は，治癒に時間を要する．

　関節唇の機能は，肩甲上腕関節の安定化である．上腕骨頭に不安定な運動が生じると，関節唇への力学的ストレスが増強する．関節唇は，上方で上腕二頭筋長頭腱とゆるやかに結合しているが，下方では関節窩に強固に固定されている[12]．そのため，上腕二頭筋長頭腱による過剰な牽引によって，上方の関節唇を損傷することがある(図1-39)．

● 関節唇の触診(図1-40)

　関節唇を体表から触知することは困難である．しかし，体表上からその位置を推測することは，他の疾患と鑑別するためにも重要となる．関節唇は上腕骨頭の内側に位置するため，上腕骨頭を触知し，その内側に指を移動させる．内旋/外旋運動を行い，上腕骨頭に触れていれば，深層で骨が動くのを感知できる．肩甲骨はほとんど動かないため，その境界を探る．

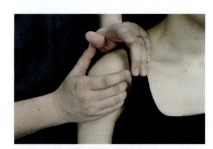

▶図1-40 関節唇の触診

● 関節唇の疼痛誘発テスト

crank test(図1-41)

・検査肢位：肩関節を160°以上挙上し，肘関節90°屈曲位とした肢位．
・把持する部位：肩甲骨と肘関節．
・誘導する運動：関節窩に対する軸圧をかけながら，肩関節の内旋/外旋運動．
・判定：疼痛もしくはクリック音が生じると陽性．
・機能的意義：軸圧により関節窩に圧縮ストレスを加える．さらに肩関節内旋/外旋運動により，関節窩上での上腕骨頭の運動を誘発する．内旋/

外旋運動を安定して行うことができれば，疼痛やクリック音は生じにくい．

上腕骨頭の運動が不安定になると，関節唇に対する力学的ストレスが増強するため，陽性となる．

・注意点：肩甲骨の内転や挙上，体幹の側屈で圧縮ストレスを逃すように代償しようとする．肩甲骨を把持しているので，代償運動を抑制する必要がある．

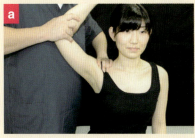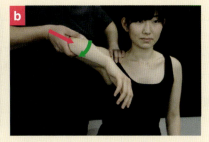

▶図1-41　crank test

O'Brien test（図1-42）

- 検査肢位：肩関節を90°屈曲位，軽度水平屈曲位，内旋位，肘伸展位とした肢位．
- 把持する部位：肩甲骨と上腕遠位部．
- 誘導する運動：肩関節の伸展方向に抵抗を加え，肢位を保持させる．次に肩関節外旋位として伸展方向に抵抗を加え，肢位を保持させる．
- 判定：内旋位で疼痛やクリック音が出現し，外旋位でそれらが軽減したら陽性となる．
- 機能的意義：検査肢位をとることで，肩関節前方に圧縮ストレスが加わる．この状態で肩関節屈曲に作用する上腕二頭筋を収縮させると，肩関節前面にはさらに圧縮ストレスが加わる．さらに，肩関節を外旋位とすることで，肩関節前方に加わる圧縮ストレスは軽減する．
- 注意点：O'Brien testは，肩鎖関節障害例においても疼痛が出現する．そのため，疼痛部位を注意深く聴取する．

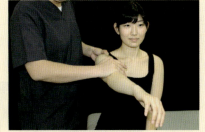

▶図1-42　O'Brien test

● 触診と検査結果から何が考えられるのか？

圧縮ストレスが加わっている要因は，静的要因と動的要因に分けられる．

静的要因としては，forward humeral headのように上腕骨頭が前方に変位し，後方への移動が妨げられると，圧縮ストレスが増強する（→ p.33）．

動的要因としては，肩関節内転・内旋運動のforce coupleの乱れが考えら

れる．肩関節は，大胸筋のように大きな内転内旋力を発揮する筋とともに，肩甲下筋のように小さな内旋力の筋が収縮することにより，安定化を図っている．この肩甲下筋の収縮が不十分になると，forward humeral head は増強する．また，肩関節の後方軟部組織の拘縮により，上腕骨頭の後方移動を制限している可能性も考えられる．

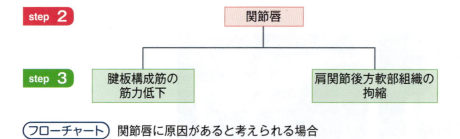

フローチャート 関節唇に原因があると考えられる場合

step 3 なぜ，痛むのか？：運動学的評価

1）肩関節後方軟部組織の拘縮

肩甲上腕関節の下方関節包の拘縮は，挙上時の上腕骨頭の後方への滑りを制限するため，挙上制限が生じる．また，後方関節包の拘縮は上腕骨の前方への転がりを制限するため，内旋運動が著明に制限される．

肩甲骨面上にて軽度外転位での内旋，水平内転運動での伸張度合いを左右で確認する．後方関節包の拘縮が疑われる場合，肩関節内旋・水平内転の可動域制限が生じる．

以上のことから，下方関節包と後方関節包の拘縮があると，挙上位での内旋運動が制限される．そのため，90°屈曲位での内旋運動の可動域を計測する．

肩関節90°屈曲位内旋制限（図1-43）

- **肢位**：背臥位もしくは座位．
- **操作**：一方の手で肩甲骨を固定し，他方の手で上腕骨を把持する．その際に検者の前腕で，被検者の前腕の重量を取り除くように把持することで，不必要な肩関節周囲筋の緊張が取り除ける．その肢位で内旋を強制する．
- **判定**：90°屈曲位での内旋可動域は参考可動域が明らかではない．そのため，健側に比べて20°以上制限しているものを異常と考えている．
- **解釈**：肩関節後下方の関節包および棘下筋の下部，小円筋の短縮が考えられる．

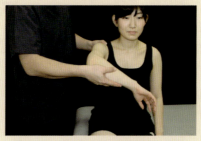

▶図1-43 肩関節90°屈曲位内旋制限

horizontal flexion test(HFT)（図1-44）

- **検査肢位**：背臥位にて肩甲骨を固定し，肩甲上腕関節を他動的に水平内転させ，可動域の左右差をみる．また，疼痛が誘発されるかも確認する．
- **判定**：検査側の肘が体幹正中を越えなければ，陽性．
- **機能的意義**：肩関節後方タイトネスを評価する．
- **注意点**：上腕骨頭の求心性低下や肩甲骨外転の減少でも陽性となる場合があるため，腱板機能や肩甲胸郭関節の機能も合わせて評価する必要がある．

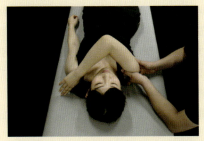

▶図1-44　horizontal flexion test(HFT)

combined abduction test(CAT)（図1-45）

- **検査肢位**：背臥位にて肩甲骨を固定し，肩甲上腕関節を他動的に外転させ，可動域の左右差を判定する．また，疼痛が誘発されるかも確認する．
- **判定**：上腕骨の骨軸が体幹と平行な位置まで動かなければ（上腕が耳の横につかなければ），陽性．
- **機能的意義**：肩関節後方の伸張性を評価する．
- **注意点**：HFTと同様，腱板機能や肩甲胸郭関節の機能も合わせて評価する．

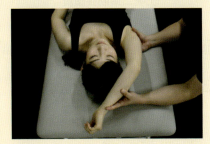

▶図1-45　combined abduction test (CAT)

> **運動療法のポイント**
>
> 　肩関節の後方関節包や下方関節包をストレッチするには，挙上位での内旋運動を行うか，水平屈曲運動を行う．上腕骨頭と関節窩の正しい位置関係を保ったまま，肩関節水平屈曲運動を行うことで，肩後下方のストレッチが可能になる．

step 1　どう動かすと痛むのか？：摩擦ストレスが加わっている場合

　肩関節前面では，上腕骨の表層に上腕二頭筋長頭腱が走行する．**上腕二頭筋長頭腱**は，結節間溝を通過し，肩関節包内に侵入し，関節上結節に付着する（図1-46）．肩関節外旋位になると，上腕二頭筋長頭腱は上腕骨頭の上方を滑走する必要がある．そのため，上腕二頭筋の表層には，上腕横靭帯が存在する．**上腕横靭帯**は，肩甲下筋の停止から続く結合組織である．上腕横靭帯が肥厚すると，結節間溝部分での上腕二頭筋長頭腱の**摩擦ストレス**が強くなる．また，forward humeral headは，上腕骨頭が前方に位置することで，上腕二頭筋長頭腱の部分でより強い摩擦ストレスが加わる．

　摩擦ストレスによって疼痛が生じている場合は，**上腕二頭筋長頭腱**に問題があると考えられる．

➡上腕二頭筋長頭腱
　long head tendon of biceps brachii m.

➡上腕横靭帯
　transverse humeral ligament

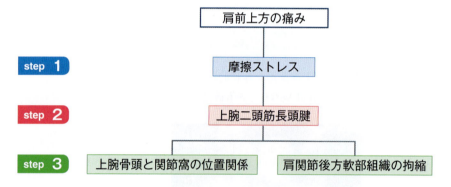

フローチャート　肩前上方に摩擦ストレスが加わっている場合

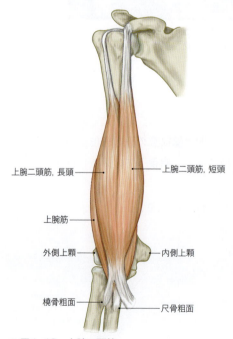

▶図1-46　上腕二頭筋

step 2 どこが痛むのか？：上腕二頭筋長頭腱の解剖学的評価

> **上腕二頭筋**
> 起　　始：長頭：関節上結節
> 　　　　　短頭：烏口突起
> 停　　止：橈骨粗面，前腕屈筋膜
> 神経支配：筋皮神経
> 作　　用：肩関節屈曲，肘関節屈曲，前腕回外

●疼痛が発生する解剖学的要因

　上腕二頭筋長頭腱は，関節上結節および関節唇前上方部から起始し，関節包内を通過し，関節外に出て結節間溝を通り，上腕筋の表層外側に位置する（図1-46）．

　結節間溝は，近位部では溝の形状が狭い三角形になっており，遠位部では広い四角形になっている．このような形状から，結節間溝には摩擦ストレスが生じやすい．

→結節間溝
intertubercular sulcus

　上腕二頭筋長頭腱は，肩関節内旋位では肩甲上腕関節の前方を通過するが，外旋位では肩甲上腕関節の上方を通過する．このように肩関節外旋によって大きく走行を変化させることが，上腕二頭筋長頭腱への力学的ストレスを増強させる．そのため，上腕二頭筋長頭腱は腱鞘に包まれることで，摩擦ストレスを緩衝しているが，その腱鞘に炎症が生じたり，腱の肥大・変性が生じたりすることがある．

　上腕二頭筋長頭腱が肥大していると，結節間溝内に入り込めず，肩関節挙上時に烏口肩峰アーチの深層で腱が折れ曲がって関節内で挟み込まれる現象（hourglass biceps）が，関節鏡視下の所見として知られている[13]．

● 上腕二頭筋長頭腱の触診

　肩関節内・外旋中間位において，肩峰の前端から指を遠位に2横指ほどずらす．その位置で肩関節の内旋/外旋運動を他動的に行う．外旋運動により小結節が，内旋運動により大結節が，指の下で触れられる（図1-47）．

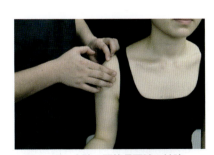

▶図1-47　上腕二頭筋長頭腱の触診

● 上腕二頭筋長頭腱の疼痛誘発テスト

Speed test（図1-48）・Yergason test（図1-49）

- 検査肢位：Speed test：肩関節を90°屈曲位，肘関節伸展位，前腕回外位．
  Yergason test：肩関節下垂位，肘関節屈曲位．
- 把持する部位：肩と前腕遠位部．
- 誘導する運動：Speed test：肩関節屈曲の抵抗運動．
  Yergason test：前腕回外の抵抗運動．
- 判定：結節間溝部に疼痛が生じれば陽性．
- 機能的意義：両テストとも，上腕二頭筋の抵抗運動を行わせることで収縮時痛を誘発する．
- 注意点：抵抗をかける際には急激に力を加えるのではなく，徐々に加えるようにする．

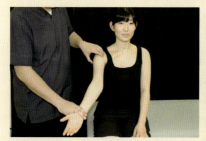
▶図1-48　Speed test

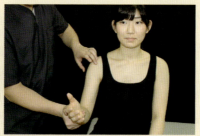
▶図1-49　Yergason test

● 触診と検査結果から何が考えられるのか？

　上腕二頭筋長頭腱は，結節間溝という解剖学的狭窄部位を通過するため，同部で摩擦ストレスにさらされやすい．しかし，すべての例で，同部に摩擦ストレスによる障害が生じるわけではない．

　摩擦ストレスが増強する他の要因としては，前述した上腕骨頭と関節窩の位置関係が挙げられる（▶p.33）．上腕骨頭の前方変位は上腕二頭筋長頭腱を伸張するため，伸張位で摩擦ストレスが加わることになる．

　また，肩関節後方軟部組織の拘縮は，著明な内旋制限を呈する．上腕二頭筋は外旋位でより伸張されるため，内旋制限が存在すると上腕二頭筋に対する摩擦ストレスが増強することになる．

　以上のことから，上腕骨頭と関節窩の位置関係，肩関節後方軟部組織の伸張性を評価する必要がある．

step 2		上腕二頭筋長頭腱	
step 3		上腕骨頭と関節窩の位置関係	肩関節後方軟部組織の拘縮

(フローチャート) 上腕二頭筋長頭腱に原因があると考えられる場合

step 3　なぜ，痛むのか？：運動学的評価

1）上腕骨頭と関節窩の位置関係 ➡ p.33

2）肩関節後方軟部組織の拘縮 ➡ p.38

3 肩外側の痛み

肩外側の疼痛は，力学的ストレスから考えると，**伸張ストレス**，**摩擦ストレス**，**圧縮ストレス**の3つに大別できる．本項では，各ストレスごとに，step 1 → step 2 → step 3 を述べる．

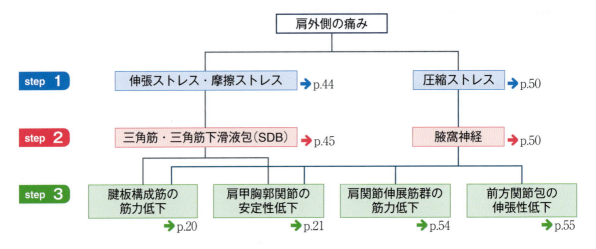

フローチャート　肩外側の痛みに対する評価戦略

step 1　どう動かすと痛むのか？：伸張・摩擦ストレスが加わっている場合

肩甲上腕関節に屈曲・伸展・内転運動が加わる際，肩関節外側面に**伸張ストレス**が加わる．肩関節屈曲運動では上腕骨頭は関節窩に対し下方への滑りが生じ，伸展運動では前方に転がりながら上方へ滑る．内転運動では上方への滑りが生じる．肩関節外側・後面に付着する軟部組織の伸張性が低下している場合，肩関節外側に加わる伸張ストレスは増強する．

また，肩甲上腕関節が烏口肩峰アーチをくぐり抜ける際，肩関節に**摩擦ストレス**が加わる．摩擦ストレスによって疼痛が出現している場合，第2肩関節の機能が低下していると考えられる．

伸張・摩擦ストレスによって疼痛が生じている場合は，三角筋と三角筋下滑液包（SDB）に由来する機能傷害を疑う．

三角筋と三角筋下滑液包に問題がない場合は，腋窩神経に問題があると考える．腋窩神経の評価については，p.50 を参照．

step 2 どこが痛むのか？：三角筋・三角筋下滑液包の解剖学的評価

> 三角筋（鎖骨部・肩峰部・肩甲棘部）（図1-50）
> 起　　始：鎖骨部（前部線維）：鎖骨外側1/3
> 　　　　　肩峰部（中部線維）：肩峰
> 　　　　　肩甲棘部（後部線維）：肩甲棘
> 停　　止：上腕骨三角筋粗面
> 神経支配：腋窩神経
> 作　　用：鎖骨部（前部線維）：肩関節屈曲・内旋
> 　　　　　肩峰部（中部線維）：肩関節外転・外旋・水平屈曲・水平伸展
> 　　　　　肩甲棘部（後部線維）：肩関節伸展・外旋・水平伸展

➔三角筋
　deltoid m.

● 疼痛が発生する解剖学的要因
①三角筋

　三角筋は，鎖骨外側1/3・肩峰・肩甲棘から起始し，上腕骨三角筋粗面に停止する．それぞれ鎖骨部・肩峰部・肩甲棘部に分けられる．古泉は，鎖骨部と肩峰部が分離している例は57.0%（完全分離34.0%，不完全分離23.0%），肩峰部と肩甲棘部とが分離している例は78.0%（完全分離47.0%，不完全分離31.0%）と報告しており，すべての三角筋で境界線があるわけではないとしている[14]．

　三角筋は，肩関節の肢位により作用が異なり，肩関節下垂位では鎖骨部は屈曲・内旋，肩峰部は外転，肩甲棘部は伸展・外旋に作用する．90°外転位では，鎖骨部と肩峰部の前方部は水平屈曲，肩甲棘部と肩峰部の後方部は水平伸展に作用する．このように，三角筋の疼痛を評価する際には，三角筋の部位と肩関節の肢位を考慮する必要がある．

　三角筋は肩関節の各運動において，強力な回転モーメントを与える筋であり，腱板筋群とともに活動することで十分な筋力が発揮される．棘上筋と三角筋とのforce couple機構は，肩関節の外転運動の運動学として重要である[15]．

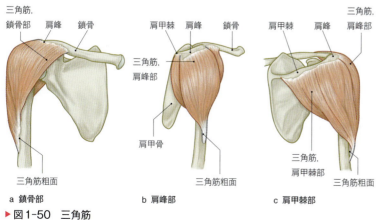

▶ 図1-50　三角筋
a 鎖骨部　　b 肩峰部　　c 肩甲棘部

肩関節外転運動では，三角筋と棘上筋の相互作用によって，完全な外転運動が再現される．そのため，棘上筋に断裂や麻痺が生じると，関節窩に対する上腕骨の支点形成力が弱まり，肩甲上腕関節での関節包内運動に変化が生じるため，完全な外転運動が困難になる[16]．また，三角筋自体に麻痺や断裂が生じた場合は，棘上筋で肩甲上腕関節の外転を完全に担うことはできるが，トルクは減少する[16]．そのため肩関節を自在に動かすには，両者が共同して働く必要がある．

Muraら[17]は，屍体肩を用いた実験により，棘上筋と棘下筋を切除したときのほうが，棘上筋のみを切除したときよりも，上腕骨頭の上方変位が大きいことを示している．

つまり，棘上筋や棘下筋の機能が低下することで，肩関節外転運動における，三角筋への負荷が大きくなることが考えられる．また三角筋後部は，回旋筋腱板後方の協調筋として，follow through期では伸張性ストレスにさらされる．さらに，肩の慢性的障害には三角筋の筋萎縮を伴うことが多いとされている[18]．

②三角筋下滑液包（図1-51）

三角筋下滑液包（SDB）は，三角筋と棘上筋および上腕骨頭との間の摩擦を制限する緩衝作用の役割を担っており，滑動性の高い組織である．

肩峰下滑液包（SAB）は，肩峰下だけでなく三角筋下，烏口突起側へと大きく広がる．それぞれの部位で肩峰下滑液包，三角筋下滑液包，**烏口下滑液包**と区別される場合もあるが，SABとSDBがほとんど交通しているのに対し，85％の烏口下滑液包は独立している[19,20]．

そのため，SDBで生じる疼痛とSABで生じる疼痛を厳密に区別するのは困難である．冨田らによると，正常な肩関節のSABからは豊富な知覚神経終末が観察され，多くの自由神経終末とともにRuffini小体やGolgi小体などのmechanoreceptorが存在するとの報告がある[21]．また，疼痛受容器である自由神経終末は，腱板，SAB，烏口肩峰靱帯に多数存在する．これらの組織に対して伸張ストレスと摩擦ストレスが加わることで，運動時痛や夜間時痛が引き起こされると考えられている[22]．

つまり，なんらかの原因でSDBの滑動が阻害されると，三角筋や回旋筋腱板の収縮により摩擦ストレスが発生することで滑液包に疼痛を引き起こす可能性がある．

● 三角筋の触診

①鎖骨部（前部線維）

三角筋は肩関節外側部にある唯一の筋であり，上腕の最も表層に位置する．三角筋鎖骨部の起始部は鎖骨外側1/3に位置し，上腕骨三角筋粗面に停止する．

触診は，座位にて上肢の重みを把持して行う．起始部では，鎖骨外側1/3部に指を置き，屈曲動作を反復することで収縮を確認する．屈曲角度が増大するにつれて，収縮を強く感じるようになる．その様子を確認しながら上腕骨中央

➡三角筋下滑液包
subdeltoid bursa：SDB

➡肩峰下滑液包
subacromial bursa：SAB

➡烏口下滑液包
subcoracoid bursa

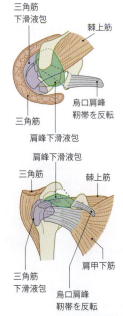

▶図1-51 三角筋下滑液包

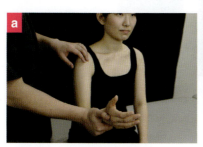
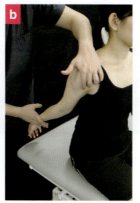

▶図1-52　三角筋鎖骨部の触診

部の三角筋粗面へと触れていく（図1-52a）.

　肩甲骨を固定し，肩関節を伸展・外旋方向に伸張することで伸張痛が確認できれば三角筋鎖骨部の伸張性低下を疑い，圧痛所見を認めればスパズムを疑う（図1-52b）.

② **肩峰部（中部線維）**

　三角筋肩峰部の起始部は，肩峰に位置する．肩関節を外転させることで肩峰部を収縮させ，鎖骨部と肩甲棘部の筋間を触り分ける．肩峰部の筋腹が確認できれば，肩関節90°外転位にて水平屈曲・水平伸展させ，前方部分と後方部分を触り分ける．水平屈曲にて三角筋肩峰部における前方部分の収縮を強く感じることができ，水平伸展にて後方部分の収縮を強く感じることができる（図1-53a,b）．前方部分を伸張させる場合は，肩甲骨を固定し，肩関節を軽度伸展位にて内転させる．後方部分を伸張させる場合は，肩関節軽度屈曲位より肩関節を内転させる．これにより伸張痛が確認できれば三角筋肩峰部の伸張性低下を疑い，圧痛所見を認めればスパズムを疑う（図1-53c）.

③ **肩甲棘部（後部線維）**

　三角筋肩甲棘部の起始部は，肩甲棘に位置する．開始肢位は腹臥位にて肩関節90°外転位とし，水平伸展運動を反復させることで三角筋肩甲棘部の収縮を確認する（図1-54a）．肩甲骨を固定し，肩関節を90°屈曲・内旋45°から水平

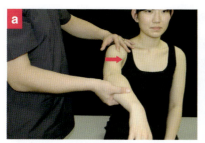
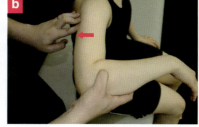
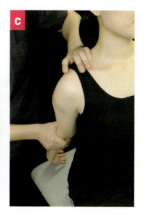

▶図1-53　三角筋肩峰部の触診
　a：前方部分の触診，b：後方部分の触診，c：伸張テスト

1　肩　47

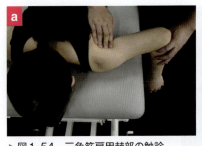 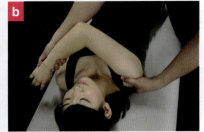
▶図1-54 三角筋肩甲棘部の触診

屈曲させる．これにより伸張痛が確認できれば三角筋肩甲棘部の伸張性低下を疑い，圧痛所見を認めればスパズムを疑う（図1-54b）．

● 三角筋下滑液包（SDB）の触診

三角筋下滑液包は，三角筋の深層に位置するため，触診することは不可能である．しかし，三角筋全体を把持し，前後に動かすことで，三角筋の滑動性を触知することは可能である．

● 三角筋・三角筋下滑液包の疼痛誘発テスト

三角筋の疼痛を鑑別する整形外科テストはないため，丁寧な触診や筋収縮による収縮時痛，伸張による伸張時痛などの疼痛が再現できるかを確認する．

また，肩峰下滑液包と同様に，インピンジメントを引き起こした際に疼痛が誘発されるかを判断する検査を行い，疼痛部位が肩峰下になるか，肩外側になるかを確認する．肩峰下である場合は，肩峰下滑液包の解剖学的評価を行う（→ p.17）．

● 三角筋下滑液包に対するDTTT

三角筋下滑液包による肩外側部痛を鑑別する検査は存在しない．そこで，以下のDTTTを行い，三角筋下滑液包の関与があるかを鑑別している．

トリガーとなる組織	三角筋下滑液包
対象とする症状	肩外転・挙上運動時の肩外側の疼痛
方法	端座位もしくは背臥位にて，一方の手で上腕骨骨幹部を固定し，他方の手で三角筋を後部から中部にかけてつかむ．その状態から三角筋を前後に滑べらせる．また，肩関節外旋運動により棘下筋の収縮を促しながら行うと効果的である．
判定	挙上時の肩外側部の疼痛が軽減すれば，三角筋下滑液包の疼痛があったと考えられる．
機能的意義	三角筋下滑液包は三角筋と上腕骨，もしくは棘下筋・小円筋の停止部の間に介在する．そのため，両筋の滑走性を改善することで摩擦ストレスが軽減する．

● 触診と検査結果から何が考えられるのか？

　以上の検査により，三角筋もしくは三角筋下滑液包に加わる伸張ストレスが増強する原因として，以下の2つが考えられる．

①**腱板構成筋の筋力低下**　→ step 3 p.20

　三角筋は腱板と共同に作用することで肩関節の運動を生み出しているため，腱板断裂や腱板損傷などにて腱板の機能不全が生じると，三角筋の努力性による代償運動が構築される．この代償運動が繰り返し行われることで三角筋にスパズムを生じ，三角筋への伸張ストレスが増強する．

②**肩甲胸郭関節の安定性の低下**　→ step 3 p.21

　肩甲骨を固定する僧帽筋や菱形筋の筋力低下は，肩甲骨の安定性が低下するため，相対的に三角筋への負荷を強めることがある．この過剰な努力により，三角筋に筋スパズムが生じる．これにより，三角筋の伸張性が低下し，通常の運動においても伸張ストレスや三角筋下滑液包への摩擦ストレスが増強する．

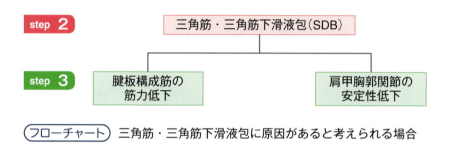

フローチャート　三角筋・三角筋下滑液包に原因があると考えられる場合

step 3　なぜ，痛むのか？：運動学的評価

1）腱板構成筋の筋力低下 → p.20

2）肩甲胸郭関節の安定性低下 → p.21

step 1 どう動かすと痛むのか？：圧縮ストレスが加わっている場合

　肩関節後外側面では，上腕骨外科頸に沿って腋窩神経が走行する．**腋窩神経は外側腋窩隙を通過して上腕骨の後面に出る**．上腕骨頭が，関節窩に対して挙上・水平内転運動を行うとき，肩関節後面に存在する四辺形間隙（QLS）への圧縮ストレスが増強する．

　圧縮ストレスによって疼痛が生じている場合は，四辺形間隙（QLS）における腋窩神経の機能障害を疑う．

➡四辺形間隙
quadrilateral space：QLS

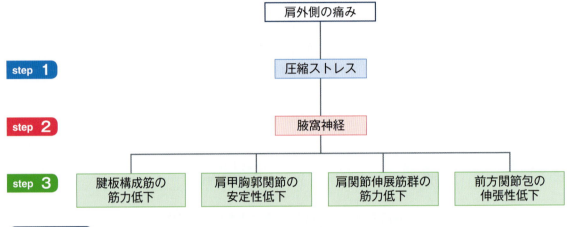

フローチャート　肩外側に圧縮ストレスが加わっている場合

step 2 どこが痛むのか？：腋窩神経（図1-55）の解剖学的評価

➡腋窩神経
axillary nerve

● 疼痛が発生する解剖学的要因

　QLSは肩関節後方部に存在し，上腕骨外科頸の内側，上腕三頭筋長頭の外側縁，小円筋の下縁，大円筋の上縁で形成される．この間隙を後上腕回旋動脈と腋窩神経が通過している．肩関節水平内転運動を行うと，QLSは狭小化し，腋窩神経への圧縮ストレスが増強する．

➡QLSS
quadrilateral space syndrome

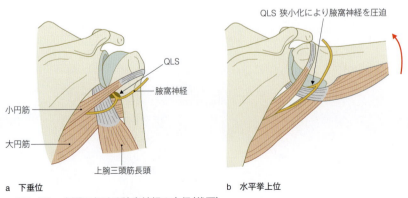

▶図1-55　右肩における腋窩神経の走行（後面）

そのため，QLSで生じる絞扼性神経障害を **QLSS** と呼ぶ．腋窩神経の感覚終枝は上外側上腕皮神経として三角筋を覆う皮膚に分布しているため，QLSが狭小化することで腋窩神経は絞扼され，上腕外側領域に知覚障害や放散痛が生じることがある．

● QLS（quadrilateral space）構成筋の触診

小円筋
- 起　始：肩甲骨外側縁
- 停　止：上腕骨大結節下面（inferior facet）
- 神経支配：腋窩神経
- 作　用：肩関節外旋

上腕三頭筋長頭
- 起　始：関節下結節
- 停　止：尺骨肘頭，肘後方関節包
- 神経支配：橈骨神経
- 作　用：肘関節伸展，肩関節伸展および内転

大円筋
- 起　始：肩甲骨下角
- 停　止：上腕骨小結節稜
- 神経支配：肩甲下神経
- 作　用：肩関節内旋，伸展

➡小円筋
　teres minor m.

➡大円筋
　teres major m.

➡上腕三頭筋長頭
　long head of triceps brachii m.

①小円筋の触診（図1-56）

　小円筋は，肩甲骨外側縁の近位2/3から起始し，上腕骨大結節の下面に付着している．小円筋の筋腹の多くは三角筋で覆われており，触知困難であるが，内側部の一部のみ三角筋に覆われない領域がある．

　小円筋は，座位にて肩甲骨外側縁の近位部に指を置き，肩関節90°外転位にて外旋運動を反復することで，筋腹を触知できる．

②大円筋の触診（図1-57）

　大円筋は，肩甲骨下角の後面から起始し，上腕骨小結節稜に付着する．大円筋は小円筋の下方に位置し，肩関節の内旋に作用する．

　大円筋は，肩甲骨下角に指を置き，背臥位にて肩関節90°屈曲位にて内旋運動を反復することで，筋腹を触知できる．

③上腕三頭筋長頭の触診

　上腕三頭筋長頭の触診は，後述する「肩後方の痛み」を参照（➡ p.58）．

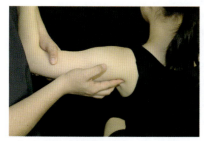

▶図1-56　小円筋の触診

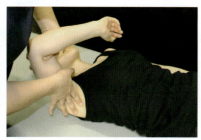

▶図1-57　大円筋の触診

● 腋窩神経の疼痛再現検査

QLSで生じる疼痛を評価する場合は，QLSを構成する上腕三頭筋長頭・大円筋・小円筋の伸張痛または同筋の圧痛の有無，最大水平内転位にて疼痛が再現されるか，また QLS の圧痛の有無にて評価する．

internal rotation from 3rd to 2nd position（図1-58）

- 検査肢位：座位または背臥位にて肢位の変化に伴う肩関節 3rd，2nd 内旋可動域を反対側と比較して評価する．
- 判定：反対側と比較して 10° 以上の可動域の差があれば，陽性．
- 機能的意義：肩関節内旋運動に作用する筋は大円筋・大胸筋・広背筋・肩甲下筋である．<u>小円筋は肩関節外旋運動に作用し，挙上位での内旋にて最も伸張される</u>ため，end feel にて筋緊張の程度を確認する．
- 注意点：肩関節後方関節包の伸張性の評価にもなるため，end feel にて筋腹を把持して可動域が増大するかを確認する．可動域が増大すれば筋由来の制限と考える．

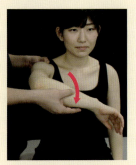

▶図1-58 internal rotation from 3rd to 2nd position

external rotation 3rd position（図1-59）

- 検査肢位：座位または背臥位にて 3rd ポジションでの肩関節外旋角度を反対側と比較して評価する．
- 判定：反対側と比較して 10° 以上の可動域の差があれば，陽性．
- 機能的意義：肩関節外旋運動に作用する筋は棘下筋と小円筋である．<u>大円筋は肩関節内旋運動に作用し，挙上位での外旋にて最も伸張される</u>ため，end feel にて筋緊張の程度を確認する．
- 注意点：広背筋も伸張肢位となるため，end feel で触診にて両筋の緊張の程度を確認し，筋腹を把持して可動域が増大するかを評価する．

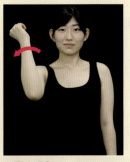

▶図1-59 external rotation 3rd position

● QLS 構成筋に対する DTTT（図1-60）

QLSS は，肩関節 90°外転位での外旋運動や 90°屈曲位での内旋運動で症状が出現する．そのほかに，QLS を構成する筋の柔軟性を獲得することで，疼痛が改善するかを検討することが望ましい．そこで QLS 構成筋に対する DTTT を実施する．

トリガーとなる組織	上腕三頭筋長頭・大円筋・小円筋
対象とする症状	上腕外側に放散する痛み
方法	**上腕三頭筋長頭**(図1-60a):座位にて対象者の手関節を背屈位,肘関節を屈曲・前腕回外位とし,そこから肩関節を屈曲操作し伸張する. **大円筋**(図1-60b):背臥位にて上肢を屈曲位とし,検者は大円筋を把持して固定する.検者は上腕骨近位端を把持し,肩関節の屈曲に伴い外旋操作にて伸張する. **小円筋**(図1-60c):肩関節を屈曲・内旋し伸張する.肩甲骨外側縁を内転・下方回旋方向へ止めながら伸張操作を行う[23].
判定	QLS構成筋の圧痛が消失し,上腕外側への放散痛が変化すれば,QLS構成筋による腋窩神経の絞扼(QLSS)の可能性もある.
機能的意義	腋窩神経は,腋窩深部を後方に向かい,肩関節の直下を通過し,QLSを通って上腕骨外科頸に沿って上腕骨基部の後面に分布する.QLS構成筋の過緊張が腋窩神経に対する機械的刺激を強めている可能性が考えられる.そこでQLS構成筋のストレッチングを行い,ストレッチ前後での疼痛の変化を確認する.
注意点	QLS構成筋自体に疼痛が生じている可能性もあるが,その場合は限局した疼痛が生じていることが考えられる.

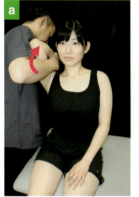
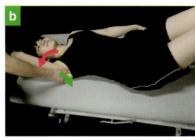
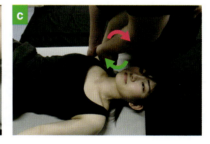

▶図1-60 QLS構成筋に対するDTTT
a:上腕三頭筋長頭のDTTT,b:大円筋のDTTT,c:小円筋のDTTT.

● 触診と検査結果から何が考えられるのか?

QLSSが疑われる場合,外傷の有無を確認する.外傷による後上腕回旋動脈・静脈の出血が,QLSを狭小化させている可能性もあるからである.また,QLSを構成する筋群の伸張性の低下がQLSを狭窄させる可能性もあるため,QLSを構成する筋の伸張性が低下する原因を考える必要がある.

①腱板構成筋の筋力低下 ➡ step 3 p.20

肩関節外旋筋は,投球動作などにおいて,follow through期に生じる肩関節水平内転に対してブレーキをかける.反復した投球動作により,外旋筋群には過度な負荷がかかる.外旋筋群の筋力低下は,結果として外旋筋のスパズムを引き起こし,伸張性の低下を招く.そのため,QLSの機能的狭小化により,疼痛を生じる可能性がある.

②肩関節伸展筋群の筋力低下 ➡ step 3 p.54

　肩関節伸展筋も外旋筋と同様，投球動作などにおいて，follow through 期で生じる肩関節水平内転に対してブレーキをかける．そのため反復した投球動作により伸展筋群には過度な負荷がかかる．伸展筋群の筋力低下は，結果として伸展筋のスパズムを起こし，伸張性の低下を招く．そのため，QLS の機能的狭小化により疼痛が生じる可能性がある．

③肩甲胸郭関節の安定性低下 ➡ step 3 p.21

　IST muscles も肩関節外旋・伸展筋と同様，投球動作などにおいて，follow through 期で生じる肩甲骨外転に対してブレーキをかける．この IST muscles の筋力低下を代償するように，伸展筋や外旋筋の代償が生じるため，QLS 構成筋は過度な負荷がかかる．これにより QLS 構成筋にスパズムが生じ，QLS の機能的狭小化が生じる可能性がある．

④前方関節包の伸張性低下 ➡ step 3 p.55

　肩関節周囲炎などの有痛性肩関節疾患においては，運動時痛の出現を避けるように，関節周囲の筋が防御収縮し，可動性を犠牲にしていることがよくみられる．特に小円筋や大円筋は肩関節下垂位で短縮するため，伸張性が低下することになる．このような伸張性低下が，QLS の機能的狭小化を招く．

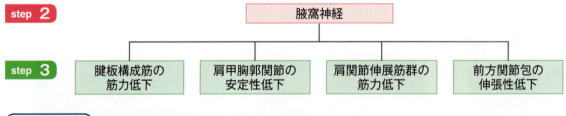

フローチャート 腋窩神経に原因があると考えられる場合

step 3 なぜ，痛むのか？：運動学的評価

1）腱板構成筋の筋力低下 ➡ p.20

2）肩関節伸展筋群の筋力低下

　肩関節伸展筋群の筋力低下により，follow through 期で生じる上肢の動きを減速させることが困難となる．follow through 期では棘下筋・小円筋の後方腱板が遠心性収縮して，上肢のブレーキ作用が働く．これらの腱板筋群の筋力が低下し，投球動作の反復によって肩関節伸展筋群に過度な負荷が加わり，疲労が生じることで，肩関節伸展筋群の筋力低下を招く場合がある．肩関節伸展筋群の筋力評価は MMT に準じて実施する．

> **運動療法のポイント**
> 　肩関節伸展筋群のトレーニングを行う際，肩甲骨内転や体幹回旋などの代償運動が生じることがあるため，代償運動を出現させないよう注意して行う．

> **知っ得！**
>
> **肩関節伸展筋群の作用**
> 肩関節の伸展に作用する筋は三角筋肩甲棘部（後部線維）・広背筋・大円筋である．
> 三角筋肩甲棘部は下垂位で強く働き，広背筋は上肢挙上位で最も強く働く．
> 広背筋と大円筋は同様の作用であり，付着部も隣接している．大きな違いは体幹・骨盤の運動を伴うか伴わないかである．広背筋は，上肢固定位では骨盤の挙上に作用する．

3) 肩甲胸郭関節の安定性低下 → p.21

4) 前方関節包の伸張性低下

　肩関節周囲の炎症は肩峰下滑液包・腱板・上腕二頭筋長頭腱・腱板疎部・関節唇などさまざまな組織の損傷によって生じる．これらの有痛性疾患を発症することで疼痛による筋の防御性収縮が生じ，結果としてQLS構成筋のスパズムが生じる場合がある．肩関節周囲の炎症は，問診と炎症四徴候（腫脹・熱感・疼痛・発赤）の有無，病歴や診断名，画像所見と合わせて評価するべきである．特に超音波画像診断装置を用いることで，炎症の鑑別は簡便に観察可能になるため，そのような画像所見との併用が望ましい．

> **運動療法のポイント**
> 　急性炎症にて疼痛が出現している場合は，運動療法での症状軽快は困難なため，安静とアイシングにて疼痛軽減を図る．

症例ノート①

症　例　60歳代，女性．
診断名　右肩腱板断裂
現病歴　受傷機転はないが，半年前より右肩関節の疼痛を自覚し，徐々に挙上困難となる．最近になって夜間時痛が出現したため，病院を受診．MRIにて棘上筋・棘下筋の完全断裂を認めた．現在，頭上の物を取ろうとする際や更衣動作にて，大結節部の疼痛を自覚している．

step 1　どう動かすと痛むのか？：力学的ストレスの明確化

- **疼痛の再現性**　自動外転にて，60°〜120°の範囲内で大結節に疼痛が再現できた．また，腕を挙上位から降ろす際に，疼痛が増強した．

　　　→ 肩関節上方部への伸張＋圧縮ストレスが疼痛を惹起する！

step 2　どこが痛むのか？：解剖学的評価

- **圧痛所見**　　　棘上筋・棘下筋付着部（＋）　　肩甲下筋（－）
- **整形外科テスト**　drop arm sign（＋）　　　ペインフルアークテスト（＋）
  　　　　　　　　empty can test（＋）　　　full can test（＋）　　external rotation lag sign（＋）

　　　→ 腱板由来の疼痛の可能性あり！

step 3　なぜ，痛むのか？：運動学的評価

- **アライメント評価**　右肩甲骨下方回旋・外転・前傾位
  　　　　　　　　　肩関節挙上に伴い，肩甲骨挙上での代償あり．
- **関節可動域**　　肩関節屈曲 70°（自動）　　肩関節屈曲 150°（他動）
  　　　　　　　　肩関節外転 60°（自動）　　肩関節外転 130°（他動）

　　　→ 肩甲挙筋・小胸筋の過剰収縮と僧帽筋の機能不全により，肩関節挙上時の上方回旋が不足し，肩関節上方部（棘上筋・棘下筋付着部）に圧縮ストレスが増強した．

実際の運動療法

1. 小胸筋のリラクセーション
①側臥位にて，小胸筋が伸張する肢位（肩甲骨内転・後傾・上方回旋）を開始肢位とする．
②そこから弛緩位（肩甲骨外転・前傾・下方回旋）へ，自動介助運動にて誘導する．
③上記の収縮・弛緩運動をリズミカルに反復して行う．

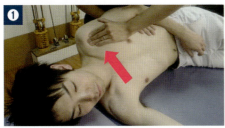
伸張位

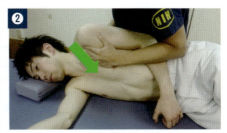
弛緩位

2. 肩甲挙筋のリラクセーション
①側臥位にて，肩甲挙筋が伸張する肢位（肩甲骨下制・外転・上方回旋）を開始肢位とする．
②そこから弛緩位（肩甲骨挙上・内転・下方回旋）へ，自動介助運動にて誘導する．
③上記の収縮・弛緩運動をリズミカルに反復して行う．

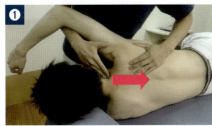
伸張位

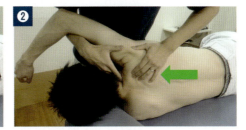
弛緩位

検査と治療 表と裏　僧帽筋の機能不全

　僧帽筋は，上部・中部・下部筋束に分かれ，それぞれ肩甲骨挙上・内転・上方回旋に作用する．肩関節挙上時に肩甲骨の上方回旋が不足する原因の1つに，僧帽筋の機能不全が挙げられる．これが疑われる症例では，inner muscleとouter muscleのインバランスを認めることが多い．こうした症例に対しては，僧帽筋の促通を行うことによって肩甲骨上方回旋機能や挙上角度が改善するかを評価する．

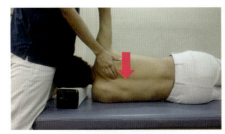
僧帽筋中部筋束の促通手技

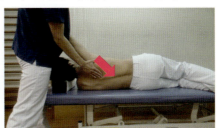
僧帽筋下部筋束の促通手技

4 肩後方の痛み

肩後方の疼痛は，力学的ストレスから考えると，**伸張ストレス**，**摩擦ストレス**の2つに大別できる．

本項では，各ストレスごとに，step 1 → step 2 → step 3 を述べる．

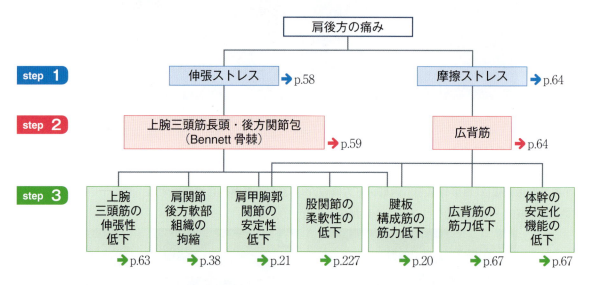

フローチャート　肩後方の痛みに対する評価戦略

step 1 どう動かすと痛むのか？：伸張ストレスが加わっている場合

肩甲上腕関節に屈曲・内旋・水平内転運動が加わる際，肩後方部に**伸張ストレス**が加わる．肩後方の軟部組織の伸張性が低下している場合，投球動作（図1-61）などを繰り返すことによって，肩後方部に伸張ストレスと牽引ストレスが加わり，疼痛が増強する．

伸張ストレスによって疼痛が生じている場合は，上腕三頭筋長頭と後方関節包に問題があると考えられる．

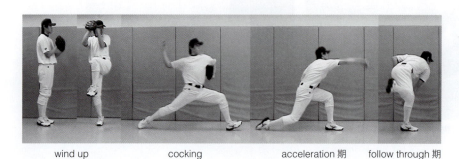

▶図1-61　投球動作

step 2 どこが痛むのか？：上腕三頭筋長頭・後方関節包の解剖学的評価

上腕三頭筋（図1-62）

起　　始：長頭：関節下結節
　　　　　外側頭：上腕骨後面橈骨神経溝の近位
　　　　　内側頭：上腕骨後面橈骨神経溝の遠位
停　　止：尺骨肘頭，肘関節の後方関節包
神経支配：橈骨神経
作　　用：肘関節伸展，長頭のみ肩関節伸展

→上腕三頭筋
triceps brachii m.

● 疼痛が発生する解剖学的要因

上腕三頭筋長頭は，関節下結節に起始し，上腕骨後面を走行している．そのため，肩関節挙上位では上腕骨頭を関節窩に引き付ける作用を有していると考えられる．そのため，投球動作中の follow through 期では，後方関節包とともに強い伸張ストレスにさらされることになる．また，肩関節後下方部（6～8時）には侵害受容器が特に多く存在しており[24]，疼痛を訴えやすい部位である．1941年，Bennett は投球ストレスにより関節窩，後下方と下方に骨棘が形成され，骨棘は，後方関節包や上腕三頭筋付着部に繰り返し牽引力が加わることにより形成される[25]と報告した（図1-63）．

この上腕三頭筋長頭の付着部および後方関節包への伸張ストレスの結果，反応性の骨増殖が生じたものを報告者の名をとり **Bennett 骨棘** と呼ぶ．必ずしも症状を有するとは限らず，症状の有無により，有痛性と無症状に分かれ，無症状であることが大部分を占める．Ferrari は，有痛性のものは骨棘に原因があるのではなく，疼痛の原因はそれに伴う関節内病変（後方関節唇損傷や腱板関節面断裂）による[26]と述べている．

米田らの有痛性 Bennett 骨棘の診断基準を右の表に示す．治療の主体は保

> **米田らによる有痛性 Bennett 骨棘の診断基準[27]**
> ①投球時肩後方痛
> ②X線上肩関節窩後下縁の骨棘
> ③肩関節窩後下縁の圧痛
> ④骨棘部局麻剤ブロック後の投球能力の著しい改善
>
> 以上4項目すべてを満たす場合，有痛性 Bennett 骨棘と診断．

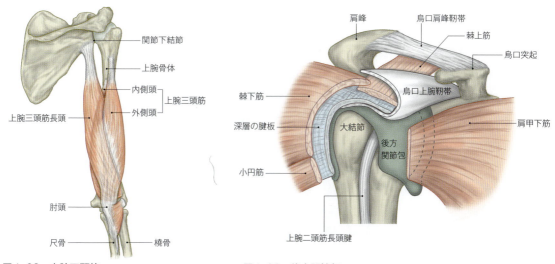

▶ 図1-62　上腕三頭筋　　　　▶ 図1-63　後方関節包

存療法であり，2～3か月の保存療法を行ったあとも投球時痛が持続した場合，手術適応[27]としている．

肩関節包は，上方では棘上筋，前方では肩甲下筋，後上方では棘下筋，後下方では小円筋に取り囲まれ，しかも互いが強固に密着している[28]．

棘下筋斜走線維と小円筋の関節包側の線維群は，関節包の後下方部に直接付着しており，小円筋は肩関節外旋時の後方関節包の挟み込みを防止するとともに，挙上位における関節包の緊張を高め，骨頭を支持している[29]．

これらのことから小円筋の伸張性低下やスパズムが生じることで，小円筋の機能低下を引き起こすと，肩関節外旋時における関節包の挟み込みを防止することが困難となり，**インターナルインピンジメント**を引き起こす要因となる．

また，偏った部位の拘縮は，上腕骨頭の oblique translation を誘発すると考えられている[30]．これにより，関節周囲筋にスパズムを生じたり，周辺組織に侵害刺激を与え，疼痛の要因となることが非常に多い[31]．

> **知っ得！**
>
> **インターナルインピンジメント**
> 肩関節が外転・最大外旋した際に，大結節と後上方関節窩との間で，後上方関節唇と腱板関節面が衝突する病態を指す．

● **上腕三頭筋の触診**

①**長頭の触診**（図1-64）

上腕三頭筋長頭は，上腕背側表層の内側を構成し，肩関節・肘関節に作用する二関節筋であり，肘関節伸展・肩関節伸展・内転に作用する．特徴として，肩関節屈曲位では上腕三頭筋長頭の肘関節伸展力は強まるが，肩関節伸展位では肘関節伸展力が弱まる．

上腕三頭筋長頭の触診は，腹臥位にて肩関節90°外転位・肘関節屈曲位にて肘を伸展させる．肩甲骨外側縁（関節下結節）にて上腕三頭筋長頭の筋腹の膨隆を確認できる．

②**外側頭の触診**（図1-65）

上腕三頭筋外側頭と内側頭は，橈骨神経溝を介して起始部が区別され，上腕骨背側骨幹近位部に起始し，上腕背側表層の外側を構成する．外側頭と内側頭は単関節筋であり，肘伸展作用しか有さないため，座位で肩関節最大伸展位・肘関節軽度屈曲位にて保持させ，肘関節伸展を行う．

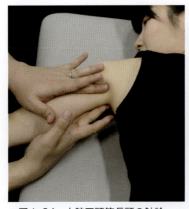 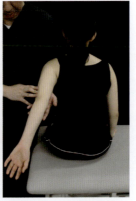

▶図1-64　上腕三頭筋長頭の触診　　▶図1-65　上腕三頭筋外側頭の触診

肩関節外旋を加えることで前腕に重力による内反トルクが作用することから，外側頭の収縮が強まる[29]．上腕背側の外側にて上腕三頭筋外側頭の筋腹を確認できる．

③**内側頭の触診**（図1-66）

上腕三頭筋内側頭は，上腕骨背側骨幹の遠位部に起始し，その表層に上腕三頭筋長頭と外側頭が覆い被さるように付着している．そのため表層から内側頭の筋腹を確認することはできない．

触診方法は，外側頭と同様に座位にて肩関節最大伸展位・肘関節軽度屈曲位とし，肘関節伸展運動を反復する．その際，肩関節内旋を加えることで前腕に重力による外反トルクが作用するため，内側頭の収縮が強まる[29]．上腕背側の遠位内側にて，上腕三頭筋内側頭の収縮が確認できる．

● Bennett 損傷の疼痛誘発テスト

上腕三頭筋長頭付着部と後方関節包で生じる疼痛を，理学療法評価にて厳密に区別するのは困難であるが，上腕三頭筋長頭の影響をみる有用な検査法は杉本が報告している TL（triceps long head）テストを用いるとよい[32]．

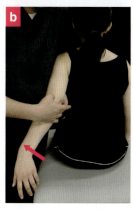

▶図1-66　上腕三頭筋内側頭の触診

TL（triceps long head）テスト（図1-67）

- **検査肢位**：肩関節水平内転位にて，肘関節伸展を抵抗下のもと自動運動させる．
- **操作**：肩関節90°外転位にて水平屈曲させ，検者は肘関節伸展運動に抵抗を加える．
- **判定**：肩関節後下方に疼痛が誘発されると，陽性．
- **機能的意義**：X 線上，Bennett 骨棘を認めない場合，上腕三頭筋長頭付着部障害の判別に有効である．

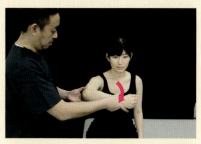

▶図1-67　TL（triceps long head）テスト

● 後方関節包の整形外科テスト

後方関節包の疼痛を鑑別する整形外科テストは存在しないため，伸張テストにて後方関節包の伸張性低下の有無を鑑別する．

後方関節包の伸張テスト[33]（図1-68）

- **検査肢位**：背臥位にて肩関節は肩甲骨面上で外転45°とする．
- **操作**：肩甲骨を固定しながら，肩関節を内旋させる．
- **判定**：内旋70°まで達しない場合，後方関節包の伸張性低下を疑う．拘縮が強く内外旋中間位まで到達しない場合は，マイナスで表記する．

・**注意点**：棘下筋斜走線維の触診を同時に行い，筋の緊張の有無を確認する．筋の短縮やスパズムが制限因子となっていないかを鑑別する．

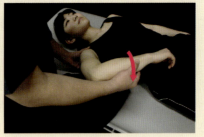

▶ 図1-68　後方関節包の伸張テスト

● 触診と検査結果から何が考えられるのか？

　Bennett損傷における疼痛誘発テストに加えて，上腕三頭筋長頭の圧痛や収縮時痛および伸張痛と，関節窩後下方の圧痛[34]の確認が重要である．疼痛誘発テストの結果により，Bennett損傷を疑う場合，上腕三頭筋長頭，後方関節包への伸張ストレスが増大する原因として，以下の5つが考えられる．

①上腕三頭筋の伸張性低下 → step 3 p.63

　上腕三頭筋長頭の伸張性が低下することで，投球動作でのfollow through期にて上腕三頭筋長頭腱に過負荷がかかることで，疼痛が引き起こされる．

②肩関節後方軟部組織の拘縮 → step 3 p.38

　肩関節後方関節包の拘縮は，可動域制限を引き起こすだけでなく肩関節のインピンジメントを誘発する因子になるとされている[35]．後方関節包は肩関節水平内転・内旋運動にて伸張位となるが，スポーツ特性として投球動作を継続していると，肩関節2nd positionにおける外旋が増大し，同じく2nd positionにおける内旋が減少することが報告されており[36]，内旋可動域の低下は，後方関節包の伸張性が低下する要因となる．

　また，棘下筋や小円筋の伸張性が低下することで，腱板付着部の伸張ストレスが増大すると腱板の炎症や損傷さらには瘢痕化を生じ，その内側に位置する後方関節包にも波及すると，後方構成体の伸張性はさらに低下する[36]．

③腱板構成筋の筋力低下 → step 3 p.20

　腱板構成筋とりわけ，肩関節外旋筋は上腕三頭筋長頭とともにfollow through期で上腕三頭筋長頭とともにブレーキ作用を有する．この腱板筋の筋力低下が上腕三頭筋への負荷を代償的に強めることになる．

④肩甲胸郭関節の安定性低下 → step 3 p.21

　IST musclesには，follow through期において，肩甲骨外転に対するブレーキ作用がある．このIST musclesの筋力低下は，ブレーキ作用における上腕三頭筋長頭の負荷を強める可能性がある．

⑤股関節の柔軟性の低下 → step 3 p.227

　follow through期では非投球側の股関節内転・内旋運動が重要となり，follow through期にて非投球側への重心移動が不十分であると股関節内転・内旋が十分に行えず，結果として肩甲上腕関節の水平内転・内旋が増加する[37]．投球側股関節の可動域の低下は，follow through期での非投球側へのスムーズな重心移動を阻害し，結果として投球側肩後方に過剰なストレスがかかることで

上腕三頭筋長頭にover useを招く要因となる．

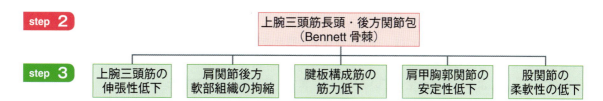

フローチャート　上腕三頭筋長頭・後方関節包に原因があると考えられる場合

step 3　なぜ，痛むのか？：運動学的評価

1）上腕三頭筋の伸張性低下

　上腕三頭筋の伸張性が低下すると肩・肘関節屈曲可動域の制限が生じる．そのため，肘関節屈曲位での肩関節屈曲角度を計測し，左右差を比較する．また腹臥位にて，肩関節90°外転位，肘関節屈曲位とし，肘関節の伸展運動を行わせる．この際に，上腕三頭筋長頭の短縮があると肩関節外旋運動が生じることがある．

> **運動療法のポイント**
>
> 　上腕三頭筋長頭のストレッチに加えて，隣接する三角筋や大円筋・小円筋との滑走性を獲得することが重要になる．

2）肩関節後方軟部組織の拘縮 ➡ p.38

3）腱板構成筋の筋力低下 ➡ p.20

4）肩甲胸郭関節の安定性低下 ➡ p.21

5）股関節の柔軟性の低下 ➡ p.227

step 1 どう動かすと痛むのか？：摩擦ストレスが加わっている場合

　肩後方に疼痛を出現させる力学的ストレスとして，**摩擦ストレス**がある．肩後方に摩擦ストレスが生じる時には，後方に存在する筋群の筋力低下や肩甲骨の異常運動などが考えられる．

　摩擦ストレスによって疼痛が生じている場合は，まず，広背筋の機能障害を疑う．

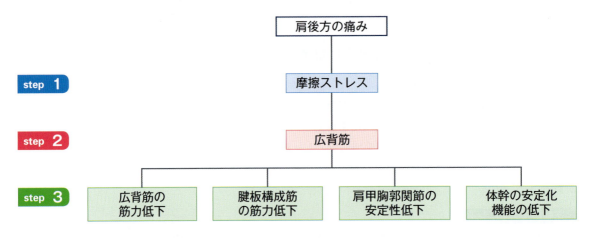

フローチャート　肩後方に摩擦ストレスが加わっている場合

step 2 どこが痛むのか？：広背筋の解剖学的評価

広背筋（図1-69）
起　始：胸腰筋膜を介して第7胸椎～第5腰椎棘突起
　　　　腸骨稜・第10～12肋骨・肩甲骨下角
停　止：上腕骨小結節稜
神経支配：胸背神経（C6-8）
作　用：肩関節伸展・内旋・内転

➡広背筋
latissimus dorsi m.

● 疼痛が発生する解剖学的要因

　広背筋は，肩関節の伸展・内旋・内転運動におもに作用し，上肢を固定した状態では骨盤の挙上にも作用する．広背筋は胸腰部の後面を広く覆う三角形の大きな板状の筋であり，それぞれの線維群から構成される（図1-69b）．
　また広背筋と大円筋は停止に向かうにつれて合一し，両筋が合わさる手前には2つの筋間に**広背筋腱下包**が存在している[29]．広背筋の最上方線維は肩甲骨下角で急激に走行が変化し，上肢挙上位ではさらに著明となる[38]．このように筋の走行が急激に変化するポイントは機械的ストレスを受けやすく，疼痛発生の要因となる．投球障害肩の発生部位の1つにも肩甲骨下角部が報告されており，広背筋の最上方線維が肩甲骨の下角部で引っかかり，摩擦ストレスを受けることが原因[38]と考えられている（広背筋挫傷）．

➡広背筋腱下包
subtendinous bursa of latissimus dorsi

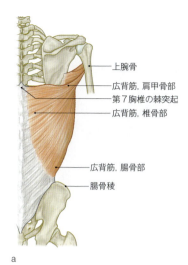
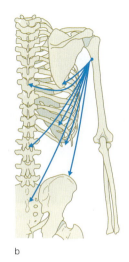

a　　　　　　　　　　b
▶図1-69　広背筋

　また信原は，広背筋の攣縮により，肩甲骨の外転や肩関節外転・外旋が制限され，肘下がりなど投球動作に支障をきたすものを**広背筋症候群**とし，rotator interval損傷やインピンジメントなどの二次的障害を惹起する可能性を指摘している[9]．また，広背筋自体の伸張性が低下すると，肩関節屈曲や外転・外旋運動は制限される．関節可動域制限を生じると，努力性にて運動を行おうとするため，無理な代償動作を繰り返し行うことで筋スパズムを引き起こす．

● **広背筋の触診**（図1-70）

　開始肢位を背臥位とし，肩関節を完全屈曲位とする．
　広背筋の起始部の筋腹は薄いが，肩甲骨下角付近では筋腹が厚くなるため，ランドマークとして肩甲骨下角の尖端を確認する．下角の尖端外側には大円筋が存在し，直下に広背筋が確認できる．両者に指を当て，完全屈曲位にて屈伸運動を反復させることで収縮を確認する．
　広背筋のスパズムは，触診による評価と伸張性の評価が重要になる．またスパズムを評価するうえで圧痛所見の確認は重要となる．

● **広背筋の伸張テスト**

広背筋の伸張テスト（図1-71）

- **検査肢位**：座位または立位にて肩関節・肘関節90°屈曲位とする．両上肢を指先から前腕まで合わせる．この肢位から両肘を合わせたまま他動屈曲にて屈曲角度を確認し，肩関節を自動屈曲させる．
- **判定**：他動運動の可動域まで自動運動で動かせなければ陽性．
- **機能的意義**：肩関節伸展・内旋・内転運動に作用する筋は広背筋である．肩関節外旋位からの屈曲運動にて，広背筋は伸張位となるため，肩関節の屈曲角度の大きさで広背筋の伸張性を評価する．

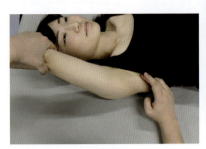
▶図1-70　広背筋の触診

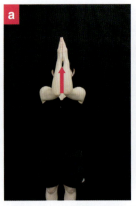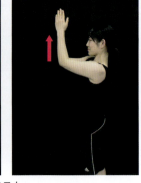
▶図1-71　広背筋の伸張テスト

● 広背筋に対するDTTT

　広背筋による疼痛を鑑別する検査は存在しない．そのため，広背筋の過緊張による疼痛の可能性を考え，以下のDTTTを行い，鑑別している．

トリガーとなる組織	広背筋
対象とする症状	広背筋の過緊張
方法	対象とする側を上にした側臥位をとる．ベッド側の股関節を屈曲位とし，骨盤を後傾させる．検者の手で対象側の肩関節を屈曲・外転・外旋位とし，もう一方の手で骨盤を同側回旋させる[39]．
判定	広背筋の過緊張が軽減し，疼痛が軽減すれば，疼痛の原因に広背筋の関与が疑われる．
機能的意義	肩関節伸展・内旋・内転運動に作用する筋は広背筋である．肩関節外旋位からの屈曲運動にて広背筋は伸張位となるため，肩関節の屈曲角度の大きさで広背筋の伸張性を評価する．
注意点	広背筋の伸張性が改善しても，肩後方部痛が改善しない場合は，広背筋が硬いが，疼痛の原因ではない．また腰痛の原因として広背筋が関わる場合も本DTTTは使える．

● 触診と検査結果から何が考えられるのか？

　触診・伸張テストの結果により，広背筋の伸張性低下およびスパズムが生じている場合，広背筋への摩擦ストレスが増大する原因として，以下の4つが考えられる．

①広背筋の筋力低下 ▶ step 3 p.67

　広背筋の筋力低下が存在すると，投球時の負荷が広背筋に対する過負荷となり，広背筋自体にスパズムを生じさせることがある．このような場合，広背筋の伸張性の低下により，肩関節の外転・外旋，肩甲骨外転運動で過度な伸張ストレスを受ける．

②腱板構成筋の筋力低下 ▶ step 3 p.20

　投球動作におけるacceleration期では，肩関節は最大外旋位となり，follow through期にて水平内転・内旋運動を伴う．このacceleration～follow through期にかけて小円筋・棘下筋は求心性収縮と遠心性収縮を繰り返し，結果的に内旋制限を引き起こす[40]．腱板自体の筋力低下があると，acceleration期における広背筋を含めたアウターマッスルの活動が高まることで広背筋のスパズムを

招き，広背筋への伸張ストレスと摩擦ストレスが増強することになる．

③**肩甲胸郭関節の安定性低下** → step 3 p.21

　広背筋の損傷をきたしている症例では，多くの場合，僧帽筋中部・下部の筋力低下を伴っていることが多い．僧帽筋中部・下部の筋力が低下することで前鋸筋との force couple 機構が破綻し，過剰な肩甲骨の外転や早期での上方回旋が生じ，広背筋最上方線維への摩擦ストレスが増大する．

④**体幹の安定化機能の低下** → step 3 p.67

　体幹機能の安定化機構の低下は，代償的に広背筋の過活動を促すため問題になる．広背筋の過活動により伸張性が低下すると，広背筋への伸張ストレスが増強し，疼痛が発生する．

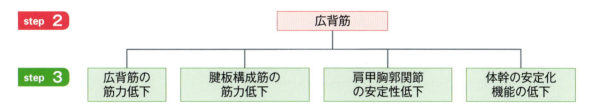

フローチャート　広背筋に原因があると考えられる場合

step 3　なぜ，痛むのか？：運動学的評価

1) 広背筋の筋力低下

　広背筋は，脊柱から上腕骨に直接付着する筋であり，脊柱の安定性にも関与する．広背筋の筋力は体幹の安定性に寄与する．広背筋の筋力は MMT に準じて実施する．

> **運動療法のポイント**
>
> 　広背筋は肩関節の伸展・内旋運動に作用するが，肩関節90°外転位では内転・伸展運動に作用するため，広背筋のトレーニングを行う場合，肢位における作用の違いも考慮する．また下垂位では筋全体が弛緩し，機能が低下するため，運動を行う場合は挙上位で行うと効果的である．

2) 腱板構成筋の筋力低下 → p.20

3) 肩甲胸郭関節の安定性低下

　僧帽筋中部・下部筋束は肩甲胸郭関節の安定性に関与しているため，肩甲胸郭関節の安定性低下に対する運動学的評価と同様である（→ p.21 参照）．肩甲胸郭関節の安定性に関わる IST muscles の中でも，特に大・小菱形筋，僧帽筋中部・下部筋束の筋力評価が重要になる（→ pp.23, 24 参照）．

4) 体幹の安定化機能の低下

　脊柱起立筋や多裂筋の筋力が低下すると体幹の安定性が低下し，代償的に体

幹後面の浅層にある広背筋の活動が高まる場合がある．体幹の安定性には，インナーマッスルである腹横筋や多裂筋が強く関与している．これらの筋の弱化は円背や腰椎の過前彎など姿勢アライメントの不良によってもたらされることが多い．

体幹の運動学的評価に関しては「第Ⅱ章 体幹」と同様である（→ p.187 参照）．

> **運動療法のポイント**
> 体幹の筋力トレーニングでは腹横筋の活動性を高める場合，ドローインが有効的であり，多裂筋は骨盤前傾運動にて活動が高まるため，姿勢アライメントの評価と合わせてトレーニングを実施する．

知っ得！

ドローイン
ドローイングとも呼ばれる．息を吸ったときにお腹を膨らませて，その後ゆっくりと息を吐きながらお腹を凹ませていく運動のこと．

文献

1) Minagawa H, Itoi E, Konno N, et al：Humeral attachment of the supraspinatus and infraspinatus tendons：an anatomic study. Arthroscopy 14：302-306, 1998
2) Mochizuki T, Sugaya H, Uomizu M, et al：Humeral insertion of the supraspinatus and infraspinatus. New anatomical findings regarding the footprint of the rotator cuff. J Bone Joint Surg Am 90：962-969, 2008
3) 村木孝行：腱板損傷 評価・診断．蒲田和芳，片寄正樹，他（監）：肩のリハビリテーションの科学的基礎．pp106-113, NAP, 2009
4) MacDonald PB, Clark P, Sutherland K：An analysis of the diagnostic accuracy of the Hawkins and Neer subacromial impingement signs. J Shoulder Elbow Surg 9：299-301, 2000
5) 新井隆三，秋田恵一，中村孝志：上腕二頭筋長頭腱の安定化機構-肩甲下筋腱，上関節上腕靱帯，烏口上腕靱帯の解剖学的構築．別冊整形外科 58：2-6, 2010
6) Jost B, Koch PP, Gerber C：Anatomy and functional aspects of the rotator interval. J Shoulder Elbow Surg 9：336-341, 2000
7) Arai R, Mochizuki T, Yamaguchi K, et al：Functional anatomy of the superior glenohumeral and coracohumeral ligaments and the subscapularis tendon in view of stabilization of the long head of the biceps tendon. J Shoulder Elbow Surg 19：58-64, 2010
8) Edelson JG, Taitz C, Grishkan A：The coracohumeral ligament. Anatomy of a substantial but neglected structure. J Bone Joint Surg Br 73：150-153, 1991
9) 信原克哉：肩 その機能と臨床 第4版, pp217-227, 医学書院, 2012
10) 新井隆三：肩腱板の安定化機構．MB Orthop 28：1-4, 2015
11) Vangsness CT Jr, Ennis M, Taylor JG, et al：Neural anatomy of the glenohumeral ligaments, labrum, and subacromial bursa. Arthroscopy 11：180-184, 1995
12) Cooper DE, Arnoczky SP, O'Brien SJ, et al：Anatomy, histology, and vascularity of the glenoid labrum. An anatomical study. J Bone Joint Surg Am 74：46-52, 1992
13) Boileau P, Ahrens PM, Hatzidakis AM：Entrapment of the long head of the biceps tendon：the hourglass biceps—a cause of pain and locking of the shoulder. J Shoulder Elbow Surg 13：249-257, 2004
14) 古泉光一：日本人ノ肩部及ビ上腕諸筋ニ就イテ．日医大誌 5：1063-1083, 1934
15) 林典雄：肩関節拘縮の機能解剖学的特性．理学療法 21：357-364, 2004
16) Donald A. Neumann（著），嶋田智明，有馬慶美（監訳）：カラー版 筋骨格系のキネシオロジー．原著第2版, pp138-188, 医歯薬出版, 2012
17) Mura N, O'Driscoll SW, Zobitz ME, et al：The effect of infraspinatus disruption on glenohumeral torque and superior migration of the humeral head：a biomechanical study. J Shoulder Elbow Surg 12：179-184, 2003
18) Robert A.Donatelli（編），山本龍二，吉松俊一，他（監訳）：肩のリハビリテーション．第1版，肩の投球障害，pp151-178, メディカル葵出版, 1993
19) 高濱照：肩の機能解剖と触診のポイント．理学療法学 30：210-213, 2003
20) 皆川洋至：超音波でわかる運動器疾患 診断のテクニック．pp152-184, メジカルビュー社, 2010
21) 冨田恭治，尾崎二郎，中垣公男：Gloval cuff tear における Proprioception．肩関節 16：93-95, 1992

22) 森澤豊：肩甲帯障害リハビリテーション実践マニュアル．疼痛を主体とする障害．MEDICAL REHABILITATION 17：24-32，2002
23) 林典雄(監)，鵜飼建志(編)：セラピストのための機能解剖学的ストレッチング上肢．pp101-115，142-146，メジカルビュー社，2016
24) 中図健：上肢運動器疾患の診かた・考えかた 関節機能解剖学的リハビリテーション・アプローチ．p67，医学書院，2011
25) Bennett GE：Shoulder and elbow lesions of the professional baseball pitcher. JAMA 117：510-514，1941
26) Ferrari JD, Ferrari DA, Coumas J, et al：Posterior ossification of the shoulder：the Bennett lesion. Etiology, diagnosis, and treatment. Am J Sports Med 22：171-176，1994
27) 二階堂亮平，水掫貴満，仲川喜之，他：肩甲骨関節窩後方に生じた骨棘によりinternal impingementを呈した陳旧性投球障害肩の一例．スポーツ傷害 15：24-26，2010
28) 秋田恵一：肩の機能解剖．実践反復性肩関節脱臼(菅谷啓之編)，pp20-28，金原出版，2010
29) 青木隆明(監)，林典雄(著)：運動療法のための機能解剖学的触診技術：上肢，改訂第2版，pp177-181，p192，pp240-247，メジカルビュー社，2011
30) Rockwood CA, Matsen FA Ⅲ(eds)：The Shoulder, 3rd ed, Philadelphia, Saunders, 2004
31) 沖田実：痛みの発生メカニズム-末梢機構．ペインリハビリテーション(松原貴子，沖田実，森岡周，編)，pp134-177，三輪書店，2011
32) 杉本勝正，後藤英之，吉田雅人，他：投球障害肩におけるTL(triceps long head)テストの有用性．肩関節 34：613-615，2010
33) 赤羽根良和，林典雄：肩関節拘縮の評価と運動療法．p198，運動と医学の出版社，2013
34) 整形外科リハビリテーション学会(編)：quadrilateral space syndrome症状を呈した投球障害肩に対する運動療法．関節機能解剖学に基づく整形外科運動療法ナビゲーション上肢・体幹，改訂第2版，p46，メジカルビュー社，2014
35) 村木孝行，山本宣幸，Kristin Zhao，他：関節モビライゼーションで肩関節後方関節包を伸張するために必要な負荷と反復回数について 新鮮凍結遺体肩を用いた研究．理学療法学 37：p794，2010
36) 岩堀祐介，加藤真，佐藤啓二，他：少年野球選手の肩関節内旋可動域の減少．肩関 27：415-419，2003
37) 石川博明，村木孝行：スポーツ障害に対する運動療法 その適応と実際 肩関節．臨床スポーツ医学 32：740-746，2015
38) 整形外科リハビリテーション学会(編)：投球に伴う広背筋損傷に対する運動療法．関節機能解剖学に基づく整形外科運動療法ナビゲーション上肢・体幹，改訂第2版，pp70-71，p87，メジカルビュー社，2014
39) 鵜飼建志，林典雄，赤羽根良和，他：広背筋部痛を訴える野球肩の発生原因に対する一考察．東海スポーツ傷害研究会会誌 22：38-40，2004
40) 村上彰宏，櫻庭景植：投球動作における肩関節水平外転動作と投球肩障害の関連について．順天堂スポーツ健康科学研究 2：171-175，2011

2 肘関節

肘関節の構造と機能

肘関節複合体は，上腕骨滑車と尺骨の滑車切痕からなる**腕尺関節**，上腕骨小頭と橈骨頭からなる**腕橈関節**，橈骨頭の関節環状面と尺骨の橈骨切痕からなる**上橈尺関節**によって構成される（図2-1）．腕尺関節と腕橈関節では屈曲/伸展運動が，車軸関節である上橈尺関節では回内/回外運動が生じる．なお，回内/回外運動は，上橈尺関節と下橈尺関節の2つの関節で生じる運動である．

➡腕尺関節
humero-ulnar joint

➡腕橈関節
humeroradial joint

➡上橈尺関節
superior (proximal) radio-ulnar joint

A. 肘関節に生じやすい機能障害

肘関節は大きな可動性を有する．蝶番関節である腕尺関節の構造から，肘関節屈曲/伸展の最終域では側方安定性が高いが，中間可動域では靱帯や筋が安定性を担う割合が大きい．そのため，中間可動域において，スポーツなどによる強い外力や日常生活で頻回に弱い外力が加わった場合，安定化機構への負荷が増加し，疼痛を生じる．また，肘関節の屈曲/伸展運動と前腕の回内/回外運動が制限されると，肩関節や手関節の疼痛が惹起されることもある．

B. 肘関節の安定化機構

● 静的安定化機構

- **骨形態**：上腕骨滑車と尺骨滑車切痕からなる腕尺関節で適合性が高い．特に屈曲最終域では尺骨鉤状突起が上腕骨鉤突窩に，伸展最終域では肘頭が上腕骨肘頭窩にはまり込む（図2-2）．
- **滑膜ヒダ**：関節窩の深さを補うように存在する線維軟骨組織である．前上方の関節唇を損傷する場合が多い．

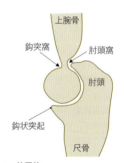

a 伸展位

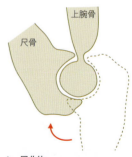

b 屈曲位

▶図2-2 腕尺関節のはまり込み

伸展位では肘頭窩に肘頭が，屈曲位では鉤突窩に鉤状突起がはまり込み，側方安定性が高くなる．

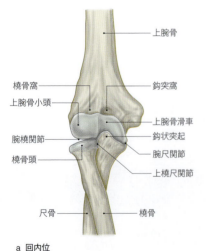

a 回内位　　b 回外位

▶図2-1 肘関節複合体
右肘．前面．肘関節は腕尺関節，腕橈関節，上橈尺関節から構成される．

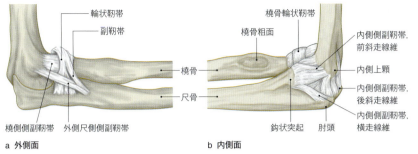

a 外側面　　　　　　　　　b 内側面

▶図2-3　肘関節靱帯
肘関節内側側副靱帯は外反を，外側側副靱帯は内反を制動する．

- **関節包・靱帯**：関節包靱帯が安定性に寄与する．肘関節の靱帯は，内側の内側側副靱帯と外側の外側側副靱帯に分けられる（図2-3）．

● 動的安定化機構
- **内側支持機構**：前腕屈筋群のうち，上腕骨内側上顆から起始する尺側手根屈筋，浅指屈筋，橈側手根屈筋，円回内筋は，肘関節の外反を制動する（図2-4）．
- **外側支持機構**：前腕伸筋群のうち，上腕骨外側上顆から起始する長・短橈側手根伸筋は，肘関節の内反を制動する（図2-5）．

C. 肘関節の運動

　上腕骨の滑車切痕には**滑車溝**と呼ばれる溝があり，この溝に尺骨の滑車切痕がはまって動くことで肘関節の運動が可能になる．つまり，滑車溝がレール，滑車切痕が車輪となって，運動の軌跡を決定している（図2-6）．上腕骨滑車後面の滑車溝は，肘関節伸展運動におけるレールであり，外側に傾斜している．そのため肘関節が伸展すると，前腕は外反する．この外反角度を**肘角**と呼ぶ．肘角は，肘関節伸展位において，上腕の長軸と前腕の長軸がなす鋭角である．

→肘角
carrying angle

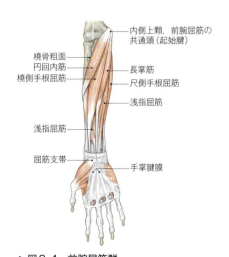

▶図2-4　前腕屈筋群
前腕屈筋群は上腕骨内側上顆から起始する．

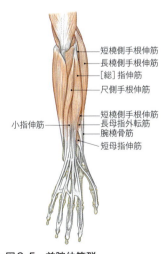

▶図2-5　前腕伸筋群
前腕伸筋群は外側上顆から起始する．

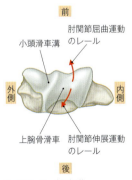

▶図2-6　滑車溝

1 肘内側の痛み

本項では，stepごとにまとめて述べる．

step 1 どう動かすと痛むのか？：伸張ストレスが加わっている場合

肘関節内側に加わる力学的ストレスを考えると，外反時に**伸張ストレス**が加わり，屈曲するとさらに伸張ストレスが加わる．

伸張ストレスが加わっている場合は，内側側副靱帯，前腕屈筋群，尺骨神経のいずれかに問題があると考える．

前腕屈筋群に原因がある場合は，理学療法の適応となることが多く，内側側副靱帯にまで原因が及ぶと，重症度が高くなる．この2つに比べると，尺骨神経に原因がある頻度は低い．

```
肘内側の痛み
    │
 伸張ストレス
   ┌────┴────────────┐         +摩擦ストレス
内側側副靱帯・前腕屈筋群 → p.72, 75    尺骨神経 → p.79
 ┌──┬──┬──┬──┐              │
肘関節屈曲/ 前腕屈筋群 前腕屈筋群 外反肘 肩関節周囲 上腕二頭筋・
伸展可動域  の伸張性  の弱化         の筋力低下 上腕三頭筋内
の制限     低下                        側頭の過緊張
→p.84  →p.82  →p.83  →p.83  →p.20  →p.84
```

フローチャート 肘内側の痛みに対する評価戦略

step 2 どこが痛むのか？：解剖学的評価

1）内側側副靱帯（図2-7）

前斜走線維（AOL）
- 近位付着部：上腕骨内側上顆前下方
- 遠位付着部：尺骨鉤状突起
- 機能：屈曲20°〜120°での外反制動

横走線維（TL）
- 近位付着部：肘頭先端
- 遠位付着部：尺骨鉤状突起
- 機能：鉤状突起部でAOLを緊張させる

→ 内側側副靱帯
　medial collateral ligament：MCL

→ 前斜走線維
　anterior oblique ligament：AOL

→ 横走線維
　transverse ligament：TL

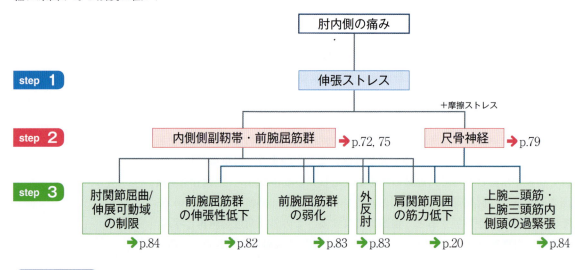

図2-7 内側側副靱帯（MCL）

> **後斜走線維(POL)**
> 近位付着部：上腕骨内側上顆（AOL の後方）
> 遠位付着部：肘頭内側
> 機　　　能：屈曲位での外反制動

➡後斜走線維
posterior oblique ligament：POL

● **疼痛が発生する解剖学的要因**

　肘の**内側側副靱帯**(MCL)は，肘関節の外反を制動する靱帯である．MCL は，解剖学的に**前斜走線維**(AOL)，**後斜走線維**(POL)，**横走線維**(TL)に分けられる(図2-7)．

　前斜走線維(AOL)は，上腕骨内側上顆の前下端部と尺骨鉤状突起を結ぶ関節包靱帯である．AOL の上腕骨側の付着部は，肘関節屈伸軸のやや後方に位置している．そのため，伸展位ではより前方の線維が，屈曲位ではより後方の線維が伸張される[1,2]．つまり，AOL は肘関節屈曲/伸展いずれの角度においても，緊張を保つことができる(図2-8)．

　後斜走線維(POL)は，上腕骨内側上顆の後方部分と肘頭内側を結び，肘関節屈曲により伸展時の約2倍伸張される．

　つまり，内側側副靱帯のうち，伸展時には AOL の前方部分が緊張し，屈曲時には AOL の後方部分と POL が緊張することになる(図2-8)．そのため，MCL 損傷や損傷後の瘢痕化が AOL に発生すると，肘関節屈曲/伸展がともに制限される．POL に発生すると，屈曲可動域が制限され，可動域の最終域で肘関節内側に疼痛が生じる．

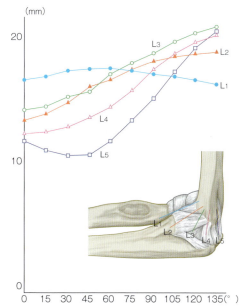

▶図2-8　屈曲/伸展運動における MCL の長さの変化
肘関節屈曲により POL の緊張が高まる．伸展時には AOL の緊張が比較的高いが，AOL は屈曲時にも緊張した状態を保っている．
〔司馬良一：肘関節の骨格構造の機能解剖．関節外科 9：287-296，1990 より〕

また，投球時には，MCL を含む肘内側支持機構全体に 290 N の張力が加わり，MCL 自体には約 35 Nm の外反力が加わる[3,4]．MCL の最大破断強度は 260 N，破断するトルクは約 32 Nm と報告されている[5]．つまり，1 回の投球で MCL には大きな外反負荷が加わっており，この負荷を前腕屈筋群とともに受けることになる．そのため，慢性的な力学的ストレスにより，MCL の微細損傷が生じることがある．そのような場合には，肘関節外反時だけではなく，屈曲/伸展運動時にも肘内側に疼痛が生じる．

> **知っ得！**
>
> **N と Nm**
> 力の単位が N で，力とカバーアームの積が回転力（Nm）となる．

● 内側側副靱帯（MCL）の触診（図 2-9）

　内側側副靱帯（MCL）は上腕骨内側上顆から起始するため，まず上腕骨内側上顆を触知する．上腕の内側面を骨幹部から遠位になぞると，遠位部で内側への骨の突出部を触れる．この骨の突出部の頂点が上腕骨内側上顆である．肘関節軽度屈曲位で内側上顆に指を置き，肘関節を外反させると，緊張が高まる MCL を触知できる．

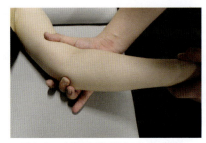

▶図 2-9　内側側副靱帯（MCL）の触診

● 内側側副靱帯（MCL）の整形外科テスト

外反ストレステスト（図 2-10）

- **検査肢位**：被検者は座位とし，検者は検査側の肘関節を軽度屈曲する．
- **判定**：肘関節外反負荷に対して，靱帯の緊張が感じられず，関節裂隙の開大を感じたら陽性（なお，肘関節伸展位でも同様に不安定感を感じる場合は，不安定性が強いと判定する）．
- **機能的意義**：MCL が損傷していると，肘関節外反を制動できない．
- **注意点**：外反ストレステストで不安定性の有無は判断できるが，疼痛が生じることもある．仮に疼痛が出現したからといって，MCL 由来の疼痛とは考えられない．疼痛の原因は後述する前腕屈筋群や尺骨神経にある可能性を考慮して，評価を進める必要がある．

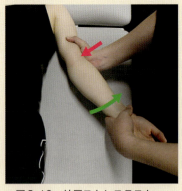

▶図 2-10　外反ストレステスト

moving valgus stress test（図2-11）

- **検査肢位**：被検者は背臥位とし，検者は検査側の肘関節を完全屈曲し，一定の外反負荷をかけ続ける．
- **判定**：肘関節外反負荷をかけながら，急激に肘関節を伸展させる．肘関節120°〜70°付近でMCL部分に疼痛が出現したら陽性．
- **機能的意義**：肘関節に外反負荷を加えた状態で伸展させるという，投球に近い状態での検査となっている．
- **注意点**：投球障害による肘MCL損傷における moving valgus stress testの感度は100％，特異度は75％と報告されている[6]．投球障害によるMCL損傷が疑われる場合には，確実に押さえておくべき検査といえる．

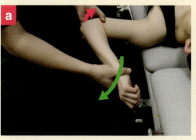 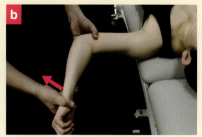

▶図2-11 moving valgus stress test

2）前腕屈筋群（図2-12）

円回内筋
- 起　始：上腕骨頭：上腕骨内側上顆
  　　　　尺骨頭：尺骨の鉤状突起
- 停　止：橈骨外側面（回外筋停止部より遠位）
- 神経支配：正中神経
- 作　用：前腕回内，肘関節の弱い屈曲

尺側手根屈筋
- 起　始：上腕頭：上腕骨内側上顆
  　　　　尺骨頭：肘頭
- 停　止：有鈎骨鈎を介し，第5中手骨底
- 神経支配：尺骨神経
- 作　用：手関節尺屈・掌屈，肘関節の弱い屈曲

橈側手根屈筋
- 起　始：上腕骨内側上顆
- 停　止：第2中手骨底（時に第3中手骨底）
- 神経支配：正中神経
- 作　用：手関節掌屈・橈屈，前腕回内，肘関節の弱い屈曲

長掌筋
- 起　始：上腕骨内側上顆

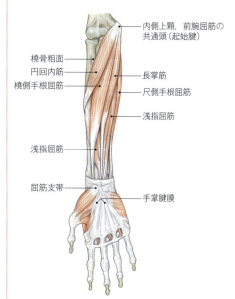

▶図2-12 前腕屈筋群

停　　止：手掌腱膜
神経支配：正中神経
作　　用：手関節掌屈，肘関節の弱い屈曲

浅指屈筋
起　　始：上腕頭：上腕骨内側上顆
　　　　　尺骨頭：尺骨の鉤状突起
　　　　　橈骨頭：橈骨の上部前面で橈骨粗面の遠位
停　　止：第2〜5中節骨底の側面
神経支配：正中神経
作　　用：手関節掌屈，中手指節関節屈曲，近位指節間関節屈曲，前腕回内，肘関節の弱い屈曲

● 疼痛が発生する解剖学的要因

1回の投球時に肘MCLに加わる外反負荷は，MCLの破断強度を超えている．つまり，肘外反負荷に対して，前腕屈筋群はMCLとともに抵抗していると考えられる[7]．

尺側手根屈筋はどの屈曲角度においても，浅指屈筋は30°〜90°屈曲位において，AOLの走行と一致するため，尺側手根屈筋と浅指屈筋が主要な外反制動を行っていると考えられる．Otoshiらは，この前腕屈筋群の起始部の構造を詳しく検討している[8]．尺側手根屈筋の上腕頭と浅指屈筋の筋膜は，共同腱を形成し，AOLの後縁に沿って内側上顆から関節包にかけて付着する．一方，橈側手根屈筋と長掌筋の起始部は，円回内筋と浅指屈筋の筋膜とともにAOLの上縁に沿って共同腱を形成している．

つまり，AOLを前後から挟み込むように共同腱が存在している（図2-13）．尺側を**後方共同腱**，橈側を**前方共同腱**と呼び，後方共同腱が膜状であるのに対して，前方共同腱のほうが索状で，強度が強く，AOLに類似した組織像を呈している[8]．従来の先行研究では，浅指屈筋や尺側手根屈筋が重要とされているが，前方共同腱を形成する円回内筋や橈側手根屈筋も重要になる可能性がある．特に円回内筋は，上腕骨頭と尺骨頭が存在するが，尺骨頭においては関節包を介して上腕骨内側上顆に付着する線維が存在し，動的な外反支持機構として機能する可能性も指摘されている[8,9]．

すなわち，尺側手根屈筋，浅指屈筋，円回内筋を中心とした前腕屈筋群は，外反によって，大きな伸張ストレスが加わるため，これらの負荷に耐え切れなくなると，付着部の変性が生じ，肘内側部痛が生じる．

● 前腕屈筋群の触診

①尺側手根屈筋（図2-14）

尺側手根屈筋は，前腕屈筋群のうち，最も尺側に位置する筋である．起始部では共同腱を構成するため，浅指屈筋と分離して触知することは難しい．そこで，遠位部で尺側手根屈筋の腱を触れ，近位にたどることで，尺側手根屈筋の

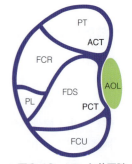

▶図2-13　AOLと共同腱

AOLの表層をFDSが覆っているが，FDSとPTの共同腱（ACT）とFDSとFCUの共同腱（PCT）の位置関係を示している．
ACT：前方共同腱
AOL：前斜走線維
FCU：尺側手根屈筋
FCR：橈側手根屈筋
FDS：浅指屈筋
PCT：後方共同腱
PL：長掌筋
PT：円回内筋

〔Otoshi K, et al：The proximal origins of the flexor-pronator muscles and their role in the dynamic stabilization of the elbow joint：an anatomical study. Surg Radiol Anat 36：289-294, 2014 より引用〕

触知が可能になる．尺側手根屈筋を触診する際には，手関節の尺屈/掌屈運動を行わせる．そのときに，豆状骨に触れておき，腱が浮き出てくるのを触知する．わかりにくい場合は第5指の屈曲外転運動を抵抗を加えながら行わせ，腱の硬さを触知し，近位に触察を進める．

② 長掌筋（図2-15）

長掌筋の腱は，屈筋支帯の深層を通過しない．そのため，前腕屈筋群のうち，最も体表から触知しやすい．まず，手指を集めるように対立運動をさせる．この運動によって長掌筋は収縮し，手掌腱膜を緊張させることになる．長掌筋の腱を同定した後，近位に触察を進める．

③ 浅指屈筋（図2-16）

手関節掌屈/背屈中間位，MP関節伸展位，DIP関節伸展位にて，PIP関節の屈曲運動を行う．浅指屈筋は，尺側手根屈筋の深層橈側，長掌筋の深層に位置するため，まず上腕骨内側上顆に触れる．MP関節の屈曲，DIP関節の屈曲により，長掌筋・深指屈筋の収縮が生じるため，可能な限り，これらの運動が起こらないようにすることで浅指屈筋の筋腹の幅が正確に触知できる．

④ 橈側手根屈筋（図2-17）

手関節掌屈/橈屈運動を行い，長掌筋腱の橈側で橈側手根屈筋の腱を触知する．その後，近位に触察を進める．浅指屈筋の橈側に存在する筋腹が触知できる．

⑤ 円回内筋（図2-18）

手関節掌屈位，肘関節屈曲位とし，前腕の回内運動を行う．内側上顆から橈骨に向かって指を置き，回内最終域において，指腹を押し返す円回内筋の収縮を触知する．

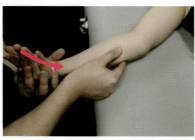

▶図2-14　尺側手根屈筋の触診

➡尺側手根屈筋
flexor carpi ulnaris m.

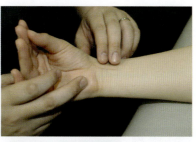

▶図2-15　長掌筋の触診

➡長掌筋
palmaris longus m.

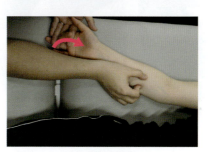

▶図2-16　浅指屈筋の触診

➡浅指屈筋
flexor digitorum superficialis m.

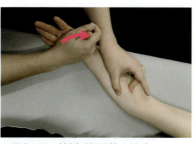

▶図2-17　橈側手根屈筋の触診

➡橈側手根屈筋
flexor carpi radialis m.

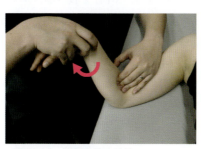

▶図2-18　円回内筋の触診

➡円回内筋
pronator teres m.

● 前腕屈筋群のテスト

> **wrist flexion test / forearm pronation test**[10] (図2-19, 20)
>
> ・**検査肢位**：被検者は座位とし，検者は検査側の肘関節を伸展位，前腕回外位とする．
> ・**操作**：wrist flexion test：被検者には手関節を掌屈してもらい，検者は背屈方向に抵抗をかける．
>   forearm pronation test：被検者には前腕を回内してもらい，検者は回内方向に抵抗をかける．
> ・**判定**：肘内側部に疼痛が再現されたら陽性．
> ・**機能的意義**：wrist flexion test では，尺側手根屈筋が優位に働くと考えられている．forearm pronation test では，特に円回内筋や橈側手根屈筋が優位に働く．そのため，筋収縮により，付着部には伸張ストレスが働き，疼痛が出現する．

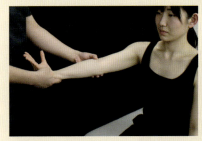
▶図2-19　wrist flexion test

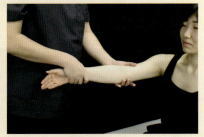
▶図2-20　forearm pronation test

● 触診と検査結果から何が考えられるのか？

　外反ストレステストで不安定性が出現した場合には，内側側副靭帯（MCL）の損傷が疑われる．MCL損傷の原因としては，肘関節外反による伸張ストレスが考えられる．また不安定性は認めないものの，肘内側部痛を訴えることがある．その場合は，MCLや前腕屈筋群への伸張ストレスが問題になることが多い．肘内側への伸張ストレスが出現する要因として，以下の4つの運動学的要因が考えられる．

①**前腕屈筋群の伸張性低下** ➡ step 3 p.82

　前腕屈筋群の伸張性の低下は，起始部である上腕骨内側上顆への伸張ストレスを増強する．また前腕屈筋群のうち，MCLを覆う筋がある．これらの筋の短縮により，MCLに伸張ストレスが加わる可能性も考えられる．

②**前腕屈筋群の弱化** ➡ step 3 p.83

　肘関節外反負荷にMCLとともに抗する前腕屈筋群が弱化することで，相対的にMCLへの伸張ストレスが増強する．また，前腕屈筋群の筋力が不十分だとオーバーワークになり，前腕屈筋群の伸張性の低下を招くことも考えられる．

③**外反肘** ➡ step 3 p.83

　肘関節は生理的に外反している．この生理的外反が増強した外反肘では，

MCLへの伸張ストレスがより増強することになる.

④肩関節周囲の筋力低下 ➡ step 3 p.20

特に投球障害においては,肩関節周囲の筋力低下により,肘が下がった投球フォーム（肘下がり）になりやすい.肘下がりでは,前腕が体幹から離れるため,より強い外反負荷が肘内側に加わることになる.

⑤肘関節屈曲/伸展可動域の制限 ➡ step 3 p.84

特に肘関節屈曲/伸展可動域が低下した場合は,肘関節側方の不安定性が増加する.肘関節屈曲時には上腕骨鈎突窩に尺骨鈎状突起がはまり込み,伸展時には肘頭窩に肘頭がはまり込む骨性安定性が得られるはずである.しかし可動域が不十分になると,骨性安定性が低下するため,前腕屈筋群の筋力がより必要になる.

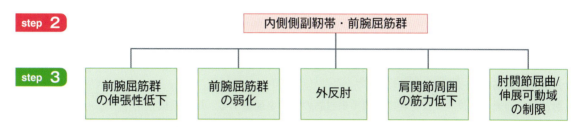

フローチャート 内側側副靱帯・前腕屈筋群に原因があると考えられる場合

3) 尺骨神経

● 疼痛が発生する解剖学的要因

尺骨神経は,下神経束より分岐して,上腕動脈とともに上腕内側を下行し,上腕骨内側上顆の後方を通過した後,前腕内側を下行する.手関節のレベルではGuyon管と呼ばれる絞扼部位を通過し,第4・5指の手内筋とその領域の知覚を支配する（図2-21）.尺骨神経は,肘関節近傍において3つの神経絞扼部位を通過する.

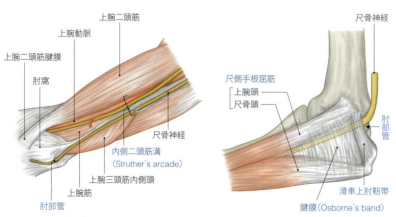

▶図2-22 肘部管
右肘.内側面.尺骨神経は肘部管の深層を通過するため,絞扼されやすい.

▶図2-23 尺側手根屈筋
右肘.内側面.肘部管を通過した尺骨神経は,尺側手根屈筋を貫通する.

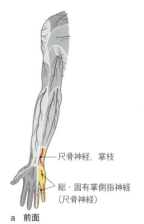

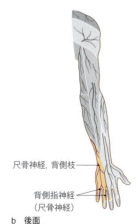

▶図2-21 尺骨神経の支配域

①内側二頭筋溝

最初は，**内側二頭筋溝**（外科的には Struther's arcade）と呼ばれる部位である（図2-22）．内側二頭筋溝は，上腕三頭筋内側頭と上腕二頭筋の間隙で，上腕動脈とともに伴走する．投球をはじめとした over use により，上腕二頭筋や上腕三頭筋が発達し，上腕筋膜が肥厚すると，筋の間隙が狭くなり，尺骨神経が圧迫される．

②肘部管（図2-22）

内側二頭筋溝を通過した後，**尺骨神経**は上腕骨内側上顆の後下方に位置する**尺骨神経溝**を通過する．この尺骨神経溝の表層には，**滑車上肘靱帯**が存在する．尺骨神経溝を床として，滑車上肘靱帯を天井とした同部位を，**肘部管**と呼ぶ．滑車上肘靱帯は上腕骨内側上顆と尺骨肘頭を結ぶ靱帯とされており，肘関節完全屈曲位で緊張すると考えられている．しかし仮に滑車上肘靱帯が肥厚し，90°〜120°でも緊張するようになると，尺骨神経が肘部管で絞扼される．肘関節内側の知覚を支配する関節枝は肘部管内で分岐するため，分岐部より高位の内側二頭筋溝や肘部管で圧迫されると，肘内側に疼痛が発生する．

➡尺骨神経
　ulnar nerve

➡滑車上肘靱帯
　cubital tunnel retinaculum

➡肘部管
　cubital tunnel

③尺側手根屈筋（図2-23）

肘部管を通過した後，尺骨神経は尺側手根屈筋の深層を通過する．尺側手根屈筋は上腕頭と尺骨頭に分かれ，その間に張る **Osborne's band** と呼ばれる腱膜様の組織が存在する．尺側手根屈筋への過度なストレスにより腱膜が肥厚すると，同部位においても尺骨神経の絞扼が生じる．

➡尺側手根屈筋
　flexor carpi ulnaris m.

肘部管症候群の再手術例における絞扼の原因を調査した研究では，肘部管周囲での尺骨神経の広範な瘢痕と癒着，尺側手根屈筋筋膜縁部での絞扼が多かったと報告されている[11]．手術に至る重症例に対して運動療法が適応になるとは考えにくいが，同部位での神経絞扼の存在を念頭に評価していく重要性が示唆される．

● 尺骨神経の触診（図2-24）

上腕骨内側上顆の下後面に位置する尺骨神経溝を触知する．また近位では，内側二頭筋溝を上腕動脈と伴走するため，上腕動脈に沿って近位に指を進めることで，尺骨神経の触察が可能になる．

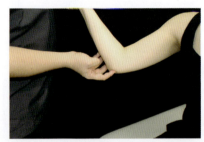

▶図2-24　尺骨神経の触診

● 尺骨神経のテスト

尺骨神経の Tinel-like sign（図2-25）

- **検査肢位**：被検者は座位，肘関節屈曲・前腕回外位とする．
- **操作**：3つの絞扼部位を徒手的に圧迫する．
- **判定**：肘内側部に疼痛が再現されたら陽性．

- **機能的意義**：尺骨神経に対し圧迫という機械的刺激を加えることで症状が出現するため，圧迫部位での尺骨神経の絞扼性神経障害が疑われる．
- **注意点**：3つの絞扼部位が単独で絞扼をしていることは少ない[12]．

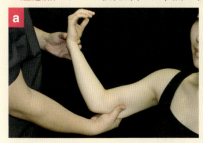
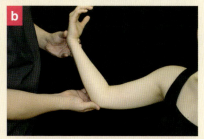
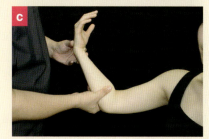

▶図2-25　尺骨神経のTinel-like sign
a：内側二頭筋溝
b：肘部管
c：尺側手根屈筋

尺骨神経の伸張テスト ULNT 3 [13]（図2-26）

- **検査肢位**：被検者は背臥位（枕は使わない）とし，検査側上肢をベッドから出せるように，端に寝てもらう．
- **操作**：以下に示す順に，上肢の関節を操作する．
  ①手関節と手指を伸展させる．
  ②前腕を回内させる．
  ③肘を屈曲させる．
  ④肩を外旋させる．
  ⑤肩甲骨を下制させる．
  ⑥肩関節を外転させる．
  ⑦頸部を対側へ側屈させる．

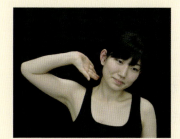

▶図2-26　尺骨神経の伸張テスト

患部に伸張感や疼痛，ヒリヒリやチクチク，灼熱感などの異常知覚が出現し，運動が継続できなくなるまで実施する．0～10までのnumeric rating scale (NRS)を聴取するとともに，肩関節の外転角度を計測する．
- **判定**：健側と患側を比較し，NRSが高い，もしくは外転角度が小さくなると陽性．
- **機能的意義**：尺骨神経を最大に伸張して，尺骨神経に対する力学的ストレスを増強させることで，疼痛を誘発する．

→ULNT3
upper limb neurodynamic test 3

> **知っ得！**
>
> **numeric rating scale (NRS)**
> 0から10までの11段階で，患者自身に痛みを数値化してもらう方法．初診時や治療前の痛みを「10」として，治療後にどの程度になっているかを確認したり，今までに経験した最高の痛みを「10」として全く痛みがない状態を「0」とした場合，今の痛みはどのくらいかを聞くこともできる．

- **注意点**：健常者においても神経の伸張感や疼痛，異常感覚が出現するため，必ず左右差を比較する．性差があり，女性では伸張感などが強く出現する傾向がある．多くの例では，肩関節の外転で，手の領域に症状が出現する．健常者においては，男性で肩関節外転約115°，女性で約90°と報告され，健側と患側，もしくは治療前後の比較で6°以上の違いで，統計学的有意と考えられる[14]．

● 触診と検査結果から何が考えられるのか？

　尺骨神経に対する伸張ストレスが増強するのは，前腕屈筋群の伸張性低下および弱化，外反肘，肩関節周囲の筋力低下に加え，上腕二頭筋や上腕三頭筋内側頭の過緊張が考えられる．また，肘部管をはじめとした絞扼部位での破格やガングリオン，骨棘変形などの解剖学的要因が関わっていることもあるため，X線やCT，MRIやエコーなどの十分な画像所見の評価が重要になる．

① **上腕二頭筋・上腕三頭筋内側頭の過緊張** ➡ **step 3** p.84

　上腕二頭筋や上腕三頭筋内側頭の緊張が高まることで，内側二頭筋溝が狭小化する．そのため，尺骨神経に対する摩擦ストレスが増強する．

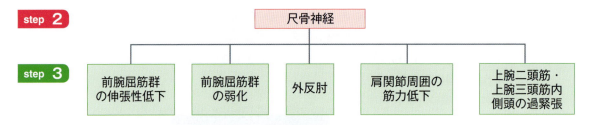

フローチャート 尺骨神経に原因があると考えられる場合

step 3　なぜ，痛むのか？：運動学的評価

1）前腕屈筋群の伸張性低下

　前腕屈筋群の伸張性を鑑別するために最も重要なのは，触診による評価である．その他に，関節の肢位を変えた状態での可動域測定，およびその筋をストレッチングした前後の可動域を計測する．手関節や手指の角度を変化させた際の可動域測定の結果を表2-1にまとめる．橈側手根屈筋と尺側手根屈筋は，それぞれ橈屈/尺屈に作用するが，橈屈可動域は小さく，制限されているかを可動域測定の計測値から読み取るのは難しい．そのため伸張感がどこに生じているかを，被検者に問う必要がある．前腕屈筋群を個別に触診できれば，伸張位で各筋を圧迫し，疼痛や伸張感が強くなるかを評価することができる．

● 表2-1　前腕屈筋群の可動域測定

	前腕回外	手背屈	手指伸展	可動域測定	判定
円回内筋	緊張	変化なし	変化なし	手関節掌屈・手指屈曲位での前腕回外可動域を左右で比較	掌屈・手指屈曲位とすることで、その他の前腕屈筋群の緊張は低下する。左右差があれば、円回内筋の短縮がある。
橈側手根屈筋 尺側手根屈筋	緊張	緊張	変化なし	手指屈曲位での背屈可動域を左右で比較	手指屈曲位とすることで、浅指屈筋の緊張が低下し、手関節の背屈制限には橈側手根屈筋と尺側手根屈筋が関与する。左右差があれば、橈側手根屈筋・尺側手根屈筋の短縮がある。
浅指屈筋	緊張	緊張	緊張	手指伸展位と屈曲位での背屈角度の違いを左右で比較	手指伸展位と屈曲位での、背屈角度の差を計測する。手指伸展した分、浅指屈筋が緊張し、背屈角度が制限される。この差を左右で比較し、左右差があれば、浅指屈筋の短縮がある。

> **運動療法のポイント**
> 投球による前腕屈筋群の硬度変化は対象者によって異なるため、丁寧な触診と可動域検査、end feel の確認により、対象となる筋を確認する。そのうえで、ストレッチングや徒手療法を実施することが望ましい。

2) 前腕屈筋群の弱化

　前腕屈筋群の弱化は、身体の発達が不十分な年齢でのover use や、外傷後の不動による廃用性筋萎縮などの要因で生じる。尺側手根屈筋は手関節尺屈運動、円回内筋は前腕回内運動、浅指屈筋は手指の屈曲に作用することから、手関節の掌屈筋力のみではなく、これらの筋を個別的に検査し、必要な筋力トレーニングを行う。筋力評価は徒手筋力検査法（MMT）に則って行う。

> **運動療法のポイント**
> 前腕の回内筋力を強化するトレーニングを行っているのに、手関節の掌屈や尺屈が生じ、狙った筋を十分に刺激できないことがある。そのため、手関節での代償動作に気をつける必要がある。

3) 外反肘

　肘関節の生理的外反は、腕尺関節の形態による。腕尺関節は、上腕骨滑車に存在する溝（滑車溝）に尺骨滑車切痕がはまって構成されている。肘関節伸展位では、上腕骨滑車後面の中心溝にはまって滑車切痕が運動する。上腕骨滑車後面の中心溝は、近位内側から遠位外側に向かって走行する。そのため、尺骨も外側に傾き、外反位となる。また、小児期の上腕骨外側顆骨折では、変形治癒により外反肘を引き起こし、尺骨神経が伸張されることで、尺骨神経麻痺が生じることがある。これを**遅発性尺骨神経麻痺**と呼ぶ。

　肘の外反角度（肘角）は、正常では 10°〜15° である。15°以上のものを**外反肘**と呼ぶ（図2-27）。

→外反肘
cubitus valgus

> **運動療法のポイント**
>
> 外反肘は骨形態で決まっているため，理学療法で改善することは不可能である．外反肘によって，肘内側に加わる負荷が強くなると考えられることから，前腕屈筋群の機能や肩関節機能など，他の運動学的要因に対する運動療法の適応を見つけることが必要になる．

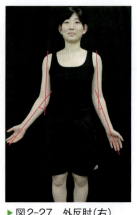

▶図2-27　外反肘（右）

4）肘関節屈曲/伸展可動域の制限（表2-2）

　肘関節の屈曲/伸展可動域は，日本整形外科学会・日本リハビリテーション医学会の規定に沿った方法で計測し，end feel の評価が重要になる．正常な肘関節の end feel は骨性であり，屈曲時に軟部組織伸張性の end feel が存在し，肘関節前面に伸張感を訴える場合は，前面に存在する上腕筋・上腕二頭筋の伸張性に問題があると考える．上腕二頭筋は肩関節と肘関節をまたぐ二関節筋であるため，肩関節を他動的に屈曲位にした際や前腕回内位とした際に伸展可動域が拡大するかを確認することで，上腕二頭筋の関与を検討する．

　また，肘関節屈曲可動域の制限は，上腕三頭筋とその深層にある脂肪体の拘縮が強く影響する．これらに関しては次項「5)上腕二頭筋・上腕三頭筋内側頭の過緊張」を参照されたい．

●表2-2　肘伸展可動域の測定結果

	肩関節下垂位 前腕回外位	肩関節下垂位 前腕回内位	肩関節挙上位 前腕回外位	解釈
症例A	−15°	−15°	−15°	上腕筋・関節包の短縮
症例B	−15°	end feel の軽減	−5°	上腕二頭筋の短縮

> **運動療法のポイント**
>
> 上腕筋は，肘関節包の直上を走行し，円回内筋の深層を通過して尺骨粗面に付着する．この部分は橈骨動脈・正中神経も走行しており，脂肪組織や疎性結合組織が多い部分である．この部分の筋間の滑走性を高めるように徒手的アプローチをすることで，肘関節伸展可動域の改善を認めることがある．

➡上腕筋
brachialis m.

➡上腕二頭筋
biceps brachii m.

➡上腕三頭筋内側頭
medial head of triceps brachii m.

5）上腕二頭筋・上腕三頭筋内側頭の過緊張

　上腕二頭筋や上腕三頭筋内側頭の過緊張は，触診による評価が重要になる．上腕二頭筋は肩関節・肘関節屈曲に作用する二関節筋である．そのため，触診による評価に加えて，肩関節伸展位での肘関節伸展角度の計測と end feel の確認により，上腕二頭筋の緊張をとらえることができる．しかし，触診による検査の他に，上腕二頭筋や上腕三頭筋内側頭の過緊張による尺骨神経の絞扼を鑑別する検査は存在しない．尺骨神経が上腕二頭筋・上腕三頭筋内側頭により絞扼される可能性を考え，以下のDTTTを行って鑑別している．

> **運動療法のポイント**
>
> 上腕三頭筋内側頭は，肘頭とその近位の関節包に付着する．肘関節伸展運動時，上腕三頭筋内側頭の収縮は肘関節後方の関節包を引き上げ，後方インピンジメントを予防する．その際に上腕三頭筋内側頭と肘頭窩の間は柔らかい脂肪組織で満たされている．この脂肪組織の柔軟性が低下した場合も後方インピンジメントが発生することがあるため，脂肪組織の柔軟性を引き出す徒手療法も重要になる．

● 上腕二頭筋に対するDTTT

トリガーとなる組織	上腕二頭筋
対象とする症状	肘内側部痛
方法	座位にて他方の手で肩甲骨を上方回旋位にて固定し，もう片方の手で手掌を把持し，手関節の背屈，前腕回内，肘関節伸展位にて，肩関節を伸展させる[14]．
判定	上腕二頭筋のストレッチングにより筋緊張が減弱し，肘内側部痛が軽減すれば，上腕二頭筋による圧迫の可能性が考えられる．
機能的意義	内側二頭筋溝での尺骨神経の圧迫があると，上腕二頭筋の緊張が減弱することで症状が軽快する．
注意点	ストレッチングにより症状が強く出る場合は，疼痛が生じない範囲でストレッチングを行い，筋緊張が減弱したときの疼痛を確認する．

● 上腕三頭筋内側頭に対するDTTT（図2-28）

トリガーとなる組織	上腕三頭筋内側頭
対象とする症状	肘内側部痛
方法	座位にて肘関節屈曲位とする．上腕三頭筋を把持し，近位背側へ伸張する．その際，上腕三頭筋内側頭を外側へダイレクトに移動させる．
判定	上腕三頭筋内側頭のストレッチングにより筋緊張が減弱し，肘内側部痛が軽減すれば，上腕二頭筋内側頭による圧迫の可能性が考えられる．
機能的意義	内側二頭筋溝での尺骨神経の圧迫があると，上腕三頭筋内側頭の緊張が減弱することで症状が軽快する．上腕三頭筋内側頭は収縮時に内側へ移動する．そのため，ダイレクトストレッチングでは筋腹を外側に移動させることでより伸張感が得られる．
注意点	ストレッチングにより症状が強く出る場合は，疼痛が生じない範囲でストレッチングを行い，筋緊張が減弱したときの疼痛を確認する．

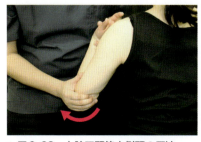

▶ 図2-28　上腕三頭筋内側頭の圧迫

2 肘外側の痛み

本項ではstepごとにまとめて述べる．

step 1　どう動かすと痛むのか？：力学的ストレスの明確化

　肘関節外側に加わる力学的ストレスとして，内反時に**伸張ストレス**が加わること，外反時に**圧縮ストレス**が加わることが考えられる．また，伸張・圧縮ストレスいずれにおいても，前腕の回内/回外によって**剪断ストレス**が加わる．また，肘関節外側には手関節の伸筋腱が付着するため，手関節の背屈により伸筋腱の付着部に伸張ストレスが加わることがある．

　伸張ストレスが加わっている場合は，肘関節外側に存在する前腕伸筋群や関節包が原因となっていることが考えられる．

　圧縮ストレスが加わっている場合は，腕橈関節や滑膜ヒダに問題があると考えられる．

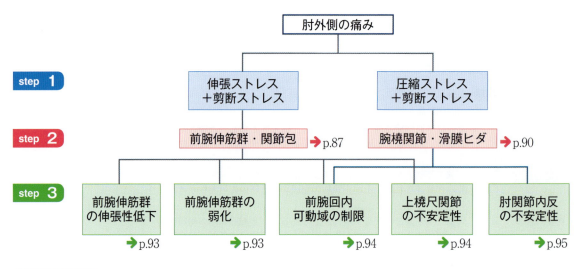

フローチャート　肘外側の痛みに対する評価戦略

step 2 どこが痛むのか？：解剖学的評価

1）前腕伸筋群・関節包（図2-29）

長橈側手根伸筋
- 起　　始：上腕骨外側顆上稜
- 停　　止：第2中手骨底背側
- 神経支配：橈骨神経
- 作　　用：肘関節の伸展，手関節の背屈

短橈側手根伸筋
- 起　　始：上腕骨外側上顆
- 停　　止：第3中手骨底背側
- 神経支配：橈骨神経
- 作　　用：肘関節の伸展，手関節の背屈

総指伸筋
- 起　　始：上腕骨外側上顆
- 停　　止：第2〜5中節骨底背側
- 神経支配：橈骨神経
- 作　　用：2〜5指のMP関節・PIP関節伸展，手関節背屈，肘関節の伸展

尺側手根伸筋
- 起　　始：上腕骨外側上顆
- 停　　止：第5中手骨底背側
- 神経支配：橈骨神経
- 作　　用：肘関節の伸展，手関節の背屈・尺屈

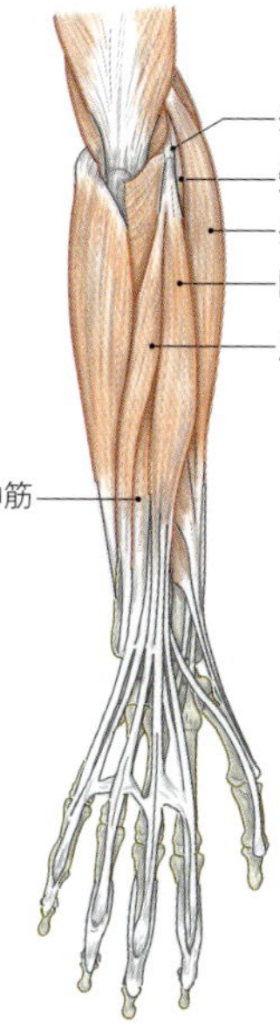

➡長橈側手根伸筋
extensor carpi radialis longus m.

➡短橈側手根伸筋
extensor carpi radialis brevis m.

➡総指伸筋
extensor digitorum m.

➡尺側手根伸筋
extensor carpi ulnaris m.

▶図2-29　前腕伸筋群
外側上顆に付着する筋は短橈側手根伸筋と総指伸筋，尺側手根伸筋である．

● 疼痛が発生する解剖学的要因

　前腕伸筋群は，おもに肘関節伸展と前腕回外，手関節背屈に作用する．特に長橈側手根伸筋や短橈側手根伸筋は，手関節背屈作用の主動作筋となる．テニスのバックハンドストロークなどの動作では，通常，手関節は掌屈/背屈中間位で固定する必要がある．しかし，スキルの低い選手では，手関節が掌屈し，遠心性収縮を強いられることが報告されている[15]．つまり，この繰り返される前腕伸筋群に対する遠心性収縮が，付着部の変性を引き起こすと考えられる．

　前腕伸筋群のうち，短橈側手根伸筋，総指伸筋，尺側手根伸筋は共同腱を有している．その共同腱の中で，短橈側手根伸筋は最も深層かつ上方まで腱線維が存在しており，他の筋の起始腱では腱性部と筋性部が混ざり合っているのに対して，純粋な腱性部のみで構成されている[16]．短橈側手根伸筋で生じる大きな張力が，付着部面積の小さな細い腱に伝わるため，強い牽引ストレスが発生し，疼痛が起こると考えられる．

また Nimura らは，短橈側手根伸筋の起始腱の深層に位置する関節包の前方部分が 3.3 mm 程度と薄く脆弱であるのに対して，後方部分は回外筋腱膜と合流して，10.7 mm 程度と分厚くなると報告している．この関節包前方部分の脆弱性が，外側上顆炎の発生要因の 1 つと考えられる[17,18]．

● 前腕伸筋群の触診
①総指伸筋（図 2-30）
　示指と小指には固有伸筋が存在するが，中指と薬指には固有伸筋が存在しない．そのため，示指と小指を屈曲位に保持することで，示指伸筋と小指伸筋の活動を最小限にした状態で総指伸筋の筋腹を触知できる．つまり，示指と小指の MP・PIP・DIP 関節を屈曲位に保持した状態で，中指・薬指の PIP 関節・DIP 関節の伸展運動を行わせる．これにより手関節レベルで伸筋腱の滑走が触知でき，近位へ観察を進める．短橈側手根伸筋の尺側にて，総指伸筋が触知できる．

②短橈側手根伸筋（図 2-31）
　短橈側手根伸筋は第 3 中手骨底背側に停止するため，手関節の背屈運動時に第 3 中手骨底背側に抵抗を加えながら，収縮を触知する．その際，総指伸筋の活動を可能な限り少なくするため，PIP・DIP 関節を屈曲位に保持する．筋腹は長橈側手根伸筋の尺側，総指伸筋の橈側に挟まれるように存在する．

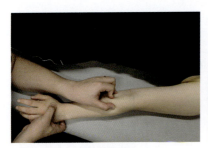
▶図 2-30　総指伸筋の触診

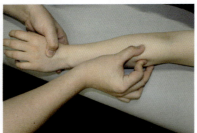
▶図 2-31　短橈側手根伸筋の触診

● 前腕伸筋群のテスト

Thomsen test（図 2-32）

- 検査肢位：被検者は肘関節伸展位，手指を屈曲位とする．
- 操作：被検者には手関節を背屈してもらい，検者は掌屈方向に手関節遠位部で抵抗をかける．
- 判定：肘外側部に疼痛が再現されたら陽性．
- 機能的意義：短橈側手根伸筋，総指伸筋の筋収縮により，付着部には伸張ストレスが働き，疼痛が出現する．
- 注意点：短橈側手根伸筋か総指伸筋いずれの筋が問題かは，この検査だけではわからない．また，疼痛の程度を visual analogue scale（VAS）や

numeric rating scale（NRS）などを使って聴取すると，治療効果の判定に役立つため，細かく聴取することが望ましい．

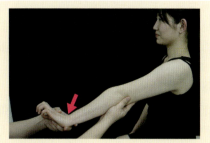

▶図2-32　Thomsen test

chair test（図2-33）

- **検査肢位**：被検者は肘関節伸展位，前腕回内位で椅子を把持してもらう．
- **操作**：被検者にはそのまま椅子を持ち上げてもらう．
- **判定**：肘外側部に疼痛が再現されたら陽性．
- **機能的意義**：短橈側手根伸筋の筋収縮により，付着部には伸張ストレスが働き，疼痛が出現する．
- **注意点**：Thomsen testと比較して，手指を屈曲しながら，手関節背屈を行う必要があるため，総指伸筋が収縮しにくい．そのため短橈側手根伸筋の収縮が優位になると考えられる．また，Thomsen test同様，疼痛の程度をVASやNRSなどを使って聴取すると，治療効果の判定に役立つ．また，椅子だけではなく，おもりなどを使うことで，重量の違いによって疼痛の度合いが異なることがわかり，被検者にも詳細な症状を伝えることができる．

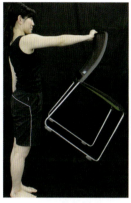

▶図2-33　chair test

middle finger extension test（図2-34）

- **検査肢位**：被検者は肘関節伸展位，前腕回外位，手関節掌背屈中間位で手指を伸展位とする．
- **操作**：被検者には検査肢位を保持するように指示し，中指の先端から中指が屈曲するように抵抗をかける．
- **判定**：肘外側部に疼痛が再現されたら陽性．
- **機能的意義**：総指伸筋の筋収縮により，付着部には伸張ストレスが働き，疼痛が出現する．
- **注意点**：総指伸筋の関与が強い検査である．Thomsen test同様，疼痛の程度をVASやNRSなどを使って聴取すると，治療効果の判定に役立つ．

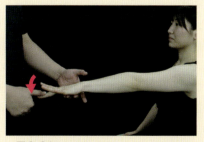

▶図2-34　middle finger extension test

● **触診と検査結果から何が考えられるのか？**

　前腕伸筋群の収縮により疼痛が誘発される場合には，短橈側手根伸筋と総指伸筋の付着部の変性が考えられる．短橈側手根伸筋の付着部に伸張ストレスを強く与える要因として，以下の項目が考えられる．

①**前腕伸筋群の伸張性低下** ➡ step 3 p.93

　前腕伸筋群の伸張性が低下することで，外側上顆付着部への伸張ストレスは増加する．そのため，前腕伸筋群の筋緊張の亢進や短縮は，外側上顆炎を引き起こす大きな要因と考えられる．

②**前腕伸筋群の弱化** ➡ step 3 p.93

　前腕伸筋群の筋力が弱くなると，同じ動作を行うとしても，さらに強い筋張力が必要になる．それにより，外側上顆には強い伸張ストレスが加わるため，外側上顆炎を引き起こす．

③**前腕回内可動域の制限** ➡ step 3 p.94

　前腕回内運動の可動域が制限された状態での手関節背屈運動では，より強く背屈/尺屈運動が生じることになる．これにより前腕伸筋群の緊張が強まり，外側上顆炎を引き起こすことが考えられる．

④**上橈尺関節の不安定性** ➡ step 3 p.94

　上橈尺関節の不安定性が生じると，前腕の回内/回外運動を行う際に過度な橈骨の運動が生じる．この橈骨の運動が前腕伸筋群を圧迫したり，腕橈滑液包を刺激したりすることがある．そのため，上橈尺関節の安定性を検査することが重要になる．

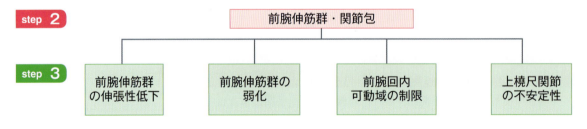

（フローチャート）前腕伸筋群に原因があると考えられる場合

2）腕橈関節・滑膜ヒダ

● **疼痛が発生する解剖学的要因**

　腕橈関節は，上腕骨小頭と橈骨頭窩で構成される関節である．上腕骨小頭が上腕骨の長軸に対して45°前方に傾斜しているため，肘関節屈曲位で安定性が高く，伸展位では安定性が低くなる（図2-35）．この安定性を高めるために存在しているのが，**滑膜ヒダ**である．Tsujiらは，橈骨輪状靭帯と関節包は境界が不明瞭で，滑膜ヒダは橈骨輪状靭帯近位部の関節包の隆起であることを示している[19]．滑膜ヒダは厚みが約3 mm，幅が約4 mmの半月様で，腕橈関節の後外側に位置する．外側の滑膜ヒダは胎生期には存在せず，後方の滑膜ヒダは存在頻度が低く，後天的に腕橈関節への刺激によりヒダの肥厚が生じると考えられる[20~23]．『上腕骨外側上顆炎診療ガイドライン』（日本整形外科学会診療ガ

➡滑膜ヒダ
synovial folds

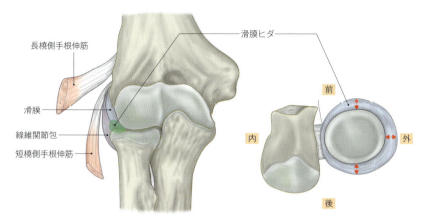

▶ 図2-35　腕橈関節の外側面
腕橈関節に滑膜ヒダが存在し，後方部分が分厚い構造をしている．

イドライン委員会）にも，障害部位の大半は短橈側手根伸筋の付着部であるが，なかには橈骨輪状靭帯の断裂や狭窄，滑膜ヒダの炎症や関節内への嵌入も存在すると記載されている[24]．また，滑膜ヒダは関節内において炎症性変化や線維性変化が生じることが知られており[25]，滑膜ヒダと腕橈関節の軟骨損傷の関連性も指摘されている[26]．新井らは，腕橈関節後方の滑膜ヒダ切除が十分でないために症状が残存し，再手術で滑膜ヒダを追加切除することによって症状が消失した症例を報告している[27]．

つまり，滑膜ヒダは，腕橈関節の安定性を高める構造物なのか，腕橈関節への刺激による副産物なのかは明らかではないが，肘外側部痛の関節内病変として知られている．

上腕骨小頭の関節軟骨の一部分が軟骨下骨とともに剥がれ，関節内の遊離体となることがある（**離断性骨軟骨炎**）．病変は上腕骨小頭頂点のわずかに外側に存在することが多い．投球などの繰り返される外反負荷に対する内側支持機構として，前腕屈筋群と内側側副靭帯が挙げられるが，これらの機能不全が生じると，外反を制動することができなくなる．この過度な外反により腕橈関節には強い圧縮ストレスが加わり，軟骨損傷が発生する．Mihataらは，屍体肘で20mmの小頭軟骨欠損を外側と中央に作製し，外反トルクをかけた．その結果，肘屈曲60°・90°で外側欠損の腕橈関節接触圧が，中央欠損より有意に大きかったと報告している[28]．

➜離断性骨軟骨炎
osteochondritis dissecans

そのため，治療のアウトラインは肘内側部痛の投球障害と同様で，肘関節の外反ストレスを減らすことであるが，軟骨損傷を生じている上腕骨小頭の障害では，慎重な保存療法が必要になる．

● **腕橈関節・滑膜ヒダの触診**（図2-36）
上腕外側面を撫でるように遠位に触察し，上腕骨外側上顆を触知する．その1横指遠位で橈骨頭の丸みとともに

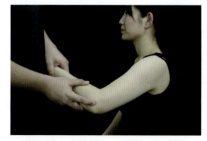

▶ 図2-36　腕橈関節・滑膜ヒダの触診

腕橈関節が触知できる．同部位には適合性を高めるために，滑膜ヒダが存在している．

　離断性骨軟骨炎の好発部位は，上腕骨小頭の頂点のわずかに外側である．上腕骨小頭は上腕骨長軸に対して45°前方に傾斜しているため，上腕骨小頭を触診する際には肘関節を伸展位とし，前方から触れる．また，90°以上屈曲させて，橈骨頭の後外側で触診する．

● 腕橈関節・滑膜ヒダの疼痛誘発テスト

fringe impingement test（図2-37）

- **検査肢位**：被検者は肘関節屈曲位，前腕回内位とする．
- **操作**：前腕回内位で肘関節伸展運動を強制する．
- **判定**：腕橈関節部に疼痛が再現されたら陽性．
- **機能的意義**：機能的意義は十分に明らかにされていない．著者らの見解を述べると，肘関節屈曲位では後外側の滑膜ヒダは関節内に嵌入していないが，肘関節伸展位にすることで滑膜ヒダが嵌入するため，肘関節伸展運動を行わせる．また屍体肘を用いた生体力学的な研究において，前腕回内位とすると腕橈関節の後方部分に接触圧が集中することが報告されている[29]．そのため前腕を回内位にすることで，疼痛が誘発されるものと考えている．

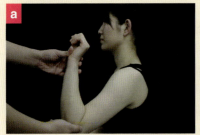 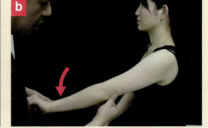

▶図2-37　fringe impingement test

● 触診と検査結果から何が考えられるのか？

　fringe impingement testで疼痛が誘発される場合には，滑膜ヒダの炎症を含めた関節内病変が考えられる．関節内注射などの効果を検討するとともに，以下に挙げる2つの要素を検討する．また，上橈尺関節を安定させる前腕筋群の筋力を検査する必要がある．

①**上橈尺関節の不安定性** ➡ step 3 p.94

　橈骨輪状靭帯の損傷による上橈尺関節の不安定性が，滑膜ヒダに対する機械的刺激を増強し，疼痛を生じる可能性がある．

②**肘関節内反の不安定性** ➡ step 3 p.95

　肘関節の外側側副靭帯は，橈骨輪状靭帯に付着する．外側側副靭帯が損傷し，橈骨輪状靭帯の不安定性が出現することで，解剖学的に連続する滑膜ヒダも不安定になり，嵌入する可能性がある．

```
step 2                    腕橈関節・滑膜ヒダ
                         ┌──────────┴──────────┐
step 3          上橈尺関節の不安定性          肘関節内反の不安定性
```

（フローチャート）腕橈関節・滑膜ヒダに原因があると考えられる場合

step 3　なぜ，痛むのか？：運動学的評価

1) 前腕伸筋群の伸張性低下

前腕伸筋群の触診による評価が重要になる．印象としては，前腕伸筋群が短縮している場合よりも，前腕伸筋群が過緊張に陥っているほうが多い．そのため，特に肘関節伸展位での手関節掌屈，手指屈曲による筋のストレッチングによる伸張感とともに，圧痛の評価が重要になる．また定量的な評価としては，関節可動域（ROM）測定法が挙げられる．

> **運動療法のポイント**
>
> 総指伸筋，短橈側手根伸筋は手関節背屈運動により，回外筋の表層を外側（橈側）に移動する．著者らは外側上顆炎でこの移動量が低下している例において，前腕伸筋群と回外筋の間の滑走性に対して徒手的にアプローチすることで，前腕伸筋群の伸張性を獲得している．

2) 前腕伸筋群の弱化

前腕伸筋群の筋力を評価するには，MMTだけでは不十分である．それは重症例ほど，疼痛によって筋力を発揮できない場合が多いからである．MMTに加えて，前腕周径，超音波やMRIといった画像診断を行う必要がある．

> **運動療法のポイント**
>
> 総指伸筋，短橈側手根伸筋の筋力強化は，前腕に疼痛が生じないように行う必要がある．特に疼痛が強い時期は，等尺性収縮や求心性収縮によっても疼痛が生じる．このような場合は，筋力強化を行うことは難しいため，物理療法による筋力強化や安静を行い，求心性収縮で疼痛が発生しないことを確認したら，求心性収縮→等尺性収縮→遠心性収縮と，付着部に加わる負荷を考慮した筋収縮の様態で筋力トレーニングを計画する．

● 前腕伸筋群に対するDTTT

前腕伸筋群の伸張性低下や筋力弱化は混在することが多く，その鑑別は容易ではない．そこでDTTTを行って各筋の伸張性を獲得し，その後，筋力や疼痛がどう変化するかを確認することで，病態の把握に一歩近づくことができる．

> **知っ得！**
>
> **求心性・等尺性・遠心性収縮**
>
> 求心性収縮は，筋の長さが短くなりながら張力を発揮する．
> 等尺性収縮は，長さが変わらない状態で張力を発揮する．
> 遠心性収縮は筋の長さが長くなりながら張力を発揮する．

● 短橈側手根伸筋・総指伸筋に対するDTTT

トリガーとなる組織	短橈側手根伸筋
対象とする症状	肘外側部痛および手関節背屈筋力の低下
方法	座位もしくは背臥位にて肘関節伸展位・前腕回内位とする．前腕近位部で短橈側手根伸筋と長橈側手根伸筋の間に指を入れる．他方の手で手関節の遠位部に抵抗を加え，背屈・橈屈運動を疼痛自制内で行う．収縮に伴う筋腹の外側への移動を誘導する．
判定	短橈側手根伸筋のリラクセーションにより圧痛が改善し，筋力が増強したら，筋力低下の原因は疼痛であったと推察できる．
機能的意義	収縮時の疼痛により筋力が低下していることも考えられる．その場合は疼痛を軽減させるためのリラクセーションにより筋力が増強する．筋力低下があり，疼痛が出現している場合はリラクセーションをしても筋力は増強しない．
注意点	筋の疼痛か，関節内病変かを推察する場合にも有効だが，関節内病変の有無はあくまで画像診断を基本にするべきである．

3) 上橈尺関節の不安定性

上橈尺関節は，橈骨頭の関節環状面と尺骨の橈骨切痕で構成され，橈骨頭は前後径が左右径よりも長い楕円状をしている．そのため，前腕回内位では橈骨頭は2mm程外側へ移動し，橈骨頭窩は外下方に傾斜する[30]．この運動を制御しているのが橈骨輪状靱帯と方形靱帯である．**橈骨輪状靱帯**は関節環状面を覆い，関節包と連続性があり，表層は線維層，深層が滑膜層の2層構造である．**方形靱帯**は，橈骨切痕の遠位部から橈骨頭をつなぐ薄い線維状の靱帯で，安定性への寄与は明らかではない．橈骨輪状靱帯の損傷があると，前腕回内外運動時の橈骨頭の運動を制御することが困難になる．

橈骨輪状靱帯の安定性を評価する検査方法は開発されていないため，著者らが臨床で行っている方法を紹介する．前腕回外位で一方の手で肘関節内側部を把持し，他方の手で橈骨頭を把持する．検者の母指を上橈尺関節に置く．被検者には軽く前腕を回内してもらう．その際に母指で橈骨頭を後外側方向に圧迫するように力を加える（図2-38）．このときに，橈骨頭が尺骨から離開する感触を，左右で比較している．

➡橈骨輪状靱帯
annular ligament of radius

➡方形靱帯
quadrate ligament

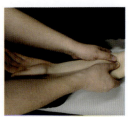

▶図2-38 上橈尺関節の触診

> **運動療法のポイント**
>
> 橈骨輪状靱帯には回外筋の腱が付着している．上橈尺関節の安定性を高めるためにも，回外筋の収縮を促すことは重要になる．また，回外筋と円回内筋の同時収縮を促すことも重要である．ただし，肘関節の屈曲/伸展可動域が制限されると腕橈関節の適切なアライメントが保てないため，この可動域を獲得した状態で行うことが重要になる．

4) 前腕回内可動域の制限

前腕回内可動域は，上・下橈尺関節の運動によって決まる．しかし，前腕回内/回外運動の関節可動域（ROM）測定法では，移動軸が手掌面となっており，橈骨手根関節の運動も反映させてしまっている．そのため，上・下橈尺関節の関節可動域を過大に評価する恐れがある．そこで著者らは，前腕遠位背側面に

おける尺骨頭の近位部を移動軸にして計測を行った(図2-39).その結果は,従来法とともに高い再現性を認め,回内可動域が77.7±4.7°,回外可動域が86.2±3.8°となり,Castingらが報告している正常値[31,32]に近い値となった.以上の結果より,著者らは,回内/回外関節可動域の測定は,前腕遠位背側面における尺骨頭の近位部を移動軸として計測している.

> **運動療法のポイント**
>
> 　前腕回内外運動の制限因子は,①上橈尺関節,②前腕骨間膜,③下橈尺関節に分けられる.
>
> 　ここでは①上橈尺関節について述べる.上橈尺関節の回内/回外運動では,橈骨にspin motionという軸回旋運動が生じる.しかし,橈骨の形状は前後径が長いため,回内に伴い2mm程度外側に移動する[29].この移動を制御する橈骨輪状靱帯の伸張性が低下すると,橈骨の外側への移動が制限される.そのため前述した前腕回内運動時の上橈尺関節における橈骨頭の離開を徒手的に行い,回内可動域を拡大している.

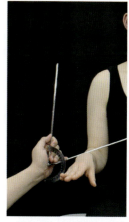

▶図2-39　前腕回内/回外可動域の計測方法

5)肘関節内反の不安定性

　肘関節内反の不安定性は,内反ストレステストで評価する.肘内反に対しては,外側側副靱帯が主要な支持機構になる.**外側側副靱帯**は,上腕骨外側上顆から橈骨輪状靱帯に向かい,下行する.その線維束は橈骨輪状靱帯の前方と後方へ広がり,尺骨の近位外部に停止する.外側側副靱帯のうち,橈骨輪状靱帯の外側部を通過し,後方へ回り込み,尺骨近位外側に付着する線維を,**外側尺側側副靱帯**と呼ぶ.しかしこの靱帯は,解剖体で観察すると,多くは痕跡程度の存在と報告されている[33].

　また,肘関節を他動的に伸展しつつ,橈骨と尺骨を同時に回外させると,橈骨と尺骨が上腕骨に対して後外側へ亜脱臼する.この現象を**後外側回旋不安定症**(PLRI)と呼ぶ.O'Driscollの疼痛誘発テスト(図2-40)によって不安定性が誘発される.

➡外側側副靱帯
lateral collateral ligament

➡外側尺側側副靱帯
lateral ulnar collateral ligament

➡後外側回旋不安定症
postero-lateral rotatory instability : PLRI

> **運動療法のポイント**
>
> 　外側側副靱帯の不安定性を筋活動で制動するのは困難である.前腕伸筋群や肘筋によって制動する可能性も考えられるが,十分な効果は期待できない.装具療法やテーピングなどの使用も考慮する.

> **知っ得!**
>
> **回外筋と腕橈関節の安定性**
> 回外筋の腱は輪状靱帯の外側部に付着することで,伸筋群共通の起始腱が外側上顆から輪状靱帯までを靱帯のように結びつけ補強すると言われている[32].つまり,回外筋は上橈尺関節のみならず,腕橈関節の安定性にも強く関与していることが示唆される.

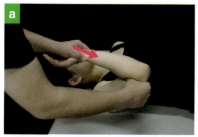

▶図2-40　O'Driscollの疼痛誘発テスト
前腕遠位部から肘関節に軸圧を加えつつ,屈曲回内位から内反を加えながら,肘関節の伸展・回外を行う.

文献

1) O'Driscoll SW, Jaloszynski R, Morrey BF, et al：Origin of the medial ulnar collateral ligament. J Hand Surg 17：164-168, 1992
2) 飛驒進：肘関節側副靭帯の機能解剖 外傷性肘関節拘縮の病態と治療に関連して．日本整形外科学会雑誌 68：864-877, 1994
3) Fleisig GS, Andrews JR, Dillman CJ, et al：Kinetics of baseball pitching with implications about injury mechanisms. Am J Sports Med 23：233-239, 1995
4) Morrey BF, An KN：Articular and ligamentous contributions to the stability of the elbow joint. Am J Sports Med 11：315-319, 1983
5) Regan WD, Korinek SL, Morrey BF, et al：Biomechanical study of ligaments around the elbow joint. Clin Orthop Relat Res 271：170-179, 1991
6) O'Driscoll SW, Lawton RL, Smith AM：The "moving valgus stress test" for medial collateral ligament tears of the elbow. Am J Sports Med 33：231-239, 2005
7) An KN, Hui FC, Morrey BF, et al：Muscles across the elbow joint：a biomechanical analysis. J Biomech 14：659-669, 1981
8) Otoshi K, Kikuchi S, Shishido H, et al：The proximal origins of the flexor-pronator muscles and their role in the dynamic stabilization of the elbow joint：an anatomical study. Surg Radiol Anat 36：289-294, 2014
9) Otoshi K, Kikuchi S, Shishido H, et al：Ultrasonographic assessment of the flexor pronator muscles as a dynamic stabilizer of the elbow against valgus force. Fukushima J Med Sci 60：123-128, 2014
10) 西尾泰彦, 加藤貞利, 三浪三千男：外・内側上顆炎 上腕骨内側上顆炎 その病態と手術療法．骨・関節・靭帯 15：1025-1030, 2002
11) 田島克己, 古町克郎, 内村瑠璃子, 他：肘部管症候群再手術例の検討．東日本整形災害外科学会雑誌 23：58-62, 2011
12) 工藤陽平, 橘滋國：肘部における絞扼性尺骨神経障害の解剖学的病態と手術方法の選択．末梢神経 20：219-220, 2009
13) Martínez MD, Cubas CL, Girbés EL：Ulnar Nerve Neurodynamic Test：Study of the Normal Sensory Response in Asymptomatic Individuals. J Orthop Sports Phys Ther 44：450-456, 2014
14) 林典雄(監), 鵜飼建志(編著)：セラピストのための機能解剖学的ストレッチング 上肢．pp126-130, pp150-152, メジカルビュー社, 2016
15) Riek S, Chapman AE, Milner T：A simulation of muscle force and internal kinematics of extensor carpi radialis brevis during backhand tennis stroke：implications for injury. Clin Biomech (Bristol, Avon) 14：477-483, 1999
16) Bunata RE, Brown DS, Capelo R：Anatomic factors related to the cause of tennis elbow. J Bone Joint Surg Am 89：1955-1963, 2007
17) Nimura A, Fujishiro H, Wakabayashi Y, et al：Joint capsule attachment to the extensor carpi radialis brevis origin：an anatomical study with possible implications regarding the etiology of lateral epicondylitis. J Hand Surg Am 39：219-225, 2014
18) 二村昭元, 秋田恵一：難治性テニス肘はこうみる テニス肘の病態 解剖学の所見から．臨床整形外科 50：303-308, 2015
19) Tsuji H, Wada T, Oda T, et al：Arthroscopic, macroscopic, and microscopic anatomy of the synovial fold of the elbow joint in correlation with the common extensor origin. Arthroscopy 24：34-38, 2008
20) Isogai S, Murakami G, Wada T, et al：Which morphologies of synovial folds result from degeneration and/or aging of the radiohumeral joint：an anatomic study with cadavers and embryos. J Shoulder Elbow Surg 10：169-181, 2001
21) 中川広志, 副島修, 柳志津, 他：上腕骨外側上顆炎に対する鏡視下手術のための解剖学的検討．日本肘関節学会雑誌 15：75-77, 2008
22) 副島修：手・肘関節 鏡視下手術 上腕骨外側上顆炎の鏡視下手術．整形外科 62：782-786, 2011
23) 室賀陽子, 鈴木正孝, 佐久間雅之, 他：手術が必要であった肘滑膜ヒダ障害．臨床整形外科 30：217-220, 1995
24) 日本整形外科学会診療不ガイドライン委員会/上腕骨外側上顆炎ガイドライン策定委員会(編集)：上腕骨外側上顆炎診療ガイドライン．p15, 南江堂, 2006
25) Ruch DS, Papadonikolakis A, Campolattaro RM：The posterolateral plica：a cause of refractory lateral elbow pain. J Shoulder Elbow Surg 15：367-370, 2006

26) 田村雅尋, 清水弘之, 新井猛, 他：腕橈関節の解剖学的検討-滑膜ヒダと橈骨頭の関与について. 聖マリアンナ医科大学雑誌 40：115-127, 2012
27) 新井猛：テニス肘難治化の病態としての滑膜ヒダ. 臨床整形外科 50：333-337, 2015
28) Mihata T, Quigley R, Robicheaux G, et al：Biomechanical characteristics of osteochondral defects of the humeral capitellum. Am J Sports Med 41：1909-1914, 2013
29) 大渕聡已, 高橋和久, 山縣正庸, 他：前腕回内回外運動時の腕橈関節の接触圧分布. 日本臨床バイオメカニクス学会誌 21：263-266, 2000
30) Kapandji IA(著), 荻島秀男, 嶋田智明(訳)：カパンディ関節の生理学 Ⅰ 上肢. pp100-131, 医歯薬出版, 1986
31) Casting J, Santini JJ(著), 井原秀俊(訳)：図解関節・運動器の機能解剖 上肢・脊柱編. pp45-51, 協同医書出版社, 1999
32) 磯貝哲：肘関節外側支持機構に関する解剖学的研究. 整・災外 46：197-202, 2003
33) 関敦仁：肘関節外側側副靭帯の機能解剖-輪状靭帯の組織学的検討. 臨床整形外科 41：1261-1266, 2006

症例ノート②

症　例	40歳代，女性．
診断名	右上腕骨外側上顆炎
現病歴	数か月前に，重い物を持った際に肘関節の外側に疼痛を自覚．その後，徐々に疼痛が増悪し，ペットボトルやビンの蓋を開ける際にも疼痛を感じるようになった． 1年前に肩関節周囲炎で通院していた．現在，肩関節の疼痛はないが，肩の挙上には可動域制限がある．

step 1　どう動かすと痛むのか？：力学的ストレスの明確化

- **疼痛の再現性**　手関節背屈の抵抗運動を行うと，疼痛が再現できた．また，手指伸展の抵抗運動でも疼痛が再現できた．

　→ 短橈側手根伸筋や総指伸筋の付着部への伸張ストレスが疼痛を惹起する！

step 2　どこが痛むのか？：解剖学的評価

- **視診・触診**　熱感：（±）　　発赤：（−）　　腫脹：（−）
- **圧痛所見**　上腕骨外側上顆：（＋）　腕橈関節：（−）　橈骨頭：（±）
　　　　　　短橈側手根伸筋（＋）　総指伸筋：（＋）
- **ストレス検査**　Thomsen test：（＋）　　　　　chair test：（＋）
　　　　　　middle finger extension test：（＋）　fringe impingement test：（−）

　→ 短橈側手根伸筋・総指伸筋の近位付着部での疼痛の可能性あり！

step 3　なぜ，痛むのか？：運動学的評価

- **不安定性**　上橈尺関節の不安定性（＋）
- **姿勢**　上腕骨頭前方偏位・肩甲骨前傾
- **触診**　小円筋，棘下筋圧痛（＋）
- **関節可動域**

	左	右（患側）
手関節掌屈	90°	70°
前腕回内	85°	95°*1
肩関節屈曲	180°	150°
3rd 内旋	20°	−5°*2

- **MMT**

		左	右
手関節	背屈	5	4*1
	掌屈	5	4
前腕回内		5	4*1

＊1：「2-②肘外側の痛み」(p.86)．＊2：「1-③肩外側の痛み」(p.44)

　→ 既往歴の肩関節周囲炎により肩関節の可動域制限が存在しており，それを前腕の過回内により代償しているため，上橈尺関節の不安定性が出現している．さらに前腕屈筋群の筋力が低下しているため，前腕伸筋群の過剰な収縮で代償するようになる．これが前腕伸筋群の過緊張を誘発し，付着部に伸張ストレスが加わったと考えられる．

実際の運動療法

1. 前腕伸筋群のストレッチ

肘関節伸展位で，他動的に手関節掌屈・手指屈曲させる（➡）．

その際，短橈側手根伸筋，総指伸筋の筋腹を橈側・背側方向にダイレクトに伸張する（➡）．

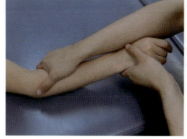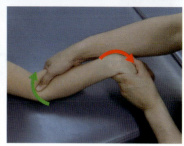

2. 小円筋のリラクセーション

肩関節90°屈曲位で，肩関節外旋を自動介助で行う（➡）．

その際，腋窩で小円筋を腹側へ誘導する（➡）．

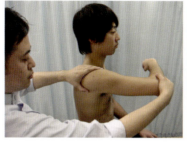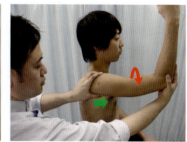

3. 前腕屈筋群の筋力強化

ゴムチューブを用いて，手関節掌屈（➡）の抵抗運動を行う．その際，手根骨の背側移動を誘導するために，手関節部に抵抗を加える．

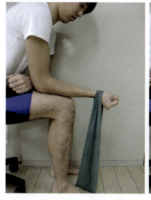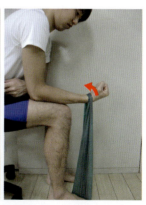

検査と治療 表と裏 短橈側手根伸筋のリラクセーション

短橈側手根伸筋は手関節背屈に作用するため，手関節の背屈運動を促通する（➡）．収縮時，筋腹は外側へ移動するため，筋腹の外側への移動を誘導する（➡）．外側上顆炎では，短橈側手根伸筋の外側への移動量が低下している（田中，2016）．

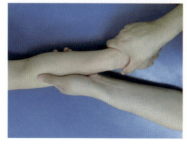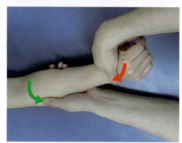

3 手関節・手部

手関節・手部の構造と機能

　手関節には，橈骨と手根骨で構成される**橈骨手根関節**と，手根骨間で構成される**手根中央関節**がある（図3-1）．

　手部の骨は，手根骨，中手骨，指骨（基節骨，中節骨，末節骨）に分けられる．第2〜5指（示指，中指，環指，小指）には，**手根中手関節**（CM joint），**中手指節関節**〔M(C)P joint〕，**近位指節間関節**（PIP joint），**遠位指節間関節**（DIP joint）がある．環指・小指のCM関節は，示指・中指と比べて可動性があり，強い握り込みのときは屈曲する．また母指のCM関節は，鞍関節で特徴的な構造をしている．

　橈骨と尺骨は，近位と遠位で**上・下橈尺関節**を構成し，前腕の回内/回外の運動を行う．

➡ 橈骨手根関節
　wrist joint

➡ 手根中央関節
　midcarpal joint

➡ 手根中手関節
　carpometacarpal joint : CM joint

➡ 中手指節関節
　metacarpophalangeal joint :
　M(C)P joint

➡ 近位指節間関節
　proximal interphalangeal joint :
　PIP joint

➡ 遠位指節間関節
　distal interphalangeal joint :
　DIP joint

➡ 上・下橈尺関節
　proximal/distal radio-ulnar joint

A. 手に生じやすい機能障害

　手関節・手部は，上肢の最も末梢に位置している．更衣動作や炊事など，上肢を用いて行う日常生活動作において，肩や肘はその目的とする位置を規定す

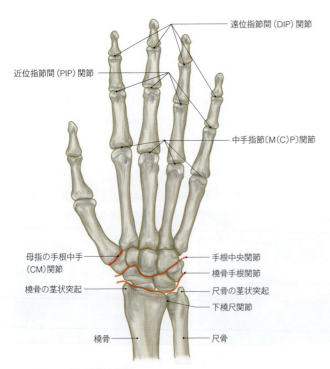

▶図3-1　手と手指の関節
橈尺骨の遠位端に8つの手根骨があり橈骨手根関節，手根中央関節を構成する．さらに手指の骨が連なって指節関節を構成している．

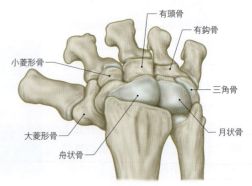

▶図3-2　手関節の骨形態

る．手関節・手部は目的とする作業を巧緻的な動作によって遂行する．スポーツ競技においては，ラケットやバットを握りボールを打ち返す，竹刀で面を打つなど，長い柄を握った状態で衝撃を加える動作も遂行する．また，床から立ち上がる動作，手すりを把持して階段を昇る動作では，自重を支える役割も担っている．

手関節・手部は，日常生活における使用頻度が高く，いわゆる「使い過ぎ（over use）」による関節や組織へのストレスが生じやすい．それによって関節症変化や靱帯組織の肥厚などが生じる．強い外力を受けて骨や軟部組織が損傷すると，疼痛や浮腫，しびれ，可動域制限，握力低下といった機能障害を生じることが多い．

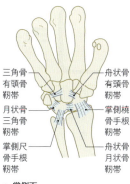

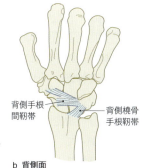

b 背側面

▶図3-3 手関節周囲の靱帯

骨性要素が多く，ゆえに靱帯組織による連結が密である．特に手根骨間は靱帯組織により強固に結合している．

B. 手関節・手部の安定化機構

- **骨形態**：橈骨・尺骨と8つの手根骨により，高い安定性を有する（図3-2）．
- **関節包・靱帯**：骨性要素を支持する靱帯が，橈側・尺側・掌側・背側に数多く存在する（図3-3）．
- **三角線維軟骨複合体**（TFCC：図3-35，p.121）：手関節尺側の安定化機構を担う．回内／回外における下橈尺関節の安定性に関与するとともに，橈骨手根関節を通り抜ける力を吸収し，分散する[1〜3]．
- **母指CM関節**（図3-47，p.134）：第一中手骨と大菱形骨で構成される鞍関節で，靱帯成分で支持されている[4]．

C. 手関節・手部の運動

橈骨・尺骨の遠位には，8つの手根骨がユニットとなって存在し，手関節の運動を担う．

手関節の運動は，橈骨遠位端と近位手根列で構成される**橈骨手根関節**，近位手根列と遠位手根列で構成される**手根中央関節**によって成り立っている．この2つの関節が複合的に動くことで，背屈／掌屈・尺屈／橈屈の運動が可能になる．

近年，運動解析により，手関節掌屈時には橈骨手根関節と手根中央関節は約1：4の比率で，背屈時には約2：1の比率で動くことがわかっている[5]．

また，日常的な手関節の動きの多くは，手関節背屈／橈屈，掌屈／尺屈を伴う．この動きはダーツスロー方向の動きであり，橈骨手根関節の動きが最小限で，手根中央関節が中心の運動であると報告されている[6]．手のリハビリテーションを行う際に考慮すべき重要な運動学的要素である（図3-4）．

さらに，橈骨・尺骨の遠位端で構成される下橈尺関節による前腕の回内／回外の運動は，およそ180°手部を回転させることができる．これによって，前腕−手−手指の，複合的かつ効率的な動きが可能となり，日常生活を支えている．

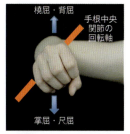

a 前面

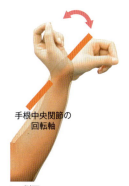

b 側面

▶図3-4 ダーツスロー

1 手部のしびれ

手部のしびれに対する評価戦略をフローチャートに示す．

本項では，肘関節より遠位での絞扼性末梢神経障害に焦点を当て，ステップごとにまとめて述べる．

なお，脳や脊髄などの中枢疾患，糖尿病などの内科疾患，腕神経叢によるしびれではないことを鑑別した前提で述べていく．

step 1　どこがしびれるのか？：力学的ストレスの明確化

前腕以遠の手にしびれが生じている場合，末梢神経である**正中神経・尺骨神経・橈骨神経**のいずれかのトラブルである可能性が高い．末梢神経は上肢の運動に伴い滑走するが，いずれの神経においても解剖学的に狭窄部位が存在し，その部分の滑走障害が発症の引き金となりやすい．

したがって，力学的ストレスとしては狭窄部位による**圧縮ストレス**と，滑走に伴う**摩擦ストレス**が発生しているといえる．

つまり，前腕近位屈側や手掌面の母指側に症状が出現している場合は，正中神経に対する圧縮・摩擦ストレスを疑う．

前腕尺側部や手掌の小指側に症状が出現している場合は，尺骨神経に対する圧縮・摩擦ストレスを疑う．

手背部に症状が出現している場合は，橈骨神経に対する圧縮・摩擦ストレスを疑う．

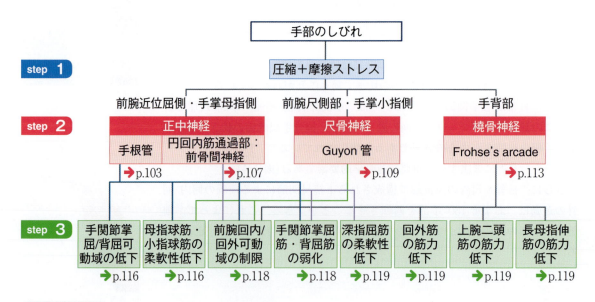

フローチャート　手部のしびれに対する評価戦略

step 2 どこで絞扼されるのか？：解剖学的評価

1）正中神経（手根管）
● しびれが発生する解剖学的要因

　正中神経は、第6頸神経〜第1胸神経から分かれる腕神経叢の枝であり、指尖まで分布する。おもに前腕掌側から橈側手指の運動と知覚を支配する。正中神経は、手関節部において**手根管**と呼ばれる線維性-骨性トンネルを通過する（図3-5）。

　手根管の天井部分は**横手根靱帯**である。南野ら[7]は、10例の横手根靱帯を解剖し、全例で大菱形骨-有鉤骨間、大菱形骨-豆状骨間に付着を、2例で舟状骨-豆状骨間に付着することを認めた。横手根靱帯の直下には正中神経が位置し、4本の浅指屈筋腱、深指屈筋腱、長母指屈筋腱が隣接している（図3-6）。南野ら[8,9]は、手関節や手指の運動に伴う手根管内の正中神経の動きを超音波短軸像で観察し、手関節掌屈位での全手指屈曲運動によって、正中神経は掌側/尺側、つまり横手根靱帯へ押しつけられるように移動し、**手根管症候群**（CTS）患者ではさらにその傾向が強まったと報告している。

➡正中神経
　median nerve

➡手根管
　carpal tunnel

➡横手根靱帯
　transverse carpal ligament

➡手根管症候群
　carpal tunnel syndrome：CTS

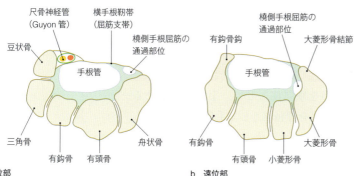

a　近位部　　　　　　　　　　b　遠位部
▶図3-5　手根管の近位と遠位
a：近位部は上壁が横手根靱帯、下壁が有頭骨と有鉤骨、橈側壁が舟状骨、尺側壁が豆状骨で構成されている。
b：遠位部は、下壁が小菱形骨と有鉤骨、橈側が大菱形骨、尺側が有鉤骨で構成されている。

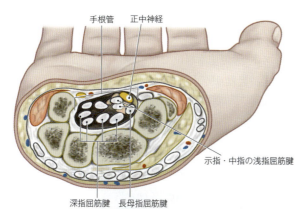

▶図3-6　手根管内を通る屈筋腱と正中神経の位置関係
手根管内において横手根靱帯の直下に正中神経が位置しており、長母指屈筋腱、示指・中指の浅指屈筋腱が隣接している。

また，手根管内には一定の圧がかかっている．正常値は 2.5 mmHg であるのに対し，手根管症候群例は 30 mmHg であり，手関節掌屈位にすると 100 mmHg にもなるとされている[10]．手根管症候群では正中神経領域の症状が出現するが，電気生理学的所見では異常を示さない，つまり正中神経の病態がなく，発症している場合がある[11〜13]．

　一方，内山[14]のMRIによる観察では，手根管症候群患者には，手根管内の屈筋腱鞘の腫脹，正中神経の腫大，横手根靱帯の掌側への張り出しなどが時期を問わずよく認められるとしている．また，発症は女性に多く，妊娠時期や閉経後に起こることから，ホルモンバランスとの関連も指摘されている．一般的に，男性よりも女性のほうが手根管の径が小さいという特徴も，手根管内圧の上昇には大きく影響すると考える．

　以上のことから，屈筋腱と正中神経の摩擦ストレス，および手根管径や手根管内を走行する腱の腫脹や神経の腫大といった内容量の増加によって，神経症状が誘発されると考えられる．

　手根管症候群を誘発するテストはさまざまあるが，基本的には，手根管に対する圧縮ストレスを増強して，疼痛を誘発するものがほとんどである．代表的なものに，Phalen test と Tinel sign がある．

● 手根管症候群の疼痛誘発テスト[15]

Phalen test（図3-7）・逆 Phalen test（図3-8）

- **検査肢位**：Phalen test：両手関節を掌屈位として，手背を合わせる．
  　　　　　逆 Phalen test：両手関節を背屈位として手掌面を合わせる．
- **操作**：検査肢位を 60 秒間保持する．
- **判定**：正中神経領域に症状が出現したら陽性．
- **機能的意義**：手関節を掌屈位に保持することで手根管の内圧が上昇する．これにより，手根管部で正中神経に対して圧縮ストレスを加えることができる．そのため，手根管部で正中神経が圧縮されている場合はしびれなどが出現する．また逆 Phalen テストでは手関節を背屈位にすることで正中神経が遠位に滑走する必要があり，手根管部で強い摩擦ストレスが加わるテストになっている．
- **注意点**：Phalen test と正中神経圧迫テスト（手関節掌屈位で横手根靱帯を掌側から圧迫）を合わせると感度 0.92，特異度 0.92 となる[16]．

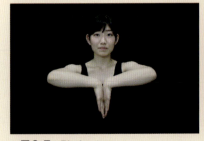

▶ 図3-7　Phalen test

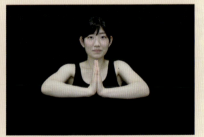

▶ 図3-8　逆 Phalen test

正中神経の Tinel-like sign（図3-9）

- **検査肢位**：治療台など安定したところに被検者の前腕を回外位で置く．
- **操作**：検者は被検者の手背から手関節を把持し，豆状骨-大菱形骨間を打腱器で叩打する．
- **判定**：叩打により正中神経領域に症状が出現したら陽性．
- **機能的意義**：叩打による刺激で，正中神経に直接刺激を与える．手根管内圧が上昇し，正中神経が圧迫されている場合，叩打による刺激で神経症状が誘発される．
- **注意点**：感度は0.27〜0.75，特異度は0.41〜1.0である[15]．

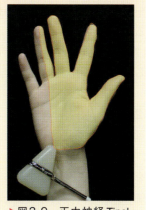

▶図3-9　正中神経 Tinel-like sign
正中神経支配域を黄色で示す．

● 手根骨・横手根靱帯の触診

①**大菱形骨・豆状骨の触診**[17]（図3-10）

　大菱形骨は，母指中手骨とCM関節を形成する．触診の際はまず母指中手骨底部を指で挟み，もう一方の手で母指中手骨骨幹部を把持し，CM関節を屈曲伸展させる．このとき運動している母指中手骨と，動いていない大菱形骨の境目を確認できれば，その近位が大菱形骨である．また，舟状骨結節を触れ，そのすぐ遠位を指で圧迫すると，深部で骨突起を触知できる．これが**大菱形骨結節**である．

　豆状骨は，手関節掌側から小指球筋の近位に指を当て，円を描くように軽く圧迫すると骨隆起が確認できる．これが豆状骨である．

②**有鈎骨の触診**[17]（図3-11）

　有鈎骨は，近位では三角骨と手根中央関節の一部を形成し，遠位では環指・小指とCM関節を形成する．環指・小指のCM関節は，示指や中指と比べて

➡大菱形骨
trapezium

➡大菱形骨結節
tubercle of trapezium

➡豆状骨
pisiform

➡有鈎骨
hamate

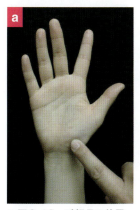

▶図3-10　手根骨の位置
a：大菱形骨結節の位置，b：豆状骨の位置

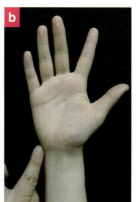

▶図3-11　有鈎骨鈎の位置

可動性がある．

　触診は，小指中手骨底部付近に指を当て，小指中手骨を他動的に屈伸させる．このとき可動している中手骨と固定されている有鈎骨の境目を確認できれば，その近位が有鈎骨である．

　また，母指で豆状骨を触診し，触れている母指を示指MP関節に向けて合わせ，そのまま圧迫を加えると深部で骨突起が確認できる．これが**有鈎骨鈎**である．

➡有鈎骨鈎
hook of hamate

③横手根靱帯の触診（図3-12）

　横手根靱帯近位部は大菱形骨結節と豆状骨を目印とし，遠位部は大菱形骨結節と有鈎骨鈎を目印とする．

　目印を結んだラインに指を当て，軽く圧迫しながら手関節をゆっくり背屈すると，横手根靱帯の緊張が確認できる．また，橈側側と尺側側の目印を把持し，付着部を遠ざけるように引き離すと，横手根靱帯の緊張の変化を確認できる．

● 触診と検査結果から何が考えられるのか？

　Phalen test，Tinel signが陽性であれば，手根管症候群が疑われる．また，母指球筋の明らかな萎縮（**猿手**）や，正中神経の神経伝導速度，MRIによる手根管内の評価により異常があれば，手根管症候群が確定的となる．発症初期は運動療法の適応はなく，装具療法などにより患部の安静を図ることが大切である．

➡猿手
ape hand

　手根管に圧縮＋摩擦ストレスを引き起こす要因を運動学的に考えると，以下の4つが考えられる．

①手関節掌屈/背屈可動域の低下 ➡ step 3 p.116

　Ryuら[18]の報告によると，日常生活動作が不自由なく行える手の角度は，手関節掌屈40°，背屈40°，橈屈10°，尺屈30°であるとしている．橈骨遠位端骨折後の拘縮などで可動域がこれよりも低下している場合，前腕屈筋群・伸筋群の筋力は十分に発揮しにくい．一方で，手指の屈筋群が過活動となり，手根管内における摩擦ストレスの上昇を引き起こす可能性がある．

②母指球筋・小指球筋の柔軟性低下 ➡ step 3 p.116

　母指球筋の短母指屈筋・短母指外転筋・母指対立筋，小指球筋の小指外転筋・短小指屈筋・小指対立筋は横手根靱帯に付着する[18]．横手根靱帯は，手根管内圧が上昇すると掌側に押し出されながら緊張する現象（**掌側張り出し**）が，MRIで確認されている[14]．これらの筋の過剰な緊張は，屈筋支帯の掌側張り出しを妨げ，手根管内圧の上昇を惹起する可能性が考えられる．

③前腕回内/回外可動域の制限 ➡ step 3 p.118

　日常生活における前腕以遠の動作は，前腕・手関節・手指の複合運動である．
　前腕の回内/回外可動域の制限は，手関節と肩関節の運動で代償可能である．回内/回外可動域の制限がある場合，手関節掌屈/背屈による代償により，前腕屈筋群は過剰に活動する．これにより手根管内圧は上昇する．

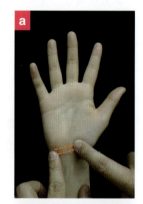
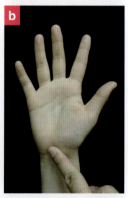

▶図3-12　横手根靱帯の位置

a：付着部と走行イメージ．
b：靱帯実質部．

④手関節掌屈筋・背屈筋の弱化 → step 3 p.118

　浅指屈筋・深指屈筋は，手指の屈曲作用の他に手関節掌屈に作用する．他の手関節掌屈筋の筋力が弱化すると，浅指屈筋・深指屈筋による代償的な活動が生じ，屈筋腱への滑走に伴う摩擦ストレスを引き起こす可能性がある．

　また，手指の効率的な把持動作は，手関節がやや背屈位であることが好ましい．背屈筋の弱化により手関節が不安定になる．MP 関節，PIP 関節，DIP 関節が十分に屈曲することで，浅指屈筋・深指屈筋と手内筋が同時に収縮し，強い把持が可能となるが，手関節が中間位からやや掌屈位になると MP 関節が屈曲せず，PIP 関節と DIP 関節が優位に活動する．これは浅指屈筋・深指屈筋が優位に活動し，握り込みを行うからである．したがって，手根管内における摩擦ストレスを増大させる可能性が考えられる．

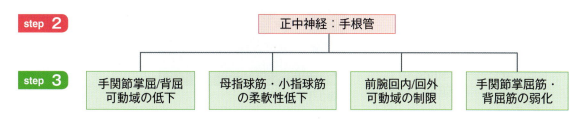

フローチャート　正中神経：手根管に原因があると考えられる場合

2) 正中神経（円回内筋通過部：前骨間神経）
● 疼痛が発生する解剖学的要因

　前骨間神経は，円回内筋通過部で**正中神経**から分枝し，**浅指屈筋**と**深指屈筋**の間を走行して，長母指屈筋と深指屈筋（示指）および方形回内筋に分布する（図 3-13）．

→前骨間神経
anterior interosseous nerve

　スポーツなど同じ動作を繰り返し行う頻度の高い症例や，重量物を運ぶ症例の術中所見では，上腕二頭筋腱膜の肥厚や円回内筋の炎症所見を認めたという報告がある[19]．また，浅指屈筋の起始部は幅広い腱膜構造を呈しており，上腕二頭筋腱膜を含めた腱膜組織の肥厚や円回内筋の筋緊張，柔軟性の低下は，前骨間神経への圧迫ストレスや摩擦ストレスを増大させる要因の 1 つと考えられる．

　前骨間神経麻痺が生じる要因は明らかではない．絞扼性神経障害と神経炎に分けられ，神経炎の場合は剥離術後に「くびれ」を確認できる[20]．臨床症状としては，前駆症状として肘～前腕の疼痛，その後運動麻痺が生じ，母指 IP 関節と示指 DIP 関節の屈曲ができなくなる（図 3-14）．

　前骨間神経麻痺で生じるのは，運動麻痺のみである．したがって特徴的な運動麻痺の有無と電気生理学的検査，MRI による精査によって評価される．

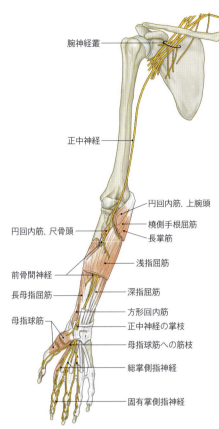

▶図3-13　前骨間神経

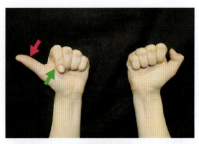

▶図3-14　前骨間神経麻痺
写真左は母指IP関節（→）と示指DIP関節（→）の屈曲不全がある．

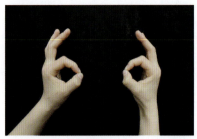

▶図3-15　perfect O

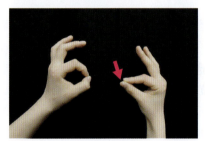

▶図3-16　tear drop sign（右）

● 前骨間神経麻痺の評価

perfect O（図3-15）

- **検査肢位**：治療台など安定したところに被検者の前腕を中間位で置く．
- **操作**：検者は被検者に示指と母指の先端を合わせ「OKサイン」を作るよう指示する．
- **判定**：母指IP関節，示指DIP関節の屈曲不全，いわゆるtear drop sign（図3-16）がでたら陽性．
- **機能的意義**：前骨間神経は長母指屈筋，示指の深指屈筋，方形回内筋を支配する．これらの筋機能不全が生じると，指尖部同士を合わせることが困難になる．
- **注意点**：方形回内筋の麻痺では，腕橈骨筋や円回内筋の作用による代償機能が働くため，回内不全は生じにくい．

● 前腕屈筋群に対するDTTT

円回内筋や浅指屈筋といった前腕屈筋群による前骨間神経への圧迫ストレス

と摩擦ストレスが，症状を誘発する可能性があり，これらの柔軟性を評価することは重要な指標となる．前腕屈筋群の個別の柔軟性の評価については，「2 肘関節」を参照されたい（→ pp.75-78）．

● 触診と検査結果から何が考えられるのか？

tear drop sign，電気生理学的検査，MRIなどにより神経病変が見つかった場合，あるいは手術所見で前骨間神経自体にくびれや圧迫などの所見があれば，前骨間神経麻痺と診断される．

一方，運動障害はあるものの，明らかな異常が認められない場合も散見され，医師が確定診断をくだすのに苦労する疾患ともいわれている．

重量物の運搬や，手や前腕の繰り返し動作によって発症するケースが多く，前骨間神経への圧縮・摩擦ストレスが増強することで症状が誘発される可能性がある．その運動学的要因は3つに分けられる．

①前腕回内/回外可動域の制限 → step 3 p.118

前腕回内/回外可動域の制限がある場合，手関節による代償が行われ，その際に前腕筋群の過活動が引き起こされる．前腕屈筋の過活動により，前骨間神経の摩擦・圧縮ストレスが増大する可能性がある．

②手関節掌屈筋・背屈筋の弱化 → step 3 p.118

前骨間神経は，浅指屈筋と深指屈筋の間を走行する．手根管症候群の項で述べたように（→ p.103），手関節掌屈/背屈の筋力低下によって浅指屈筋と深指屈筋が優位に活動した場合，前骨間神経への摩擦・圧縮ストレスが増大する可能性が考えられる．

③深指屈筋の柔軟性低下 → step 3 p.119

前骨間神経麻痺は，浅指屈筋腱膜の肥厚や圧迫が要因の1つと考えられている．一方で，前骨間神経の深層には，深指屈筋が位置する．深指屈筋の柔軟性が低下していると，前骨間神経にかかる摩擦・圧縮ストレスが大きくなる．

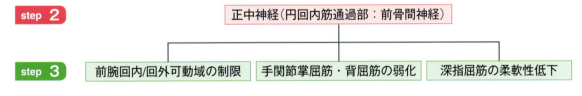

フローチャート　前骨間神経に原因があると考えられる場合

3）尺骨神経：Guyon管
● 疼痛が発生する解剖学的要因

尺骨神経は，第8頸神経，第1胸神経から下神経幹に分枝し，内側神経束から指尖まで分布する末梢神経である．おもに前腕〜手指尺側の運動と知覚を支配する（→ p.79）．

→ 尺骨神経 ulnar nerve

→ 尺骨神経管 ulnar tunnel

Guyon管（**尺骨神経管**）は，掌側手根靭帯の近位端から有鉤骨鉤部までを指す．床は横手根靭帯，天井は掌側手根靭帯，尺側は豆状骨と豆鉤靭帯，橈側は

有鈎骨鈎で構成されるトンネル構造である（図3-17）．村瀬ら[21]は，Guyon管を肉眼的に解剖した研究において，絞扼部位として豆鈎靱帯部，短小指屈筋近位部の線維性アーチ，小指外転筋・短小指屈筋の破格筋を挙げている．

尺骨神経はGuyon管レベルの豆状骨の近くで2本の枝に分かれる．浅枝は，短掌筋に運動枝を送ったのち，小指と環指尺側1/2の知覚枝に分枝する．深枝は，母指球筋と橈側2本の虫様筋を除く手内筋のすべてに分枝する．絞扼性神経障害が生じる場合，絞扼部位によって異なる症状を呈する．絞扼部位はGrossら[22]によると3つのzoneに分かれる．尺骨神経の分枝前，分枝後の深枝，分枝後の浅枝である（図3-18, 表3-1）．また，本邦では津下・山河の分類を用いる場合もある[23]（表3-2）．

● 表3-1　Grossらによる分類：Guyon管（尺骨神経管）の絞扼部位（一部改変）

	絞扼部位	症状	よくあるケース
zone 1	浅枝，深枝の分枝前	尺骨神経支配の全手内筋の萎縮，筋力低下 小指球部，環指，小指の感覚障害	有鈎骨（鈎）骨折
zone 2	分枝後の深枝	尺骨神経支配の全手内筋の筋萎縮・筋力低下	有鈎骨（鈎）骨折
zone 3	分枝後の浅枝	小指球部，環指，小指の感覚障害と短掌筋の運動障害	尺骨動脈血栓症，動脈瘤

● 表3-2　津下・山河の分類：Guyon管（尺骨神経管）の絞扼部位

	障害部位	障害神経	頻度（％）
Ⅰ型	尺骨神経の中枢	知覚枝と運動枝	61.7
Ⅱ型	尺骨神経管部	知覚枝のみ	6.4
Ⅲ型	小指球筋枝分岐部より中枢	運動枝のみ	12.8
Ⅳ型	小指球筋枝分岐部より末梢	小指球筋筋枝を除く運動枝	19.1

Guyon管症候群は，手根管症候群や肘部管症候群に比べると，その頻度は高くはない．発生要因として，ガングリオンや外傷，腱索の存在，破格筋などによる尺骨神経への圧迫ストレスが問題となることが多いと報告されている[24]．また，松葉杖やペンチの使用，自転車のグリップなどによって発症するという報告もあり[24]，Guyon管内への圧縮ストレスが発症の引き金になっていると考えられる．

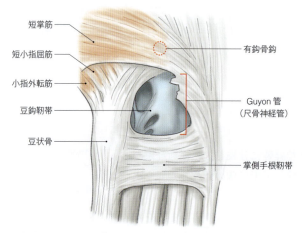

▶図3-17　Guyon管

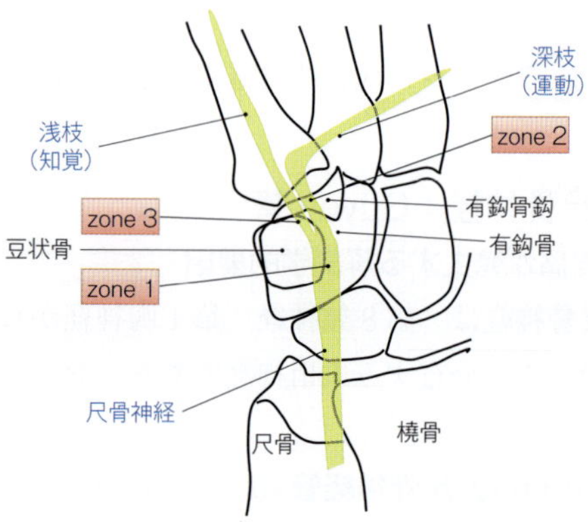

▶図3-18　尺骨神経の分枝と絞扼部位

尺骨神経障害を誘発するテストでは，小指外転筋の神経伝導速度を測定し，CT・MRIによる評価が重要である．加えて，尺骨神経麻痺の有無を判別するテストが用いられる．

● Guyon管症候群の症状誘発テスト

尺骨神経の Tinel-like sign（図3-19）

- **検査肢位**：治療台など安定したところに被検者の前腕を回外位で置く．
- **操作**：検者は，被検者の手背から手関節を把持し，Guyon管を打腱器で叩打する．
- **判定**：叩打により尺骨神経領域に症状が出現したら陽性．
- **機能的意義**：叩打による刺激で尺骨神経に直接刺激を与える．Guyon管内圧が上昇し，尺骨神経が圧迫されている場合，叩打による刺激で神経症状が誘発される．
- **注意点**：運動枝のみの障害の場合は，陰性となる．

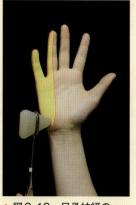

▶ 図3-19　尺骨神経の Tinel-like sign
尺骨神経支配域を黄色で示す．

Froment sign（図3-20）

- **検査肢位**：治療台など安定したところに被検者の前腕を置き，両手母指と示指のみで紙をつまむ．
- **操作**：検者は，被検者に両手でつまんでいる紙を引っ張り合うように指示する．
- **判定**：母指IP関節が屈曲（長母指屈筋による代償）したら陽性．
- **機能的意義**：強く引っ張り合うことで，母指内転筋の筋出力が必要になるが，尺骨神経麻痺がある場合，筋出力が困難なため，正中神経領域の長母指屈筋や示指の深指屈筋などで代償される．

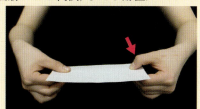

▶ 図3-20　Froment sign

Wartenberg reflex（図3-21）

- **検査肢位**：治療台など安定したところに被検者の前腕回内位で置く．
- **操作**：検者は，被検者に小指の内転／外転をするよう指示する．
- **判定**：内転が困難であれば陽性．
- **機能的意義**：小指の内転は第4掌側骨間筋によって行われるが，尺骨神経麻痺がある場合，掌側骨間筋が機能しないため困難となる．

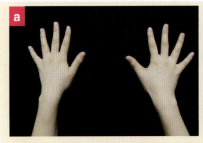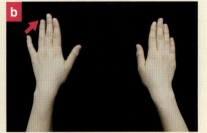

▶図3-21　Wartenberg reflex
a：手指外転位　b：小指内転が不能であれば陽性（写真左）

> **palmaris brevis sign**（図3-22）
> ・検査肢位：治療台など安定したところに被検者の手を前腕回外位で置く．
> ・操作：検者は被検者に小指の外転を行うよう指示する．
> ・判定：短掌筋の収縮（皺が深くなる）が強く認められたら陽性．
> ・機能的意義：zone 2（表3-1）ですべての深枝が障害されて小指球筋が萎縮した場合，小指外転によって短掌筋の収縮が強調される．
> ・注意点：健常でもみられる現象であるので，他の検査も含めて総合的に判断する必要がある．

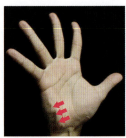

▶図3-22　palmaris brevis sign

● Guyon管（尺骨神経管）の触診（図3-23）
　まず豆状骨を触れる．次に有鈎骨鈎を目印とし，豆状骨から橈側に，有鈎骨鈎から近位に線を引く．その交点がGuyon管の近位側となる．

● 触診と検査結果から何が考えられるのか？
　以上のテスト・検査が陽性であれば，Guyon管症候群が疑われる．またガングリオンや腱索など，明らかな占拠性病変によるものは運動療法の適応にはならない．
　一方，それ以外の要素で尺骨神経管の圧上昇を引き起こす要因を考えると，以下の2つの運動学的要因が挙げられる．

①小指球筋の柔軟性低下　▶ step 3　p.116
　小指球は，屈筋支帯・有鈎骨鈎・豆状骨に付着する．これらはGuyon管の構成要素でもある．小指球筋全体の柔軟性低下や筋緊張は，掌側手根靭帯や屈筋支帯を圧迫する可能性がある．

②前腕回内可動域の制限　▶ step 3　p.118
　ドライバーを回す動作やラジオペンチを使う動作は，前腕の回内動作＋手関節の掌屈/尺屈動作を用いることが多い．このような状況で前腕回内可動域の制限がある場合，手関節尺屈＋掌屈の割合が大きくなる．それにより，握りしめる柄の部分はさらに小指球に圧迫され，Guyon管の圧上昇につながる．

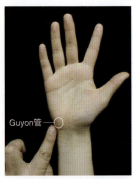

▶図3-23　Guyon管の位置

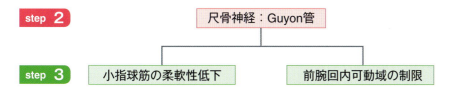

フローチャート　尺骨神経：Guyon管に原因があると考えられる場合

4）橈骨神経（後骨間神経）

● しびれが発生する解剖学的要因

橈骨神経は，第5〜8頸神経から上・中・下神経幹に分枝し，後神経束から手背まで分布する末梢神経である．おもに上腕後面〜前腕，手指背側の運動と知覚を支配する．橈骨神経は回外筋の近位で浅枝と深枝に分かれ，深枝は**回外筋**の入り口（Frohse's arcade）から遠位へと走行し，回外筋を貫通して総指伸筋，母指，小指の伸筋へ走行する（図3-24）．

前骨間神経麻痺は，手術所見において明らかな絞扼所見がないケースも散見される．一方で，**後骨間神経麻痺**の絞扼部位は，Frohse's arcade，**回外筋の出口**，**短橈側手根伸筋**，**上腕骨小頭**が挙げられている[19, 25, 26]．

後骨間神経麻痺の代表的な症状は**下垂指**である．また筋電図検査にて，後骨間神経領域の筋出力を検査する．

➡橈骨神経
radial nerve

➡後骨間神経
posterior interosseous nerve

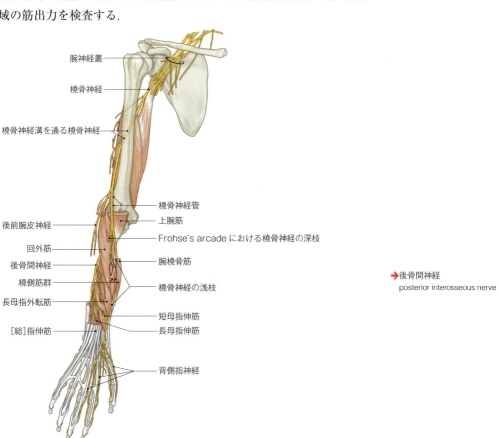

➡後骨間神経
posterior interosseous nerve

▶図3-24　後骨間神経

後骨間神経麻痺誘発テスト（図3-25）

- **検査肢位**：被検者は治療台など安定したところに前腕回内位で前腕を遠位に置く．手関節以遠は台から出しておく．
- **操作**：検者は，被検者に母指から小指までの手指伸展運動を行うよう指示する．また手関節背屈運動を行うよう指示する．
- **判定**：手関節の背屈が可能で，手指の伸展が不能である場合は陽性．
- **機能的意義**：Frohse's arcade や回外筋出口などの狭窄により後骨間神経が圧迫を受けると運動麻痺の神経症状が出る．
- **注意点**：DIP 関節，PIP 関節は正中神経・尺骨神経支配の骨間筋の収縮により伸展可能である．MP 関節の伸展が十分出ているかを観察する．

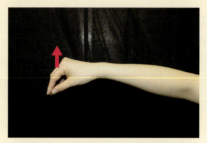

▶図3-25　後骨間神経麻痺誘発テスト（下垂指）

● 回外筋の触診[17]（図3-26）

回外筋
- 起　始：上腕骨外側上顆，尺骨回外筋稜，外側側副靱帯，橈骨輪状靱帯
- 停　止：橈骨上部
- 神経支配：橈骨神経
- 作　用：前腕の回外，肘関節の伸展

➡回外筋
supinator m.

前腕の回外作用をもつ伸筋群の活動を抑制するため，手関節は最大背屈位にする．回外運動を反復させると，上腕骨外側上顆から起始する線維と尺骨回外筋稜より起始する線維に触知できる．

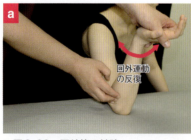
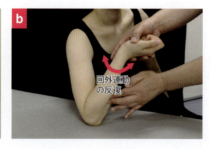

▶図3-26　回外筋の触診
a：上腕骨外側上顆のレベルで触れる．
b：尺骨回外筋稜のレベルで触れる．

● 触診と検査結果から何が考えられるのか？

　筋電図・MRI による精査，および後骨間神経麻痺誘発テストが陽性であれば，後骨間神経麻痺が疑われる．手術適応の場合，運動療法は適応にならない．

　後骨間神経の絞扼を引き起こす要因について運動学的に考えると，以下の4つが考えられる．

①前腕回内可動域の制限 ➡ step 3 p.118

　回外筋は，前腕回内により伸張される．回内可動域が制限されると，回外筋自体の伸張性が低下し，柔軟性が乏しくなる．これにより絞扼部位への圧縮ストレスが助長される．また，前腕回内可動域の制限を手関節掌屈で代償した場合，短橈側手根伸筋の起始と停止は引き伸ばされる．その状態で筋収縮を繰り返す動作をすることで，後骨間神経への摩擦・圧縮ストレスが助長される可能性がある．

②回外筋の筋力低下 ➡ step 3 p.119

　回内/回外動作や手関節背屈動作の反復は，回外筋や短橈側手根伸筋の過緊張を生じさせる．これが Frohse's arcade や短橈側手根伸筋腱膜へのストレスとなり，後骨間神経の絞扼につながる可能性がある．回外筋自体の筋力が低下している場合，回内/回外動作自体がストレスとなり，筋緊張を招く可能性がある．

③上腕二頭筋の筋力低下 ➡ step 3 p.119

　上腕二頭筋は前腕回外の主動作筋であり，回外筋の約3倍の生理学的横断面積をもつ．上腕二頭筋の筋力低下が生じた場合，回外筋や前腕伸筋群が代償的に張力を必要とするため，筋緊張が亢進し，後骨間神経周囲の圧が上昇する可能性がある．

④長母指伸筋の筋力低下 ➡ step 3 p.119

　ドライバーのネジを締める動作は，前腕回外動作が主体である．このとき長母指伸筋や回外筋，上腕二頭筋が強力に作用する．長母指伸筋の筋力低下や機能不全により回外筋の代償的な活動が生じると，後骨間神経周囲の圧が上昇する可能性がある．

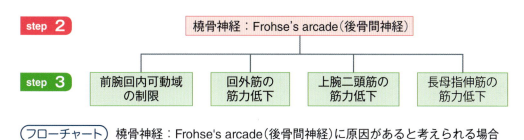

フローチャート　橈骨神経：Frohse's arcade（後骨間神経）に原因があると考えられる場合

step 3 なぜ，しびれるのか？：運動学的評価

1）手関節掌屈/背屈可動域の低下

　手関節掌屈/背屈は，橈骨手根関節と手根中央関節の複合運動である．一般的に手関節の可動域は，日本整形外科学会・日本リハビリテーション医学会が規定する可動域に準じて計測される．しかし，この方法では可動域制限の原因が橈骨手根関節にあるのか，手根中央関節にあるのかがわからない．

　そこで，ダーツスロー運動を用いて評価する．Moritomo ら[6]は，手根中央関節の純粋な運動は，橈屈背屈位と掌屈尺屈位を結ぶ運動であると報告している．

　ダーツスロー運動(図3-27)は，前腕回内 45°で手関節橈屈背屈/掌屈尺屈の運動である．ダーツスロー運動の数値化についての報告はあるものの[27]，報告数が少ないこと，また計測に特殊な装置を用いるため，あまり普及していない．

　そのため評価としては，前腕回内 45°で検者が被検者の前腕を固定し，ダーツスロー運動を左右で行ってもらい，患側の動きを観察する．また，他動的に操作してend feelの左右差を評価する．ダーツスロー運動の制限が強い場合は，特に手根中央関節の運動が制限されていると考える．

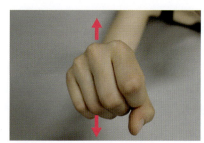
▶図3-27　ダーツスロー運動

2）母指球筋・小指球筋の柔軟性低下

　母指球・小指球は，手関節をまたがずに付着する手内筋と手関節をまたぐ手外筋で構成されている．

　母指球の手内筋は，短母指屈筋・短母指外転筋・母指内転筋・母指対立筋で構成され，小指球の手内筋は小指外転筋・小指対立筋・短小指屈筋・短掌筋で構成される．このうち，横手根靱帯には母指内転筋以外の筋が付着する．

　これらの筋の柔軟性を評価するには，触診による評価が重要になる．手外筋の影響を排除するため，手関節は掌屈位とする．対象とする筋の起始と停止を離すことで筋が緊張するのを確認する．

　一方，母指球筋・小指球筋の柔軟性低下が，手根管の圧を上昇させているかを鑑別する検査はない．そこで，著者らは，母指球筋・小指球筋の柔軟性低下により手根管内圧が上昇している可能性を考え，以下のDTTTを行い，鑑別している．

● 母指球筋に対するDTTT

トリガーとなる組織	短母指屈筋，短母指外転筋，母指対立筋
対象とする症状	正中神経領域のしびれ
方法[28]	〈短母指屈筋：図3-28〉 手関節を掌屈位とし，手関節掌屈筋群を緩める．第2，3中手骨を固定し，母指のCM関節の伸展・MP関節の伸展を行い伸張する．

	〈短母指外転筋：図3-29〉 手関節を掌屈位とし，手関節掌屈筋群を緩める．母指CM関節での掌側内転，母指MP関節の伸展操作で伸張する． 〈母指対立筋：図3-30〉 手関節を掌屈位とし，手関節掌屈筋群を緩める．母指中手骨を把持し，母指CM関節で橈側外転・伸展・回内操作で伸張する．
判定	ストレッチにより母指球筋が緩み，しびれが減弱すれば母指球筋の筋緊張により横手根靱帯の掌側への張り出しが制限され，手根管内圧が上昇した可能性を考える．
機能的意義	母指球筋による手根管への圧迫がある場合，これらの緊張が減弱することで症状が緩和する．
注意点	ストレッチの際，手関節の過度な掌屈は手根管を圧迫するので，軽度掌屈位で行う．

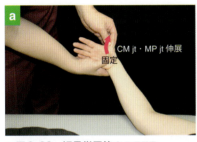 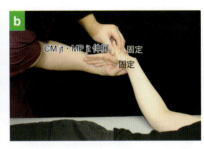

▶図3-28 短母指屈筋のDTTT
a：手掌面．
b：側面．基節骨を把持してCM関節・MP関節の伸展操作を加える．

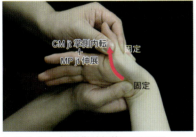 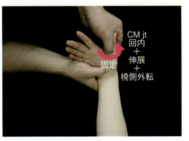

▶図3-29 短母指外転筋のDTTT　　▶図3-30 母指対立筋のDTTT

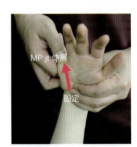

▶図3-31 短小指屈筋のDTTT

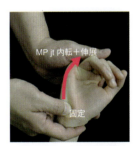

▶図3-32 小指外転筋のDTTT

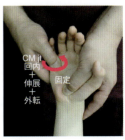

▶図3-33 小指対立筋のDTTT

● 小指球筋に対するDTTT

トリガーとなる組織	短小指屈筋，小指外転筋，小指対立筋
対象となる症状	正中神経領域のしびれ
方法[26]	〈短小指屈筋：図3-31〉 手関節を掌屈位で固定し，小指のMP関節を伸展する． 〈小指外転筋：図3-32〉 豆状骨を遠位から固定し，小指のMP関節を内転・伸展方向に操作する． 〈小指対立筋：図3-33〉 小指CM関節の伸展・外転方向に操作しつつ，対立動作と反対の第5中手骨の回内操作を行う．
判定	ストレッチにより小指球筋が緩み，しびれが減弱すれば，小指球筋の筋緊張により横手根靱帯の掌側への張り出しが制限され，手根管内圧が上昇した可能性を考える．
機能的意義	小指球筋による手根管への圧迫がある場合，これらの緊張が減弱することで症状が緩和する．

3　手関節・手部

注意点	掌屈位は手根管圧迫肢位なので、短小指屈筋のストレッチのときは軽度掌屈位とする。小指外転筋の操作の時、手根管を直接圧迫しないよう気をつける。

3）前腕回内/回外可動域の制限

回内/回外の可動域測定については「表2-1　前腕屈筋群の可動域測定」（→p.83）を参照されたい．

運動療法のポイント

前腕回内/回外運動の制限因子は，①上橈尺関節，②前腕骨間膜，③下橈尺関節に分けられる．ここでは③下橈尺関節について述べる．

回内/回外運動時，下橈尺関節では橈骨が尺骨頭の周りを車のワイパーのように動く．この動きは，骨間膜および腹側・背側の橈尺靱帯によって制動されている[29]．橈尺靱帯は，掌側と背側に２本ずつ存在し，浅枝と深枝と呼ばれ，付着部も異なる．回外時には掌側浅枝と背側深枝が緊張し，回内時には背側浅枝と掌側深枝が緊張することで制動している（図3-34）．

●表3-3　橈尺靱帯の構造

浅枝	尺骨茎状突起に付着する．	背側浅枝（DSL）	回内時に緊張
		掌側浅枝（PSL）	回外時に緊張
深枝	尺骨小窩に付着する．	背側深枝（DDL）	回外時に緊張
		掌側深枝（PDL）	回内時に緊張

→背側浅枝
dorsal superficial limb：DSL

→掌側浅枝
palmar superficial limb：PSL

→背側深枝
dorsal deep limb：DDL

→掌側深枝
palmar deep limb：PDL

回内/回外の可動域制限がある場合，まずは前腕屈筋群・伸筋群のストレッチを行う．下橈尺関節の徒手操作では，尺骨側を把持して固定し，橈骨側を動かすようにする．

4）手関節掌屈筋・背屈筋の弱化

前腕屈筋群の中で手指の運動に関与しないのは，橈側手根屈筋・尺側手根屈筋である．前腕伸筋では，長・短橈側手根伸筋である．

これらの筋固有の純粋な筋力を評価することは難しい．しかし，筋力を評価する際に，それぞれの起始と停止を近づけるような運動方向を誘導し，その運動に純粋に拮抗するように抵抗を加えることで，ある程度の個別の筋力を把握できる．

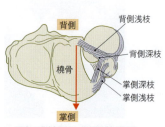
a　回内：背側浅枝と掌側深枝が緊張

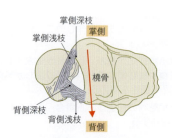
b　回外：背側深枝と掌側浅枝が緊張

▶図3-34　右上肢の橈尺靱帯（近位から見る）

> **運動療法のポイント**
> 　筋力強化トレーニングをする際，手関節の掌屈/背屈を伴う等張性収縮では，手根管内圧が変動しやすい可能性がある．そのため，等尺性収縮を用いた筋力強化が望ましい．

5）深指屈筋の柔軟性低下
　深指屈筋は，骨間膜に付着する前腕の深層筋である．深指屈筋は，浅指屈筋のように1本の腱に1本の筋束があるのではなく，1つの筋から4本の腱が発生しているため，分離運動は困難である．したがって評価は，前腕回外位（骨間膜を緊張させる）＋手関節背屈位，そこからMP関節〜DIP関節まで，示指〜小指の伸展運動を行い，end feelや痛みの確認を行う．

> **運動療法のポイント**
> 　ストレッチングの際は，手関節からDIP関節までをしっかり伸展させることが重要だが，ストレッチングを重視するあまり各関節の最大伸展域まで押し込むと，関節へのストレスが強くなる．全体的に少しずつ伸展していくことで，関節の負担を減らすことができる．

6）回外筋，上腕二頭筋，長母指伸筋の筋力低下
　回外筋を個別に評価する際，それぞれの筋に対する触診が重要である．抵抗運動に伴う筋の膨隆や固くなっていく変化を捉える．
　また，検査肢位についてもいくつか工夫が必要である．上腕二頭筋は，肘関節90°屈曲位で最も効率的に回外トルクを生む[4]．また力強く，早い収縮で筋活動が起こりやすい．一方，回外筋は，肘の関節角度に影響されずに筋活動が生じ，前腕回内位からの回外運動が最も効率的である．また軽い負荷の前腕回外運動で活動し，そのとき上腕二頭筋は活動しないことから，回外筋は回内位からの軽い抵抗運動と触診で個別評価ができると考える．さらに上腕二頭筋の張力を減弱させるため，肘関節を90°以上屈曲させた状態で評価する．上腕二頭筋は，肘関節90°屈曲位，前腕回内外中間位からの強く速い収縮で評価する．
　長母指伸筋は，他の2つと違い，手関節をまたいで母指に付着する．そのため抵抗は母指IP関節に加えるが，肘関節は90°以上屈曲させ，前腕は回外位として，他の筋の張力を弱めた状態で評価する．

➡ 回外筋
supinator m.

➡ 上腕二頭筋
biceps brachii m.

➡ 長母指伸筋
extensor pollicis longus m.

> **運動療法のポイント**
> 　筋力強化は，それ自体が筋緊張を強くする可能性がある．いわゆる生理的横断面積を増やすような負荷の強い筋力強化ではなく，運動に伴って筋収縮が確実に行われていることを確認しながら，自重での運動程度から徐々に始める．

2 手関節尺側部の痛み

本項では，特に step 3 で重複する項目が多いことから，step ごとにまとめて述べる．

step 1 どう動かすと痛むのか？：力学的ストレスの明確化

手関節尺側部の痛みを力学的ストレスから分類すると，**圧縮ストレス**，**牽引ストレス**，**摩擦ストレス**に大別できる．

手関節を尺屈すると尺側への**圧縮ストレス**が加わる．また，手関節の背屈/掌屈，前腕の回内/回外が加わることで**剪断ストレス**が生じることもある．さらに橈屈が加わると**牽引ストレス**が生じることもある．

圧縮ストレスに剪断・牽引ストレスが加わることによって疼痛が生じている場合は，三角線維軟骨複合体（TFCC）と下橈尺関節に原因があると考えられる．

手関節は，骨・靱帯・腱によって構成されており，腱成分の割合が高く，関節運動に伴い，腱が摩擦刺激を受けやすい．手関節の橈屈/尺屈運動によって，尺側には**摩擦ストレス**が加わると考えられる．
摩擦ストレスによって疼痛が生じている場合は，尺側手根伸筋腱に原因があると考えられる．

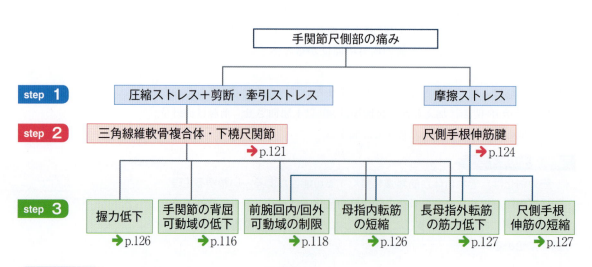

フローチャート 手関節尺側部の痛みに対する評価戦略

step 2 どこが痛むのか？：解剖学的評価

1）三角線維軟骨複合体（TFCC）と下橈尺関節
● 疼痛が発生する解剖学的要因

　三角線維軟骨複合体（TFCC）は，橈骨，月状骨，三角骨尺側の間に存在し，三角線維軟骨（TFC），橈尺靱帯，メニスカス類似体，尺骨月状骨靱帯，尺骨三角骨靱帯で構成される[1, 2, 30~33]．TFCの形態について堀井[2]は，橈側に基部を有する半円形で，中央が薄い両面凹レンズ様形態をした線維性軟骨であると述べ，PalmarがTFCCという総称を提唱したと付け加えている．中村ら[34~36]は，遠位部（ハンモック構造），近位部（橈尺靱帯），尺側部（尺側手根伸筋腱鞘と尺側関節包で構成される機能的尺側側副靱帯）の3つのコンポーネントから構成されるとしている（図3-35）．TFCCを構成する組織はすべて尺骨神経支配となっている[37]．**橈尺靱帯**は，掌側と背側に存在し，尺側へ向かうにつれて4つの線維に分かれる（図3-34）．堀井[2]は，TFCCの機能を下橈尺関節の安定性の維持，橈骨手根関節の尺側支持機構，尺側への力の伝達とクッション作用の3つに分けて説明している．TFCCは，回内/回外運動における安定した橈骨・尺骨の運動に寄与し，橈骨手根関節の可動性を保ちつつ強固に支持している．

　下橈尺関節は，橈骨遠位の尺骨切痕と尺骨頭で構成される．上橈尺関節（→ p.70）とともに前腕の回内/回外運動に関与する．下橈尺関節の安定化機構としては，TFCC以外に骨間膜と方形回内筋が挙げられる．これらをすべて切離することで，下橈尺関節は容易に脱臼する[38]．回内/回外運動は，尺骨頭を固定して考えるとイメージしやすい（図3-36）．橈骨関節面が，<u>尺骨頭の周囲を回転しながら並進する</u>ことによって，回内/回外運動が可能になる．この運動に伴い，掌側背側の橈尺靱帯の緊張が変化する（表3-3，図3-34）．下橈尺関節の脱臼は，橈尺靱帯を含めたTFCCの破綻により生じると考えられている[39]．

　TFCC，下橈尺関節のテストは，尺側部への圧迫や剪断ストレスを与えることで疼痛を誘発する．加えて，X線による評価も重要である．

→三角線維軟骨複合体
triangular fibrocartilage complex : TFCC

→橈尺靱帯
radio-ulnar ligament

→下橈尺関節
distal radio-ulnar joint

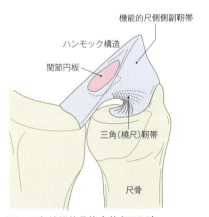

▶図3-35　三角線維軟骨複合体（TFCC）
手関節尺側の軸圧に対する緩衝作用と，手関節へ力を伝達する役割をもつ．手根部の軸圧の20%は関節円板で受ける[3]．

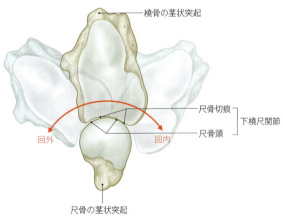

▶図3-36　下橈尺関節
橈骨が，尺骨頭の回りを回転・並進することで，前腕の回内/回外運転が生じる．

● TFCC，下橈尺関節の疼痛誘発テスト

TFCC ストレステスト（ulnocarpal stress test）[40]（図3-37）

- **検査肢位**：検者の一方の手は被検者の肘を把持し，もう一方の手は被検者の手掌を把持する．手関節は尺屈位に保持する．
- **操作**：検者は手関節を最大尺屈させ，尺側部に軸圧を加える．さらに他動的に前腕を回内/回外させる．
- **判定**：手関節尺側部痛が出たら陽性．
- **機能的意義**：TFCC，下橈尺関節に損傷や不安定性がある場合，軸圧ストレスと回旋ストレスがさらに加わることで，尺側部痛が出現する．

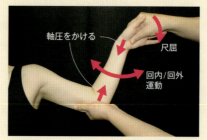

▶図3-37　TFCC ストレステスト

fovea sign[41]（図3-38）

- **検査肢位**：治療台など安定したところに被検者の肘を置き，前腕中間位とする．
- **操作**：検者は，被検者の尺骨茎状突起と尺側手根屈筋腱の間に指を置き，掌側から圧迫を加える．
- **判定**：圧迫部位に痛みが出れば陽性．
- **機能的意義**：尺骨茎状突起・尺側手根屈筋の間で，豆状骨の近位に**尺骨小窩部（fovea）**が存在する．尺骨小窩部や尺骨三角骨靱帯に損傷がある場合，圧迫により痛みが生じる．

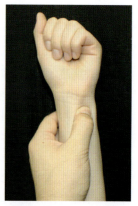

▶図3-38　fovea sign

plus variance（variant）[42, 43]

- **検査肢位**：肩関節外転0°，肘90°，回内外0°にてX線撮影．
- **検査方法**：正面像において，橈骨尺側関節面と尺骨関節面の高さの差（バリアンス）を計測する．
- **判定**：±1mmであればゼロ・バリアンス，+2mm以上でプラス・バリアンス，-2mm以上でマイナス・バリアンスとする．
- **機能的意義**：プラス・バリアンスの場合，疼痛の原因はTFCCにあることが多く，尺骨短縮手術の適応となる．マイナス・バリアンスの場合，尺側手根伸筋や尺側手根屈筋の腱鞘炎による痛みの可能性を考える．
- **注意点**：撮影方法によって容易にバリアンスが変わるため，撮影方法を統一することが大切である．

● 触診と検査結果から何が考えられるのか？

　ストレステストが陽性であり，MRIや関節鏡所見で損傷が確認されると，TFCC損傷が確定する．TFCC損傷があり，下橈尺関節の不安定性がある場合，運動療法は有効ではない．手術による修復あるいは保存療法の場合でも，装具療法により3か月の安静を保つことが，疼痛改善に有効である．

　一方で，TFCCに機械的刺激が加わる運動学的要因は以下の5つである．

①前腕回内/回外可動域の制限 ➡ step 3 p.118

　臨床上，特に症状や誘因もなく回内/回外制限を呈している症例はまれではない．デスクワークや家事などによる前腕屈筋・伸筋の筋疲労が徐々に進行すると，気づかないうちに前腕の回旋を肩関節内転/外転や手関節掌屈/背屈，橈屈/尺屈などで代償していることが多い．また，ゴルフスイングなどでは，クラブをグリップした状態で前腕回内/回外，橈屈/尺屈運動が要求されるため，回内制限があるケースでは，TFCCには圧縮・剪断・牽引ストレスがかかりやすいと考えられる．

②握力低下 ➡ step 3 p.126

　長時間，テニスの試合をしたり，野球の打撃練習を続けると，最初のうちはよいが，回数を重ねるうちにグリップを握る力が弱くなる．また，テニスのフォアハンドストロークやバックハンドストロークでは，すでにその動作自体がTFCCへのストレスになっている[44]．

　握力低下により手関節の固定力が弱くなり，手関節掌屈/背屈＋橈屈/尺屈の代償動作が生じると，TFCCと下橈尺関節のストレスは増大する．痛みが生じている時とそうでない時のフォームの違いなどを，注意深く観察する必要がある．

③母指内転筋の短縮 ➡ step 3 p.126
④長母指外転筋の筋力低下 ➡ step 3 p.127

　山内ら[44]は，TFCC損傷例のテニスラケットのグリップ動作において，握力低下や尺側の不安定性がある症例では，手掌に母指球筋を押しつけ，手関節を橈屈してグリップする代償動作を認めるとしている．尺側手根屈筋や尺側手根伸筋の機能低下による手関節尺側の動的不安定性は，握力低下を招きやすい．この現象はテニスに限ったことではない．日常的な把持動作において，我々は，母指と示指・中指によるつまみ・把持動作を多用する傾向にある．尺側の動的不安定性や，握力低下がある場合，母指を手掌に押しつけることで把持機能を保っていると考えられ，このとき母指には母指内転筋によるCM関節掌側内転・MP関節屈曲の作用が強力に働いているといえる．母指内転筋の過活動による筋緊張は，次第に同筋の短縮を引き起こす．さらに拮抗筋である長母指外転筋の機能が低下する．

　母指内転筋の過活動によって手関節の橈屈が優位になり，TFCには牽引ストレスが生じる．一方で，長母指外転筋は橈屈筋であり，尺屈に対する制動作用がある．この筋の機能低下は尺屈時のブレーキ作用を低下させ，TFCCへの圧縮ストレスを助長する．

⑤**手関節の背屈可動域の低下** → step 3 p.116

手関節の背屈可動域が低下すると，代償的に尺屈・回外可動域が大きくなる．起き上がり動作やハンドル操作などで軸圧ストレスが加わると，疼痛が生じる．

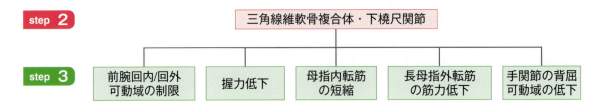

フローチャート　三角線維軟骨複合体・下橈尺関節に原因があると考えられる場合

2）尺側手根伸筋腱

● 尺側部痛が生じる解剖学的要因

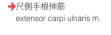
→尺側手根伸筋
extensor carpi ulnaris m.

尺側手根伸筋
- 起　始：上腕骨外側上顆，尺骨の後面上部
- 停　止：小指の中手骨底背側
- 神経支配：橈骨神経
- 作　用：手関節の尺屈，肘関節の伸展

尺側手根伸筋は，上腕骨外側上顆・尺骨後面から起始し，小指中手骨底背側に停止する．尺側手根伸筋腱はTFCCの一部を形成し，尺側の支持機構として機能している．また，尺側手根伸筋腱は尺骨遠位端の尺骨溝を通過する．この部分に1.5～2 cm 程度の幅のバンドが存在し，**subsheath**(tendon sheath)と呼ばれている[45]（図3-39）．これが，尺骨の遠位レベルで腱を安定させていると考えられている．subsheath には摩擦ストレスが加わりやすい．回外運動により，尺側手根伸筋腱は摩擦ストレスを受ける．

尺側手根伸筋の疼痛誘発テストは，以下の2つである．

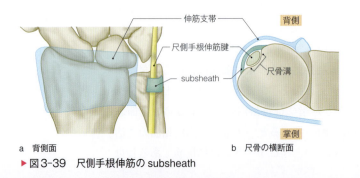

a　背側面　　　b　尺骨の横断面
▶ 図3-39　尺側手根伸筋のsubsheath

● 尺側手根伸筋(ECU)の疼痛誘発テスト

ECU synergy test[46]（図3-40）

・**検査肢位**：治療台など安定したところに被検者の肘を置き，90°屈曲位，手関節中間位，手指伸展位とする．

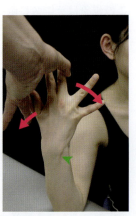

▶ 図3-40　ECU synergy test

- 操作：検者は，被検者に前腕の最大回外を指示し，母指〜中指を把持する．被検者は，母指を外転させる方向に抵抗する．
- 判定：手関節尺側の尺側手根伸筋腱に沿って痛みが出れば陽性．
- 機能的意義：前腕回外位で母指の外転運動をすると小指側も伸展し，手関節は尺側方向へ力が入る．この運動自体が尺側手根伸筋の活動を促しており尺側手根伸筋 subsheath に炎症がある場合，尺側手根伸筋腱が尺側手根伸筋腱溝から亜脱臼する方向へ浮き上がるため，疼痛（▼）が出現する．

carpal supination test[47]（図3-41）

- 検査肢位：治療台など安定したところに被検者の肘を置き，90°屈曲位，前腕回外位，手指伸展位とする．
- 操作：検者は，被検者の示指〜小指を把持し，手部全体を他動的に回外方向にひねる．
- 判定：手関節尺側の尺側手根伸筋腱に沿って痛みが出れば陽性．
- 機能的意義：尺側手根伸筋の手指〜手根部一体を回外方向にひねることで，尺側手根伸筋が伸張され，腱の緊張も強まり，subsheath への摩擦ストレスが増大する．尺側手根伸筋腱に炎症が生じている場合，尺側部の疼痛（▼）が出現する．

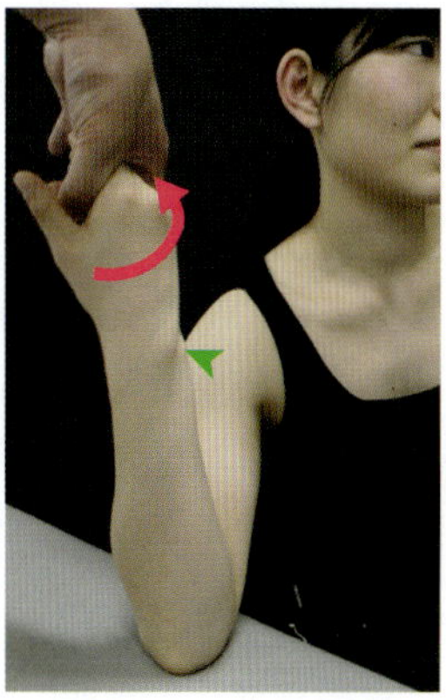

▶ 図3-41 carpal supination test

● 触診と検査結果から何が考えられるのか？

　以上の検査が陽性だった場合，尺側手根伸筋腱炎が疑われる．炎症が強い場合は運動療法の適応にはならない．装具療法による患部の安静が望まれる．

　一方で，その前段階で尺側手根伸筋腱に機械刺激が加わる要因を運動学的に考えると，先述した TFCC の要素に加え，もう1つ加えた4つが考えられる．

①**前腕回内/回外可動域の制限** ➡ step 3 p.118

　前腕回内/回外可動域の制限を代償するために，手関節の尺屈を強制され，尺側手根伸筋への摩擦ストレスが増大する．

②**母指内転筋の短縮** ➡ step 3 p.126

　母指内転筋が短縮しているケースでは，動作時の手関節の橈屈が大きくなり，尺側手根伸筋への摩擦ストレスが増大する．

③**長母指外転筋の筋力低下** ➡ step 3 p.127

　長母指外転筋の筋力低下は尺屈動作の制動力を低下させ，手関節尺側への摩擦ストレスを増大させる．

④**尺側手根伸筋の短縮** ➡ step 3 p.127

　尺側手根伸筋が短縮した状態での尺屈や回外は，尺側手根伸筋腱と subsheath 間の摩擦ストレスを増大させる．

step 2 　尺側手根伸筋腱

step 3 　前腕回内/回外可動域の制限 ／ 母指内転筋の短縮 ／ 長母指外転筋の筋力低下 ／ 尺側手根伸筋の短縮

フローチャート　尺側手根伸筋腱に原因があると考えられる場合

step 3　なぜ，痛むのか？：運動学的評価

1）前腕回内/回外可動域の制限 ▶ p.118

2）握力低下

握力は，左右差にて評価する．一般的に，利き手のほうが被利き手よりも握力は大きい．測定する際は，グリップ幅が示指PIP関節を90°にするように調整する．また，示指～環指，中指～小指に分けて測定し，左右差を検討することで，橈側優位あるいは尺側優位の握力として評価できる．

> **運動療法のポイント**
>
> 装具療法が長期にわたると，握力は低下する．握力は手関節背屈30°程度が最も発揮しやすいとされている[3]．タオルを丸めて筒状にして，前腕回内/回外中間位，やや掌屈位から背屈20°～30°程度の範囲でタオルを絞る運動などを行う．はじめはタオルを巻いた筒を太めにし，握力の改善に伴い徐々に細くしていく．

3）母指内転筋の短縮

母指内転筋が手関節尺側部痛に影響するかを明らかにする検査はない．そこでDTTTを行い，母指内転筋の伸張性を獲得し，その後，疼痛がどう変化するかを確認する（図3-42）．

● 母指内転筋に対するDTTT

トリガーとなる組織	母指内転筋
対象とする症状	手関節尺側部痛
方法[26]	手関節を掌屈位とし，手関節掌屈筋群をゆるめる．母指のCM関節の掌側外転操作で伸張する．
判定	ストレッチングにより母指内転筋が緩み，グリップ動作など疼痛を認めた動作で痛みが減弱すれば母指内転筋の筋緊張による尺側部痛の可能性を考える．
機能的意義	母指内転筋の短縮によりグリップ時などの動作で尺側への圧縮ストレスがある場合，母指内転筋の柔軟性が改善することで，尺側部痛が軽減する．

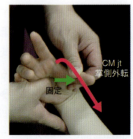

▶図3-42　母指内転筋のDTTT

4）長母指外転筋の筋力低下

長母指外転筋は，母指の橈側外転・掌側外転の主動作筋である．停止部は母指中手骨底にある．長母指伸筋も母指の橈側外転に作用する．したがって，長母指外転筋を優位に活動させるため，母指IP関節を屈曲し，相反抑制で長母指伸筋の張力を減弱させた状態で，母指の橈側外転運動を行う．

> **運動療法のポイント**
>
> 長母指外転筋は，母指CM関節の運動をコントロールする筋である．母指CM関節は鞍関節という構造上，不安定である．関節運動を伴うトレーニングではCM関節そのものへの負担が懸念されるため，CM関節の運動方向に合わせて行うことが望ましい．あるいは等尺性収縮で行ってもよい．

5）尺側手根伸筋の短縮

尺側手根伸筋の伸張性の低下を評価するテストはない．そこでDTTTとして同筋の伸張性を獲得し，その後，疼痛がどう変化するかを確認する（図3-43）．

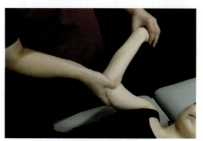

▶図3-43　尺側手根伸筋のDTTT

● 尺側手根伸筋に対するDTTT

トリガーとなる組織	尺側手根伸筋
対象とする症状	手関節尺側部痛
方法[26]	肘関節を屈曲位とし，上腕骨遠位で肩関節を内旋方向に固定する．前腕を回外位にし，手関節を橈屈しながら，わずかに掌屈して伸張する．
判定	ストレッチングにより尺側手根伸筋がゆるみ，尺側部痛が減弱すれば，尺側手根伸筋の短縮による摩擦ストレスの可能性を考える．
機能的意義	尺側手根伸筋腱の緊張状態が強いと伸筋支帯での内圧が上昇し，摩擦ストレスが増大する．尺側手根伸筋の筋腹の柔軟性が改善することで腱の緊張も改善し，内圧が減少する．
注意点	ストレッチングにより症状が強く出る場合は，疼痛が生じない範囲で筋腹をダイレクトにストレッチングし，緊張が改善したときの疼痛を確認する．

6）手関節の背屈可動域の低下 ➡ p.116

症例ノート③

|症　例| 40歳代，女性．
|診断名| de Quervain 病
|現病歴| 1年前から，手関節橈側部の痛みを繰り返している．
工場で部品を選別する仕事をしており，手先をよく使う．繁忙期になると痛みが出現し，徐々に強くなった．痛みが出ると，冷やしたり，なるべく使用を避けたりしてきたが，最近，痛みの出現頻度が高くなった．注射は希望せず，装具療法にて疼痛は軽減されたが，まだ違和感と母指の動かしにくさが残存している．

step 1　どう動かすと痛むのか？：力学的ストレスの明確化

- **疼痛の再現性**　母指を握り込んで，手関節尺屈を強制すると，手関節橈側部の疼痛を再現できた．また，自動運動による母指橈側外転を強制することで，疼痛を再現できた．

　➡ 手関節橈側部への摩擦ストレスが疼痛を惹起する！

step 2　どこが痛むのか？：解剖学的評価

- **圧痛所見**　伸筋腱第1区画：（＋）　長母指外転筋：（＋）　短母指伸筋：（＋）
- **ストレス検査**　Eichhoff test：（＋）
　　　　　　　　Brunelli test：（＋）

　➡ 伸筋支帯第1区画由来の疼痛の可能性あり！

step 3　なぜ，痛むのか？：運動学的評価

- **圧痛所見**　上・下橈尺関節（＋）
- **関節可動域**

			患側	健側
前腕		回内	60°	90°
		回外	70°	90°
手関節		掌屈	60°	80°
		背屈	70°	80°

　➡ 前腕回内/回外・手関節掌屈/背屈の可動域制限を，手関節尺屈・母指掌側内転で代償することで，長母指外転筋・短母指伸筋腱の over use が生じて，伸筋腱第1区画への摩擦ストレスが増強した．

実際の運動療法

1. 前腕回内/回外可動域の改善
①橈骨輪状靱帯のストレッチ（後述）．
②下橈尺関節の回内/回外可動域練習
　尺骨を背側に誘導しつつ（→），橈骨を回内させる（→）．

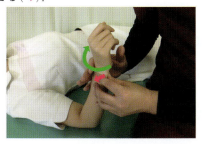

2. 手関節可動域の改善
掌屈時に，手関節橈屈-掌屈のリバースダーツスロー運動を行いつつ，月状骨の掌側回転を誘導する（→）．

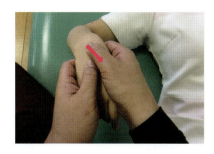

3. 長母指外転筋・短母指伸筋のストレッチ

疼痛が緩和してきたら，徐々にストレッチングを加えていく．

長母指外転筋は，肘関節屈曲，前腕回内，手関節尺屈位から母指CM関節の尺側内転（→）を加えてストレッチングしていく．

短母指伸筋は，前腕中間位からやや回内位・手関節尺屈位・母指CM関節対立位からMP関節屈曲（→）を加えてストレッチングしていく．

いずれも第1区画部に摩擦ストレスが加わらないよう，近位部を把持して筋腹を遠位に滑走させる．

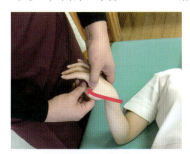
長母指外転筋のストレッチ

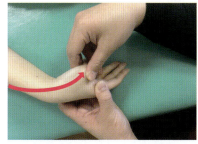
短母指伸筋のストレッチ

検査と治療 表と裏　腱鞘炎と前腕回内制限

上肢の肘から遠位の動作のほとんどは，前腕と手・手指の複合運動であるといえる．de Quervain病に限らず，手関節周辺の痛みを訴える症例に，前腕の回内制限が潜在しているケースは少なくない．手関節周辺の腱性由来の疼痛はover useによるものが多い．しかし一方で，橈尺関節の拘縮が潜在している環境下での手の使用が，症状誘発のトリガーになっているとも考えられる．前腕回内の制限因子は，橈骨輪状靱帯の伸張性の低下が問題になっていることが多い．腱鞘炎に対する運動療法の際は，橈骨輪状靱帯の柔軟性の低下による回外拘縮を念頭に置き，橈骨輪状靱帯のストレッチによって，回内制限および腱性疼痛がどのように変化していくかを評価する．

肩関内外旋中間位・軽度外転位，肘関節屈曲位・前腕回内位で上腕と前腕遠位を把持する．検者の右母指で橈骨頭を背側方向に圧迫しつつ，上腕遠位をベッド方向へ圧迫固定する（→）．この肢位から，肘関節屈曲・内反方向へ動かし（→），橈骨輪状靱帯をストレッチングする．上腕側固定側の示指は，橈骨輪状靱帯の伸張感を触れている．

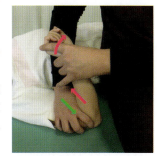
橈骨輪状靱帯のストレッチ

3 手関節橈側部の痛み

本項では，特に step 3 で重複する項目が多いことから，step ごとにまとめて述べる．

step 1 どう動かすと痛むのか？：力学的ストレスの明確化

手関節橈側部の痛みを力学的ストレスから分類すると，**摩擦ストレス**と**圧縮ストレス**に大別できる．

手関節を尺屈すると手関節橈側の軟部組織には**伸張ストレス**が加わる．手関節背側には**伸筋支帯**が存在し，6つの区画に分けられている．そのなかでも最も橈側に位置するのが第1区画で，そこを通過するのが長母指外転筋と短母指伸筋である．ゆえに橈屈によって，両筋腱と第1区画との間では強い**摩擦ストレス**が加わることが考えられる．

そこで，摩擦ストレスによって疼痛が生じている場合は，**長母指外転筋**，**短母指伸筋**のいずれかに問題があると考える．

➡伸筋支帯
　extensor retinaculum

➡長母指外転筋
　abductor pollicis longus m.

➡短母指伸筋
　extensor pollicis brevis m.

母指と示指・中指などで行うつまみ動作やピンチ動作，母指と小指で行う対立動作などでは，CM関節が運動方向を誘導しつつ，中手骨の土台として安定化も担う．このときCM関節には**圧縮ストレス**が加わっているといえる．

母指CM関節は**鞍関節**であり，大きな可動性を有する一方で不安定な関節面を呈している．母指CM関節は，日常の使用頻度が非常に高く，作業中は常に圧縮ストレスにさらされているといってもよい．橈側部痛が生じているとき，関節面には圧縮ストレスが加わっていることが考えられる．

そこで，圧縮ストレスによって疼痛が生じている場合は，**母指CM関節**が原因であると考えられる．

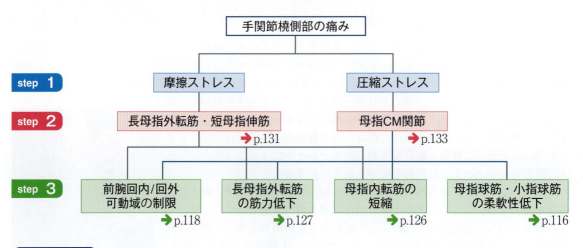

フローチャート　手関節橈側部の痛みに対する評価戦略

step 2 どこが痛むのか？：解剖学的評価

1）長母指外転筋と短母指伸筋

> **長母指外転筋**
> 起　　始：尺骨骨幹背側（回外筋稜の遠位で，長母指伸筋の近位），前腕骨間膜，橈骨骨幹背側
> 停　　止：母指中手骨底掌側
> 神経支配：橈骨神経
> 作　　用：母指CM関節の橈側外転，掌側外転，前腕の回外，手関節掌屈・橈屈
>
> **短母指伸筋**
> 起　　始：橈骨骨幹背側遠位1/3，前腕骨間膜
> 停　　止：母指基節骨底背側
> 神経支配：橈骨神経
> 作　　用：母指CM関節の橈側外転，母指MP関節の伸展，補助的な手関節の背屈

● **疼痛が発生する解剖学的要因**

長母指外転筋・短母指伸筋は，伸筋支帯の第1区画に位置している．これらの筋は，橈骨骨幹部から手関節レベルでは最も橈側を走行する．つまり，これらの筋は，手関節レベルにおいて尺屈動作により伸張され，摩擦ストレスが大きくなる．また，母指レベルでの長母指外転筋は，CM関節の橈側外転と掌側外転，短母指伸筋はCM関節の橈側外転とMP関節の伸展に作用し，これらと拮抗する動きでは伸張される．

つまり，ドライバーや電動工具，編み物，パソコンのキーボード操作，グリップを伴うスポーツ（テニス，ゴルフ）のような母指の「握り」を伴う動作では，これらの筋は常に摩擦・伸張ストレスを受けているといえる．グリップ＋橈屈/尺屈のような動作が加わることで第1区画の摩擦ストレスが増強し，疼痛が引き起こされる．

長母指外転筋・短母指伸筋の疼痛誘発テストは以下の3つに代表される．

● **長母指外転筋と短母指伸筋の疼痛誘発テスト**

> ### Eichhoff test[48]（図3-44）
>
> ・**検査肢位**：治療台など安定したところに被検者の肘を置く．前腕中間位で，母指を他指で隠すように握らせる．
> ・**操作**：検者は，被検者に母指を強く握るよう指示し，さらに手関節を他動的に尺屈させる．
> ・**判定**：第1区画周囲の手関節橈側部に疼痛が出現すれば陽性．

- **機能的意義**：母指MP関節を他動的に屈曲し，CM関節は掌側内転方向で固定することで，長母指外転筋・短母指伸筋を伸張させる．加えて手関節を他動的に尺屈することで，両筋腱の緊張はさらに高まる．
- **注意点**：疼痛を誘発するテストだが，かなり鋭い痛みが出ることがある．疼痛を増強させないよう，他動的な尺屈動作は十分注意する．
　このテストはFinkelstein testとして説明する書籍も散見されるが，それは間違いであり[45]原著ではEichhoff testとして説明されている．

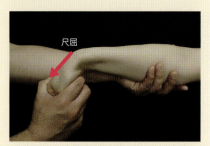

▶図3-44　Eichhoff test

Brunelli test[49]（図3-45）

- **検査肢位**：治療台など安定したところに被検者の肘を置く．前腕中間位で，母指は橈側外転位とする．
- **操作**：検者は，被検者に母指を橈側外転したまま，手関節を橈屈するように指示する．
- **判定**：第1区画に疼痛が出現すれば陽性．
- **機能的意義**：このテストは長母指外転筋・短母指伸筋を収縮させ，腱の緊張を高めた状態でさらに橈屈することにより，腱を摩擦して疼痛を誘発すると考えられる．
- **注意点**：Eichhoff testと同様，鋭い痛みが出るため，疼痛の増強に注意する．

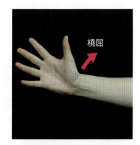

▶図3-45　Brunelli test

Finkelstein test[50]（図3-46）

- **検査肢位**：治療台など安定したところに被検者の肘を置き，前腕中間位とする．
- **操作**：検者は被検者の母指を握り，他動的に手関節を尺屈させる．
- **判定**：第1区画に疼痛が出現すれば陽性．
- **機能的意義**：このテストはEichhoff testと比べると母指のMP関節屈曲が少ないため，短母指伸筋腱の緊張はやや落ちる可能性が考えられる．
- **注意点**：鋭い疼痛に注意しつつ，陰性であれば，Eichhoff testも併せて行ってみる．

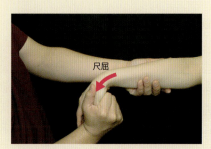

▶図3-46　Finkelstein test

● 触診と検査結果から何が考えられるのか？

これらの検査が陽性であれば，de Quervain 病が疑われる．炎症期には運動療法の適応はなく，装具療法により安静位を保つことが重要である．炎症期が過ぎて疼痛が治まってきたら，徐々に長母指外転筋・短母指伸筋の柔軟性の改善を図り，日常の手の誤用などがあれば指導を加えていく．

一方，第1区画への摩擦・伸張ストレスが加わる要因を運動学的に考えると以下の3つが考えられる．

①前腕回内/回外の可動域制限 ➡ step 3 p.118

レジ打ちや伝票計算など，前腕～母指を頻繁に使う作業をしている人は，徐々に前腕の筋緊張が強くなり，無自覚に回内/回外制限が生じることがある．回内/回外動作の制限を手関節の尺屈・掌屈および母指の内転で代償するため，第1区画への摩擦ストレスが増大すると考えられる．

②長母指外転筋の筋力低下 ➡ step 3 p.127
③母指内転筋の短縮 ➡ step 3 p.126

母指と示指・中指によるつまみ・把持動作は，母指内転筋の筋緊張増大による同筋の短縮を引き起こし，同時に拮抗筋である長母指外転筋の筋機能を低下させる．長母指外転筋は橈屈作用があり，筋機能が低下している場合，尺屈に対する制動作用が低下する．短母指伸筋にも橈屈作用および尺屈時の制動作用があり，長母指外転筋の機能を代償する必要がある．また，長母指外転筋は筋力が低下していても，橈屈時や尺屈時には筋活動が必要とされるため，このとき第1区画には強い摩擦ストレスが生じると考えられる．

> **知っ得！**
>
> **de Quervain 病**
> 母指を伸展・外転する長母指外転筋と短母指伸筋が，手関節背側の手背第1コンパートメントと呼ばれる狭いトンネルを通過する部位において，摩擦ストレスが加わることによって生じる腱鞘炎である．

step 2: 長母指外転筋・短母指伸筋

step 3: 前腕回内/回外可動域の制限 ／ 長母指外転筋の筋力低下 ／ 母指内転筋の短縮

フローチャート 長母指外転筋・短母指伸筋に原因があると考えられる場合

2) 母指 CM 関節

● 疼痛が誘発される解剖学的要因

母指 CM 関節は，大菱形骨と第1中手骨底の関節面で構成される鞍関節であり，大きな可動性を有し，母指の運動が自由に行われる土台となっている（図3-47）．第1中手骨は関節面上を回旋しながら運動するため，屈曲，伸展，外転，対立の3次元の複雑な運動が可能になっている．

今枝は[51,52]，CM 関節を構成する靱帯の機能解剖について詳細に検討しており，5つの主要な靱帯を確認し，その付着部について，どの運動方向で緊張するかを報告している（図3-48）．そのなかで，anterior oblique ligament（AOL）が母指中手骨の背側亜脱臼を制動し，CM 関節の安定性に最も寄与していると報告している．

つまり，母指の伸展方向へのストレスによって，AOL に伸張ストレスが加わり，母指 CM 関節への圧ストレスが高まり，疼痛が出現すると考えられる．

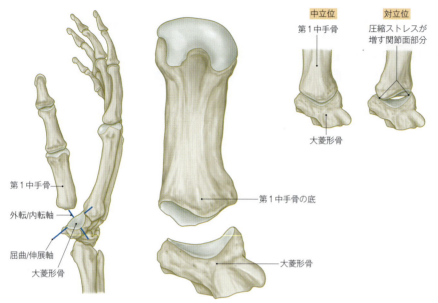

▶図3-47　母指CM関節

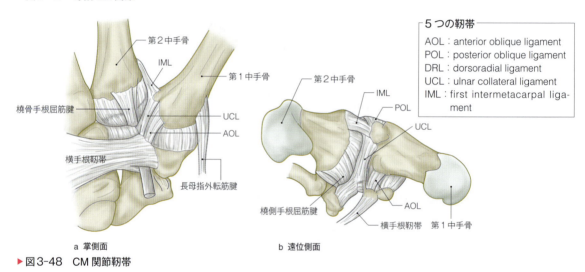

▶図3-48　CM関節靭帯

5つの靭帯
AOL：anterior oblique ligament
POL：posterior oblique ligament
DRL：dorsoradial ligament
UCL：ulnar collateral ligament
IML：first intermetacarpal ligament

　一方，南野ら[4]は屍体を用いた研究で，4つの靭帯成分に分けて調査した結果，dorsoradial ligament（DRL）の伸張率が最も高く，primary stabilizerであると結論づけており，コンセンサスは得られていない．

　母指CM関節の疼痛誘発テストは3つある．

● 母指CM関節の疼痛誘発テスト

グラインドテスト[53]（図3-49）

・**検査肢位**：治療台など安定したところに被検者の肘を置く．
・**操作**：検者は，被検者の母指中手骨を把持し，母指CM関節に軸圧をかけながら中手骨を回旋させる．
・**判定**：母指CM関節に疼痛が出現したら陽性．

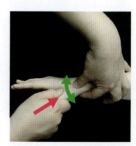

▶図3-49　グラインドテスト

- **機能的意義**：このテストは母指CM関節の変性が生じている場合，軸圧＋回旋ストレスにより関節内圧が上昇するため，疼痛が生じると考えられる．
- **注意点**：感度はあまり高くない手技とされている．

ディストラクションテスト[54]（図3-50）

- **検査肢位**：治療台など安定したところに被検者の肘を置く．
- **操作**：検者は，被検者の母指中手骨を把持し，母指CM関節に牽引をかけながら中手骨を回旋させる．
- **判定**：母指CM関節に疼痛が出現したら陽性．
- **機能的意義**：このテストは母指CM関節の変性が生じている場合，牽引＋回旋ストレスにより関節包や靭帯の伸張ストレスが生じて，疼痛が出現すると考えられる．
- **注意点**：感度はあまり高くない手技とされている．

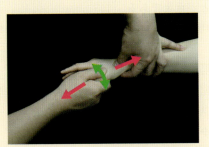

▶図3-50 ディストラクションテスト

母指伸展内転テスト[55]（図3-51）

- **検査肢位**：被検者は，治療台など安定したところに前腕回内位で手掌を置く．母指CM関節は内転位とする．
- **操作**：検者は，被検者の母指の指尖部を把持し，母指を最大内転した後に手掌面に対して垂直方向に強制伸展を加える．
- **判定**：母指CM関節掌側に疼痛が出現したら陽性．
- **機能的意義**：このテストは強制伸展を加えることでAOLに伸張ストレスが加わり，疼痛を誘発していると考えられる．

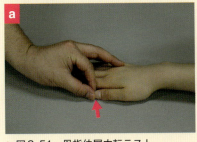 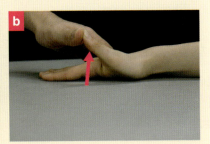

▶図3-51 母指伸展内転テスト
a：開始肢位（CM関節内転位） b：母指最大内転と強制伸展

step 2

母指CM関節
├ 前腕回内/回外可動域の制限
├ 長母指外転筋の筋力低下
├ 母指内転筋の短縮
└ 母指球筋・小指球筋の柔軟性低下

step 3

（フローチャート）母指CM関節に原因があると考えられる場合

● 触診と検査結果から何が考えられるのか？

　これらの徒手検査に加え，X線で母指CM関節の関節症変化があれば，母指CM関節症が疑われる．母指CM関節の不安定性が強く，疼痛がある時期は，運動療法の適応にはならない．装具療法により3か月固定し，母指CM関節周囲の安定化を図ることが重要である．
　また，母指CM関節への圧縮ストレスになる要因を運動学的に考えると，以下の4つが考えられる．

①**前腕回内/回外可動域の制限** ➡ step 3 p.118
　前腕の回内制限を母指CM関節の掌側内転/外転や橈側外転で代償することで，母指CM関節への圧縮ストレスが増大すると考えられる．

②**長母指外転筋の筋力低下** ➡ step 3 p.127

③**母指内転筋の短縮** ➡ step 3 p.126
　長母指外転筋の筋力低下があると，母指の掌側外転力が低下する．それを代償する形で母指内転筋が過活動を起こし，母指CM関節への圧縮ストレスが増大する．

④**母指球筋・小指球筋の柔軟性低下** ➡ step 3 p.116
　手は，リラックスしている状態であれば手掌面に凹側である．手には，近位横アーチ，遠位横アーチ，縦アーチの3つのアーチがある．母指球筋・小指球筋緊張などにより柔軟性が低下すると，横アーチが挙上する．すると母指が内転位になりやすい．母指CM関節は橈側外転が制限され，母指MP関節の過伸展で代償しようとすると，結果的に母指CM関節の不安定性が増大し，圧縮ストレスが増してしまう．

step 3　なぜ，痛むのか？：運動学的評価

1) 前腕回内/回外可動域の制限 ➡ p.118

2) 長母指外転筋の筋力低下 ➡ p.127

3) 母指内転筋の短縮 ➡ p.126

4) 母指球筋・小指球筋の柔軟性低下 ➡ p.116
　母指球筋・小指球筋の柔軟性の低下は，DTTTで鑑別していく．
　また横アーチが挙上する原因は，頂点の中手骨が挙上するのではなく，母指

側と小指側が落ち込むことで相対的にアーチが挙上しているといえる．DTTTでアーチが改善するかどうかを確認する．

文献

1) 安部幸雄, 冨永康弘：手関節鏡によるTFCC損傷の診断と治療. 整形・災害外科53：327-332, 2010
2) 堀井恵美子：TFCCの解剖と機能. 医学のあゆみ159：837-839, 1991
3) Donald A. Neumann（著）, 嶋田智明, 有馬慶美（監訳）：カラー版 筋骨格系のキネシオロジー 原著第2版, pp232, 247, 261, 医歯薬出版, 2012
4) 南野光彦, Steren F Viegas, 澤泉卓哉, 他：第1手根中手関節靱帯の3次元運動解析. 日本手外科学会雑誌25：22-26, 2008
5) 多田薫, 菅沼省吾, 瀬川武司, 他：手関節掌背屈運動時における「手関節リズム」の提唱. 日本手外科学会雑誌29：10-14, 2012
6) Moritomo H, Apergis EP, Herzberg G, et al：2007 IFSSH committee report of wrist biomechanics committee：biomechanics of the so-called dart-throwing motion of the wrist. J Hand Surg Am 32：1447-1453, 2007
7) 南野光彦, 澤泉卓哉, 高井信朗：横手根靱帯の3次元解析による解剖学的研究. 日本手外科学会雑誌29：6-9, 2012
8) 南野光彦, 小寺訓江, 友利裕二, 他：超音波短軸像による正中神経の手根管内での移動の検討 手根管開放術前後の比較. 日本手外科学会雑誌32：52-54, 2015
9) 南野光彦, 澤泉卓哉, 小寺訓江, 他：超音波短軸像における正中神経の手根管内での移動について 健常者での手関節肢位変化および手指運動による検討. 日本手外科学会雑誌29：15-18, 2012
10) Gelberman RH, Hergenroeder PT, Hargens AR, et al：The carpal tunnel syndrome. A study of carpal canal pressures. J Bone Joint Surg Am 63：380-383, 1981
11) Mackinnon SE：Pathophysiology of nerve compression. Hand Clin 18：231-241, 2002
12) Padua L, Padua R, Aprile I, et al：Carpal tunnel syndrome：relationship between clinical and patient-oriented assessment. Clin Orthop Relat Res 395：128-134, 2002
13) Wright SA, Liggett N：Nerve conduction studies as a routine diagnostic aid in carpal tunnel syndrome. Rheumatology (Oxford) 42：602-603, 2003
14) 内山茂晴：手根管症候群のMRI診断のポイント. Orthopaedics 19：78-82, 2006
15) Joshua Cleland（著）, 柳澤健, 赤坂清和（監訳）：エビデンスに基づく整形外科徒手検査法. pp481-483, 486-497, エルゼビア・ジャパン, 2007
16) Keith MW, Masear V, Amadio PC, et al：Treatment of carpal tunnel syndrome. JAAOS 17：397-405, 2009
17) 林典雄（著）, 青木隆明（監）：運動療法のための機能解剖学的触診技術 上肢. pp80, 93, 99, 257, メジカルビュー社, 2011
18) Ryu JY, Cooney WP 3rd, Askew LJ, et al：Functional ranges of motion of the wrist joint. J Hand Surg Am 16：409-419, 1991
19) 櫛田学, 角光宏, 今村宏太郎, 他：非外傷性前骨間神経麻痺, 後骨間神経麻痺の治療経験. 日本手外科学会雑誌16：518-521, 1999
20) 山本真一, 田尻康人, 三上容司, 他：特発性前骨間神経麻痺の手術適応. 日本手外科学会雑誌26：76-78, 2010
21) 村瀬政信, 中野隆, 金丸みき, 他：Guyon管における尺骨神経の絞扼に関する解剖学的因子の検討. 理学療法学34：341, 2007
22) Gross MS, Gelberman RH：The anatomy of the distal ulnar tunnel. Clin Orthop Relat Res 196：238-247, 1985
23) 松元征徳：尺骨神経管症候群の3例. 整形外科と災害外科42：1206-1211, 1993
24) 今井富裕：尺骨神経管症候群. 臨床神経生理学43：183-188, 2015
25) 阿部友和, 中野隆, 林満彦：後骨間神経麻痺の原因に関する局所解剖学的検討—Frohseのアーケードと短橈側手根伸筋, 周辺血管の形態を中心に. 理学療法学32：250, 2005
26) 高瀬勝己：後骨間神経麻痺の検討. 日手会誌13：793-797, 1996
27) 土肥義浩, 粕渕賢志, 山口史哲, 他：橈骨遠位端骨折術後のダーツスロー・モーション 手関節動態X線との比較. 日本手外科学会雑誌29：505-509, 2013
28) 林典雄（監）, 鵜飼建志（編著）：セラピストのための機能解剖学的ストレッチング 上肢. pp179-183, 200-207, 217-237, メジカルビュー社, 2016

29) 森友寿夫：掌側進入による直視下TFCC縫合術と尺骨手根骨靭帯修復術．整形・災害外科 53：333-339，2010
30) Kauer JM：The articular disc of the hand. Acta Anat (Basel) 93：590-605，1975
31) Palmer AK, Werner FW：Biomechanics of the distal radioulnar joint. Clin Orthop Relat Res 187：26-35，1984
32) Tsai PC, Paksima N：The distal radioulnar joint. Bull NYU Hosp Jt Dis 67：90-96，2009
33) Lewis OJ, Hamshere RJ, Bucknill TM：The anatomy of the wrist joint. J Anat 106：539-552，1970
34) Nakamura T, Yabe Y, Horiuchi Y：Functional anatomy of the triangular fibrocartilage complex. J Hand Surg Br 21：581-586，1996
35) 中村俊康：背側進入による直視下TFCC縫合術とTFCC再建術．整形・災害外科 53：341-347，2010
36) 中村俊康：手関節三角線維軟骨複合体（TFCC）損傷における画像診断．MB Orthop 19：57-62，2006
37) Shigemitsu T, Tobe M, Mizutani K, et al：Innervation of the triangular fibrocartilage complex of the human wrist：quantitative immunohistochemical study. Anat Sci Int 82：127-132，2007
38) 木原仁，Short WH, Werner FW, 他：遠位橈尺関節の安定性機構について．日本手外科学会雑誌 11：6-8，1994
39) 渡辺健太郎，室捷之，中村蓼吾：遠位橈尺関節の支持機構破綻に関する臨床的検討 関節造影および関節鏡所見を中心に．日本手外科学会雑誌 11：10-14，1994
40) Nakamura R, Horii E, Imaeda T, et al：The ulnocarpal stress test in the diagnosis of ulnar-sided wrist pain. J Hand Surg Br 22：719-723，1997
41) Tay SC, Tomita K, Berger RA：The "ulnar fovea sign" for defining ulnar wrist pain：an analysis of sensitivity and specificity. J Hand Surg Am 32：438-444，2007
42) 水関隆也，梶谷典正，横田和典，他：TFCC損傷／尺骨突き上げ症候群に対する尺骨短縮術の成績．日本手外科学会雑誌 19：225-228，2002
43) 坪川直人，吉津孝衛：手の外科における単純X線写真―肢位と読影．Orthopaedics 19：1-10，2006
44) 山内仁，大工谷新一：TFCC損傷に対する理学療法 テニスにおけるグリップ動作を中心に．関西理学療法 6：59-64，2006
45) Maffulli N, Renstrom P, Leadbetter WB (Eds.)：Tendon injuries：basic science and clinical medicine. Springer, pp142-146，2005
46) Ruland RT, Hogan CJ：The ECU synergy test：an aid to diagnose ECU tendonitis. J Hand Surg Am 33：1777-1782，2008
47) Kataoka T, Moritomo H, Omori S, et el：Pressure and tendon strain in the sixth extensor compartment of the wrist during simulated provocative maneuvers for diagnosing extensor carpi ulnaris tendinitis. J Orthop Sci 20：993-998，2015
48) 後藤佳子，薄井正道，石崎仁英，他：de Quervain病に対する疼痛誘発テスト．日本手外科学会雑誌 28：76-79，2011
49) Brunelli G：Finkelstein's versus Brunelli's test in De Quervain tenosynovitis. Chir Main 22：43-45，2003
50) Finkelstein H：Stenosing tendovaginitis at the radial styloid process. J Bone Joint Surg Am 12：509-540，1930
51) 今枝敏彦：大菱形中手骨関節（TMC）の靭帯解剖．日本手外科学会雑誌 10：704-707，1993
52) 今枝敏彦：大菱形中手骨関節（TMC）構成靭帯の機能．日本手外科学会雑誌 10：708-710，1993
53) Shuler MS, Luria S, Trumble TE：Basal joint arthritis of the thumb. J Am Acad Orthop Surg 16：418-423，2008
54) Eaton RG, Floyd WE 3rd：Thumb metacarpophalangeal capsulodesis：an adjunct procedure to basal joint arthroplasty for collapse deformity of the first ray. J Hand Surg Am 13：449-453，1988
55) 蔡栄浩，佐々木勲：母指CM関節に対する母指内転伸展テストの有用性 注射施行例の検討．日本手外科学会雑誌 30：992-994，2014

第Ⅱ章

体幹

脊柱総論：脊柱の構造と機能　140

1. 頸部

頸部の構造と機能　146
1 頸部の痛み　148
2 頸部由来のしびれ　156

2. 胸腰部

胸腰部の構造と機能　166
1 胸腰部の痛み　168
症例ノート④　190
症例ノート⑤　192

脊柱総論

脊柱の構造と機能

A. 脊柱を構成する骨と姿勢

脊柱は7個の**頸椎**，12個の**胸椎**，5個の**腰椎**，5個の**仙椎**，3〜5個の**尾椎**により構成される．仙椎は30歳までに骨癒合し，尾椎も20歳代後半には骨癒合する．

➡ 頸椎
cervical vertebrae

➡ 胸椎
thoracic vertebrae

➡ 腰椎
lumbar vertebrae

➡ 仙椎
sacral vertebrae

➡ 尾椎
coccyx vertebrae

● 生理的弯曲

脊柱には生理的弯曲（図1）が存在し，**頸椎前弯，胸椎後弯，腰椎前弯，仙骨後弯**においてS字カーブを描く[1]．生理的弯曲は，重力と活動量に大きな関係性がある．

胎生期・新生児期は，抗重力肢位をとることがないため，脊柱全体がC字型の弯曲となる．首がすわると，脊柱の長軸方向に重力がかかるようになり，弯曲の形成が始まる．さらに，歩行や走行，重量物の持ち上げなど活動量が高くなる学童期の終わり頃には[2]，S字状の**生理的弯曲**が完成する[3]．

生理的弯曲は，地面からの衝撃を緩衝し，頭部への振動を軽減する役割をもつため，活動量が高くなる時期には必要不可欠なものとなる．逆に，活動量が減ると，生理的弯曲は不要となる．そのため，加齢などにより活動量が低下すると，重力にしたがって胸椎後弯が増強し，腰椎前弯が減少していく．

こうした生理的弯曲の変化は，静的・動的姿勢，バランス能力などにも影響を与えるため，機能的な姿勢，いわゆる理想的な脊柱のアライメント（図2）を評価することは重要である．

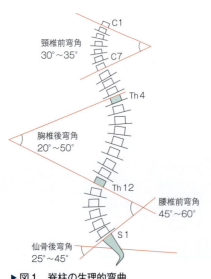

▶ 図1　脊柱の生理的弯曲

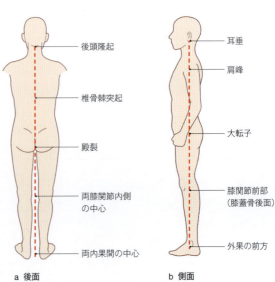

▶ 図2　アライメント評価に必要なランドマーク

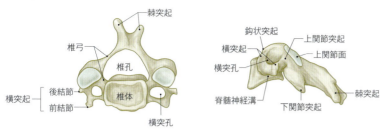

a 上面

b 側面

▶図3　頸椎の各部位

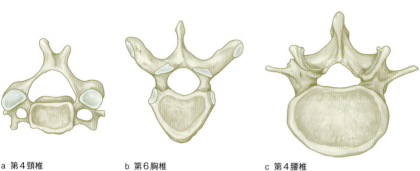

a 第4頸椎　　b 第6胸椎　　c 第4腰椎

▶図4　椎体上面の比較

● 各椎体の特徴（図3〜6）

- **頸椎**：頭部の重みを支える椎体は，胸椎や腰椎に比べて小さいが，脊柱管は広い．第3〜7頸椎椎体の外側縁には，**鉤状突起**と呼ばれる骨の突起があり，第4〜6頸椎では，上位椎体とLuschka関節（**ルシュカ関節**）を形成する．また頸椎には，前結節と後結節に囲まれた**横突孔**が存在する．ここを**椎骨動脈**が通る．椎骨動脈は，脳に入ると脳底動脈となり，脳に血液を供給する．横突孔は，脳への血液供給を確保するために，椎骨動脈を骨で囲んで守る構造といえる．

- **胸椎**：上位から下位に向かうにつれ，徐々に椎体は大きくなる．また，棘突起は**第5胸椎**を境に後下方へと向きを変える．胸椎には，肋骨と関節をなすための**肋骨窩**が存在する．

➡鉤状突起
uncinate process

➡横突孔
transverse foramen

➡椎骨動脈
vertebral artery

➡肋骨窩
costal facet

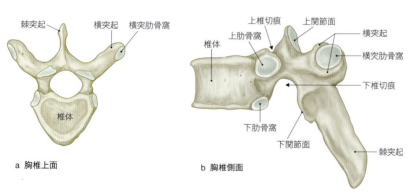

a 胸椎上面

b 胸椎側面

▶図5　胸椎の各部位

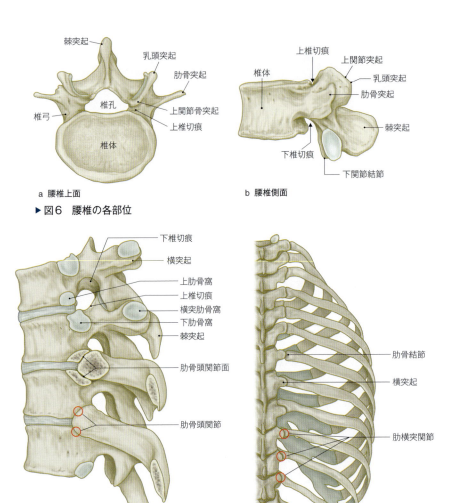

a 腰椎上面　　　　b 腰椎側面
▶図6　腰椎の各部位

a 側面　　　　b 後面
▶図7　肋椎関節

・**腰椎**：上半身の重量を支える必要があるため椎体は大きく，棘突起は長方形で短い．上関節面の後方に，短い**乳頭突起**が存在し，多裂筋が付着する[4]．

➡乳頭突起
mammillary process

B. 脊柱の関節

脊柱は，椎間関節と，椎間板を含む椎体間の関節で連結されている．

椎間関節は上位椎骨の下関節突起と下位椎骨の上関節突起からなる平面関節で，典型的な**解剖学的関節**(滑膜関節)である．また，関節軟骨(硝子軟骨)や滑膜，関節包を有する．

椎間板を含む椎体間の関節は，線維軟骨結合による**機能的関節**で，正式な関節名称は存在しない．

胸椎部には，胸郭を構成する肋骨との関節面である**肋骨頭関節**と**肋横突関節**があり，両者を合わせて**肋椎関節**と呼ぶ(図7)．

➡椎間関節
zygapophysial joints

➡肋骨頭関節
joint of head of rib

➡肋横突関節
costotransverse joint

➡肋椎関節
costovertebral joints

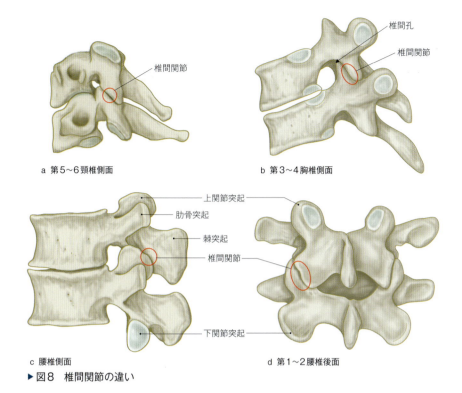

a 第5〜6頸椎側面　　b 第3〜4胸椎側面
c 腰椎側面　　d 第1〜2腰椎後面
▶図8　椎間関節の違い

● 椎間関節（図8）

椎間関節は，上関節突起の矢状面に対する傾きが水平方向であれば椎体の前方滑りを，垂直方向であれば軸回旋の抑止効果を高めている．

頸椎の関節面（環軸関節を除く）は，水平面に対して約45°傾いており，胸椎に向かうにつれて垂直方向に傾く構造となっている[5]．腰椎の関節面は，矢状面と平行になっており，上関節面はやや内側方，下関節面はやや外側方に傾いている．

● 椎間板

椎間板は，髄核とそれを取り囲む線維輪，脊椎端板（終板）で構成される．組織構造はおもに，コラーゲン・プロテオグリカン・水のため，退行性変性を起こしやすい．特に髄核は，プロテオグリカンが減少することで水分保持が困難になりやすい．また，線維輪内にあるコラーゲン線維の方向は垂直ではなく，斜めになっており，隣接する層は逆方向を向いている．この配列が10〜20層になって構成されている．これにより，椎間板は牽引や剪断，ねじれといった力に抵抗できる（図9）[4]．

椎間板の機能的役割は，体重支持と脊椎の分節的な可動性を補助することにある．体重支持とはクッション作用のことで，衝撃を緩衝させる機能のことをいう．分節的な可動性の補助とは，屈曲/伸展，側屈，回旋運動で生じる圧縮ストレスに対し，柔軟に変形する機能のことである．

➡椎間板
　intervertebral disk

➡髄核
　nucleus pulposus

➡線維輪
　anulus fibrous

➡脊椎端板（終板）
　end plate

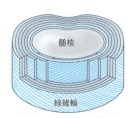

▶図9　線維輪の層構造

脊柱総論

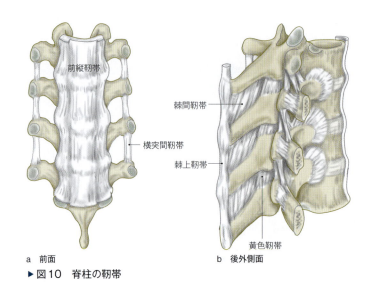

a　前面　　　　　　　　b　後外側面
▶図10　脊柱の靱帯

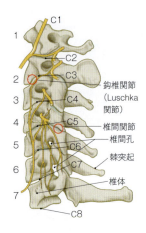

▶図11　頸椎と頸神経

● 肋骨頭関節と肋横突関節

　肋骨頭関節は，2つの隣接する椎骨で構成される一対の肋骨窩と，その間にある椎間板に接している．**肋横突関節**は，肋骨の関節結節面と，胸椎横突起上の肋骨関節面とを連結している．上位肋骨は，前面で胸骨と関節を形成することから，可動性に乏しい．肋横突関節は横突起が凹状であるのに対して，肋骨頭が凸の形状をしているために，関節の安定性が保たれている．

　下位肋骨は，前面で胸骨と関節を形成せず肋軟骨に付着しているため，上位肋骨よりも可動性があり，横突起の関節面が平坦であるのに対して，肋骨頭は凸の形状となっている．この形状の違いから，上位肋骨の可動性は胸椎の動きに影響されるが，下位肋骨は自由度が高く，可動性に優れている反面，筋や靱帯など関節以外の影響を受けやすい[6]．

C. 脊柱の靱帯（図10）

　脊柱の靱帯は，黄色靱帯，前縦靱帯，後縦靱帯，棘上靱帯，棘間靱帯，横突間靱帯で構成されている．

　黄色靱帯は，脊柱全体の屈曲を制限し，過度の圧迫から椎間板を保護している．**前縦靱帯**と**後縦靱帯**は，椎体の前面と後面にそれぞれ付着し，椎間板内へ入り補強している．前縦靱帯は，頸椎と腰椎の過度な前弯を制限している．黄色靱帯と後縦靱帯は，脊髄の保護にも関わっている．また，棘上靱帯は，頸部では**項靱帯**とも呼ばれる[4]．

➡黄色靱帯
　ligamenta flava

➡前縦靱帯
　anterior longitudinal ligament

➡後縦靱帯
　posterior longitudinal ligament

➡項靱帯
　nuchal ligament

D. 脊髄神経と椎間孔

　脊柱管および椎間孔は，椎骨の椎体，椎弓，椎間関節，椎間円板，後縦靱帯，黄色靱帯により構成されている．頸椎では，Luschka関節（鈎椎関節）が椎間孔の前壁に相当している[7]．

　脊髄神経は，8対の頸神経，12対の胸神経，5対の腰神経，5対の仙骨神経，1対の尾骨神経からなる．脊髄の前角から**前根**が，後角からは**後根**が出て1つ

➡脊髄神経
　spinal nerve

➡前根
　ventral root

➡後根
　dorsal root

の**神経根**を形成し，椎間孔を通って脊柱管より出る．その後，脊髄神経はすぐに**前枝**と**後枝**に分岐し，前枝は複雑な分岐および合流を繰り返し，**神経叢**を形成する．後枝は体幹の背側のみに分布しており，一般的に前枝に比べて発達が悪い[8]．

第7頸神経（C7）までは，下位椎体と同じ番号の脊髄神経が出ている〔例：第6頸神経（C6）は第5頸椎と第6頸椎の間から出る〕．第8頸神経（C8）が，第7頸椎と第1胸椎の間から出るため，第1胸神経（T1）以下は，上位椎体と同じ番号の脊髄神経が出ることになる〔例：第6胸神経（T6）は第6胸椎と第7胸椎の間から出る（図11）〕．

通常，脊髄の尾端は，第1・2腰椎の椎間孔付近で終わっており，それ以下は**馬尾**を形成し，それぞれの椎間孔まで伸びている．

➡神経根　nerve root

➡前枝　anterior ramus

➡後枝　posterior ramus

➡神経叢　plexus

➡馬尾　cauda equina

文献
1) 竹井仁：体幹の骨・関節の解剖学的理解のポイント．理学療法 23：1343-1350，2006
2) 渡曾公治：二足直立の基礎知識．脊椎脊髄 26：624-631，2013
3) 工藤慎太郎：運動療法の「なぜ？」がわかる超音波解剖．pp6-16，医学書院，2014
4) Donald A. Neumann（著），嶋田智明，平田総一郎（監訳）：筋骨格系のキネシオロジー．pp266-367，医歯薬出版，2005
5) Kirpalani D, Mitra R：Cervical facet joint dysfunction: a review. Arch Phys Med Rehabil 89：770-774，2008
6) 田中創，城内若菜，梅田泰光：高齢者の胸郭の機能障害と理学療法．理学療法 32：624-639，2015
7) 中野隆，颯田季央，鳥居亮，他：マスターの要点　機能解剖学　末梢神経系の機能解剖（3）．理学療法 24：382-392，2007
8) 中野隆：マスターの要点　機能解剖学　末梢神経系の機能解剖（1）．理学療法 23：1542-1555，2006

1 頸部

頸部の構造と機能

頸部には，大きく分けて3つの関節がある．**環椎後頭関節**，**環軸関節複合体**（**図1-1**），第2～7頸椎それぞれからなる**椎間関節**である．また，各椎体の間には，荷重応力を緩衝する**椎間板**がある．

➡環椎後頭関節
atlanto-occipital joint

➡環軸関節複合体
atlanto-axial joint complex

➡椎間関節
zygapophysial joints

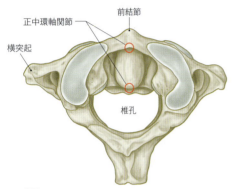

a 上面　　b 上前面
▶図1-1　環軸関節複合体

A. 頸部に生じやすい機能障害

頸部は，脊柱全体のなかで，最も可動性の大きい部位である．頭部は聴覚，視覚，嗅覚，味覚，平衡感覚などの感覚装置を収容しており，頸部は頭部の位置制御に寄与している[1]．

頸部は，大きな衝撃力が作用するコンタクトプレーのあるスポーツや，加齢による変形・変性において，機能障害が生じやすい．また，姿勢不良などによっても，しびれや疼痛を生じることが多い．

B. 頸部の安定化機構

● 静的安定化機構

- **骨形態**：頸椎の椎体外側にある**鉤椎関節**（**Luschka関節**）は，頭部の荷重を受けているため，椎間板の変性や骨棘の形成が起こりやすい[2]．
- **靱帯**：頸椎の加齢変化により，骨化や肥厚を生じる場合がある．また，頸部には，強靱な**翼状靱帯**が存在し，軸椎歯突起の先端から後頭顆の内側面まで，斜め方向に走行している．翼状靱帯は，軸椎に対する環椎および頭部の回旋を制限している[3]．
- **椎間板**：頸椎椎間板の髄核の量は，腰椎と比べて少なく，頸椎における椎間板ヘルニアの発生頻度は腰部と比較して低い[2]．

➡鉤椎関節
uncovertebral joint

➡翼状靱帯
alar ligaments

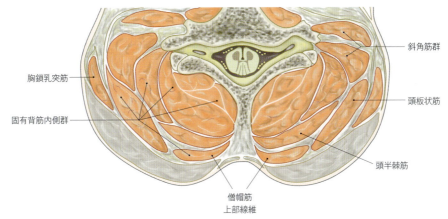

▶図1-2 頸部(C2レベル)における動的安定化機構

● 動的安定化機構(図1-2)
- **頸部固有背筋**：頭板状筋，頸板状筋，頭最長筋，頸最長筋，頸腸肋筋からなる**外側群**と，棘間筋，棘筋，長・短回旋筋，多裂筋，頭・頸半棘筋からなる**内側群**に分類される．外側群は頸椎の運動に関与し，内側群は頸椎の安定性に寄与している．外側群は脊髄神経後枝の外側枝もしくは前枝に支配され，内側群は脊髄神経後枝の支配を受けている．
- **頸椎屈筋群**：胸鎖乳突筋，斜角筋群，頸長筋・頭長筋などの**椎前筋群**がある．

C. 頸部の運動学

頸椎は，関節の可動域が大きく，頭部の位置をコントロールしている．頸椎の左右の回旋・側屈・屈曲・伸展により，上方・下方・側方・後方を見ることができる[4]．

- **環椎後頭関節**：関節面は左右に2つあり，後頭窩が凸面，環椎の上関節面が凹面をなしていて，屈曲と伸展，わずかな側屈を生じる．
- **環軸関節**：正中環軸関節と外側環軸関節からなる．環軸関節の運動は，おもに軸椎上での環椎の回旋であり，頸部の回旋はほとんどが環軸関節で行われている．
- **頸椎椎間関節**：水平面に対して**約45°**傾いており，関節運動は屈曲・伸展・側屈・回旋を行うことができる．

頸部のcoupling motionは，上位頸椎〔後頭骨，環椎(C1)，軸椎(C2)〕では，回旋に反対側の側屈を伴う．中位・下位頸椎では，回旋と同側の側屈を伴う[5]．

> **知っ得！**
>
> coupling motion
> カップル(2つ1組)で生じる自動的な複合運動のこと．おもに回旋動作で生じ，頸胸椎は回旋方向と同側に側屈，腰椎では回旋方向と反対側に側屈が起こるとされている．

1 頸部の痛み

本項では，stepごとにまとめて記載する．

step 1 どう動かすと痛むのか？：力学的ストレスの明確化

　頸部の伸展運動を行うとき，頸部後方の組織には圧縮ストレスが加わり，前方の組織には伸張ストレスが加わっている．反対に，屈曲運動を行うときには，頸部前方の組織に圧縮ストレスが加わり，後方の組織に伸張ストレスが加わっている．また，伸展運動時の最終的な制限は，棘突起同士の衝突により起こるため，このときの棘突起には圧縮ストレスが加わる．椎間関節には，伸展時や側屈時に圧縮＋剪断ストレスが加わる．

　椎間関節は**圧縮ストレス**，筋はアライメント不良による**伸張ストレス**を受けていることが多い．

　そこで，圧縮・剪断ストレスによって疼痛が生じている場合は，椎間関節に問題があると考える．

　伸張・圧縮ストレスによって疼痛が生じている場合は，まず，頸部の筋に由来する機能障害を疑う．

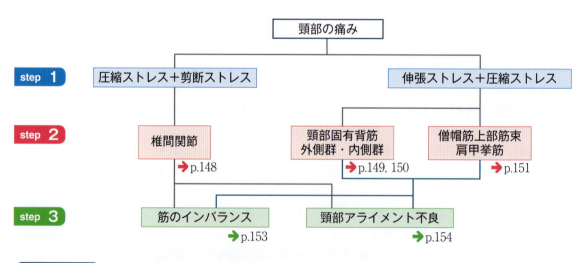

フローチャート　頸部の痛みに対する評価戦略

step 2 どこが痛むのか？：解剖学的評価

1）椎間関節（図1-3）
● 疼痛が発生する解剖学的要因

　中位・下位頸椎の椎間関節は，水平面に対して約45°傾斜している．そのため，頸部の屈曲/伸展運動は，上位頸椎が下位頸椎の椎間関節面を前方に滑る

➡椎間関節
zygapophyseal joint

（屈曲）か，後方に滑る（伸展）かで行っている．また，側屈時には，側屈側へ椎間関節面をスライドするため，必ず回旋も伴っている．これらの運動時に椎間関節が過度の圧縮ストレスを受けると，椎間関節を損傷したり，疼痛を生じたりする．

各椎間関節は線維性の関節包で覆われており，その中には滑膜，関節軟骨，脂肪細胞で構成されたさまざまな組織がある．Kallakuriらは，関節包内にタンパク質，サブスタンスP，カルシトニン遺伝子関連ペプチドを発見し，これらの物質が椎間関節の痛みの発生に関与している可能性を示唆している[6]．

● 頸部における疼痛誘発テスト

Spurling test（図1-4）

- 検査肢位：被検者を座位とする．
- 把持する部位：被検者の頭頂部に手を置く．
- 誘導する運動：頸部を伸展，回旋（患側へ）させ，垂直に圧迫する．
- 判定：回旋側の症状が再現されれば陽性．
- 機能的意義：頸椎の伸展，回旋を組み合わせることで，椎間孔が狭窄し，神経根症状が誘発される．
- 注意点：本検査は，神経症状を誘発する検査であるため，頸部痛しか出現しない場合，陰性と判定すべきである．しかし，同時に椎間関節にも圧縮ストレスを加えているため，頸部痛しか出現しない場合には椎間関節障害が疑われる．また，伸展のみで症状が出現する場合は，脊柱管狭窄を疑う．

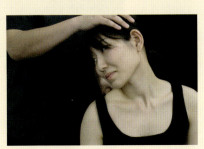

▶図1-4 Spurling test

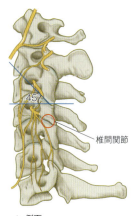

a 前面

b 側面

▶図1-3 頸椎の椎間関節

2）頸部固有背筋外側群
● 疼痛が発生する解剖学的要因

頭板状筋
- 起　始：第4頸椎〜第3胸椎棘突起
- 停　止：上項線の外側部，乳様突起
- 神経支配：頸神経後枝の外側枝
- 作　用：頭部伸展（片側の収縮では，同側側屈と同側回旋）

頸板状筋
- 起　始：第3〜6胸椎棘突起
- 停　止：第1・2頸椎横突起
- 神経支配：頸神経後枝の外側枝
- 作　用：頸部伸展（片側の収縮では同側側屈と同側回旋）

→頭板状筋
splenius capitis m.

→頸板状筋
splenius cervicis m.

固有背筋外側群には，**頭板状筋**，**頸板状筋**，頸最長筋，頭最長筋，頸腸肋筋がある．腸肋筋や最長筋は肋骨と横突起に付着しているため，肋骨が退化した頸部では発達が悪い．それに対して，横突起より内側にある内側群（➡p.171，図2-8）がよく発達している[7]．

　外側群の筋は，脊髄神経後枝の外側枝もしくは前枝に支配されており，頸椎の運動に関与している．頸椎の前弯を保持するためには，内側群が重要となる．内側群の緊張が低く，頸椎の前弯を保持できない場合には，静的安定化機構や外側群の緊張を亢進させて代償的に頸椎の安定性を高めている場合がある．筋緊張が亢進することで，筋スパズムが生じ，頭部の重さをだるく感じたり，痛みが生じたりする原因となる[8]．また，これらの筋緊張が亢進した状態で，頸部の伸展方向に圧縮ストレスが加わることで，疼痛が生じる．

● 頭板状筋の触診（図1-5）

　頭板状筋は，頸部と背部に位置する板状の筋で，起始部は僧帽筋や菱形筋群に覆われている．そのため，停止部側の僧帽筋上部線維と胸鎖乳突筋の間で触知する．乳様突起とC4棘突起を結んだ線上の中間に位置しているのが，頭板状筋である．頭板状筋と頸板状筋の境界は，起始部では不明である[9]．頭板状筋は，胸鎖乳突筋とともに頸部の回旋に作用するため，伸展＋同側回旋により，さらに圧縮ストレスが加わる．

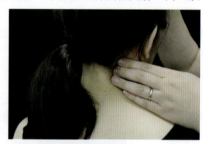

▶図1-5　頭板状筋の触診

3）頸部固有背筋内側群

頭半棘筋
- 起　始：第3頸椎〜第6胸椎横突起
- 停　止：後頭骨の上項線と下項線の間
- 神経支配：脊髄神経後枝の外側枝・内側枝
- 作　用：頭部・頸椎・胸椎伸展，片側の収縮で同側側屈・対側回旋

頸半棘筋
- 起　始：第1〜6胸椎横突起
- 停　止：第2〜7頸椎棘突起
- 神経支配：脊髄神経後枝の内側枝
- 作　用：頭部・頸椎・胸椎伸展，片側の収縮で同側側屈・対側回旋

➡頭半棘筋
semispinalis capitis m.

➡頸半棘筋
semispinalis cervicis m.

● 疼痛が発生する解剖学的要因（図1-6）

　固有背筋内側群は，脊髄神経後枝に支配されており，棘間筋，棘筋，長・短回旋筋，多裂筋，頸・頭半棘筋がある．頸部では，半棘筋が大半を占める[7]．

　頸椎の前弯を保持するには**半棘筋**が重要となる．たとえば，頭部前方位となる姿勢では，半棘筋により大きな張力が加わることとなる．内側群も外側群同様，頸部の伸展運動により強い張力が生じる．

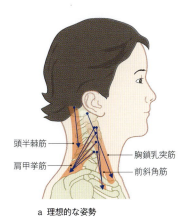
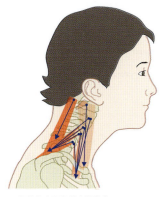

a 理想的な姿勢　　　　b 慢性的な頭部前方位姿勢

▶ 図1-6　姿勢の比較

● 半棘筋の触診

　頸部の半棘筋は，分厚い頭半棘筋と頸半棘筋に分かれている．頭半棘筋の深層に，頸半棘筋が位置している．頭半棘筋と頸半棘筋の筋間隙は，ほかと比べて**疎性結合組織**や脂肪の量が多く，血管も走行している．そのため，頭半棘筋や頸半棘筋の筋硬結が起こると，血管を圧迫し，肩こりや頭痛などを生じる可能性がある[7]．

　半棘筋の表層には，頭板状筋や僧帽筋上部筋束が位置しているため，触診する際には，これらの筋を介して行うことになる．また，半棘筋の深層には多裂筋，長・短回旋筋が位置している．

> **知っ得！**
>
> **疎性結合組織**
> まばらで不規則に配置された結合組織のことで，コラーゲン線維，弾性線維，ムコ多糖類，結合組織細胞からなる．皮下をはじめとし，全身に分布している．

4）僧帽筋上部筋束・肩甲挙筋

僧帽筋上部筋束	肩甲挙筋
起　　始：外後頭隆起，項靱帯	起　　始：第1～4頸椎横突起
停　　止：鎖骨外側1/3上縁	停　　止：肩甲骨上角
神経支配：副神経，頸神経	神経支配：頸神経，肩甲背神経
作　　用：肩甲骨挙上，肩甲骨上方回旋	作　　用：肩甲骨挙上

● 疼痛が発生する解剖学的要因

　僧帽筋は，上部・中部・下部の3つの筋束からなる．上部筋束の作用は，肩甲帯の挙上と，肩甲骨の上方回旋である．また，僧帽筋上部筋束と胸鎖乳突筋の鎖骨頭で囲まれた部分を**後頸三角**と呼び，この中を副神経が走行し，僧帽筋を支配している．僧帽筋は他に第2～4頸神経が支配するため，二重神経支配となる[7]．

　肩甲挙筋は，第1～4頸椎横突起から起始し，肩甲骨上角に付着しており，肩甲帯の挙上と，肩甲骨の下方回旋に作用する．縦に細長い肩甲挙筋により，後頸部は内側と外側に分けられる．僧帽筋に分布する副神経・頸神経・頸横動脈浅枝は，肩甲挙筋の外側を通る．内側には，菱形筋へ行く肩甲背神経と頸横動脈深枝が通過する．つまり，肩甲挙筋とその内外側は，血行が悪くなりやす

➡僧帽筋
trapezius m.

➡後頸三角
posterior triangle

➡肩甲挙筋
levator scapulae m.

い部位と考えられる[7]．

さらに，僧帽筋上部筋束や肩甲挙筋は，アライメント不良などにより，筋スパズムが生じやすく，その状態で肩甲帯の挙上や同側への側屈・回旋により圧縮ストレスを受けることで疼痛を生じやすい．

● 僧帽筋上部筋束の触診

僧帽筋上部筋束の触診は，鎖骨外側1/3の部位に指を置き，そこから外後頭隆起2横指外側へ向かうように指を進めるとよい．僧帽筋上部筋束は最も表層に位置しており，三角形の形をしている．

● 肩甲挙筋の触診

肩甲挙筋の触診は，頸部の前後径の中央で行うことができる．肩甲挙筋は，頭側へ行くにしたがい，胸鎖乳突筋に覆われる．また，肩甲挙筋より腹側には斜角筋群が，背側には僧帽筋が位置しているため，圧痛所見をとる際には，これらの筋との位置関係も考慮する必要がある．

● 触診と検査結果から何が考えられるのか？

以上の検査結果から，椎間関節由来の疼痛と筋由来の疼痛に大別できる．これらは互いに関連することで症状を複雑にしている場合が多い．たとえば，椎間関節由来の疼痛が固有背筋内側群の攣縮を惹起し，内側群の筋由来の疼痛が生じるような場合である．つまり，椎間関節由来，筋由来にかかわらず，これらの組織に力学的負荷を増強させる原因を見つけなければならない．これには，①筋のインバランス，②頸部アライメント不良が考えられる．

①筋のインバランス ➡ step 3 p.153

筋のインバランスとは，主動筋と拮抗筋の関係や，主動筋と共同筋の生理的関係が崩れていることである．たとえば，主動筋の筋力低下がある場合に，なんらかの原因で頸部伸筋や屈筋の過剰な同時収縮が生じると，屈筋・伸筋の過緊張を招くことが考えられる．また，主動筋の筋力低下を，共同筋の過活動で代償することもある．臨床においては，頸部屈筋の筋力低下を頸部伸筋群で代償している場合や，頸部伸筋の筋力低下を肩甲帯の筋で代償していることが多い印象を受ける．

②頸部アライメント不良 ➡ step 3 p.154

まず，顎を前に突き出したような姿勢が問題になる（図1-7）．顎が前に突き出ることで，頸椎のもつ生理的前弯が増強される．頸椎の前弯が増強した肢位から，頸椎の伸展が生じると，後方に位置する椎間関節に加わる圧迫＋剪断ストレスが増強することになる．また，頸部の前弯を保持する内側群は短縮位となるため，張力が低下する．これが筋のインバランスを招き，頭部を支持するために外側群が過剰に努力し，頸部の過緊張を招くことになる．

一方，頸部の前弯が少なくなったストレート・ネックでは，頭部を効率よく支持するための前弯が消失するため，頭部の支持のために頸部屈筋と伸筋の同時収縮が必要となり，頸部筋の過緊張を招く．

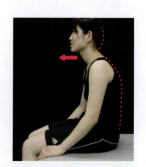

▶図1-7 顎が前方へ出ているアライメント

また，なで肩やいかり肩といった肩甲帯のアライメント不良も，頸部のアライメント不良を惹起するため，問題になる．

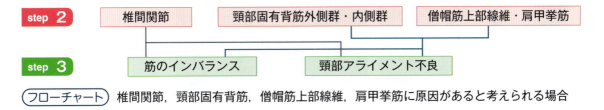

フローチャート　椎間関節，頸部固有背筋，僧帽筋上部線維，肩甲挙筋に原因があると考えられる場合

step 3　なぜ，痛むのか？：運動学的評価

以上のことから，頸部の圧縮ストレスの原因を考える場合，筋のインバランスとアライメントを考える必要がある．

1）筋のインバランス

頸椎の上に載っている重い頭部を支えるために，筋や靱帯，椎間板が存在している[10]．このなかで随意的に姿勢を保持することが可能なのは，筋である．たとえば，椎前筋群（前・外側頭直筋，頭・頸長筋，舌骨下筋群，舌骨上筋群の総称）や頸部固有背筋内側群といった深部に存在する筋の協調的な働きがなければ，頸椎の前弯は保持できない．この協調的な働きが崩れてしまう（インバランス）と，胸鎖乳突筋や頸部固有背筋外側群，肩甲挙筋などの比較的大きな長い筋に，頸椎の安定化を依存することになる．そのため，椎前筋群や固有背筋の筋力評価が重要になる．頸部の筋力は，徒手筋力検査法（MMT）によって評価する．

> **頭部屈曲の筋力検査**（図1-8）
> - **肢位**：背臥位
> - **操作**：被検者に顎を引かせ，それに抵抗を加える．
> - **判定**：以下の6段階で判定する．
>   - （5）最大限の抵抗あり（normal）
>   - （4）中等度の抵抗あり
>   - （3）抵抗はないが行える
>   - （2）可動域の一部分を動かせる
>   - （1）動かせないが筋収縮はある
>   - （0）筋収縮なし
> - **注意点**：検査台から頭部が持ち上がらないように注意する．あまりにも大きな筋力低下がみられる場合には，中枢神経系の障害が疑われるため，注意を要する．

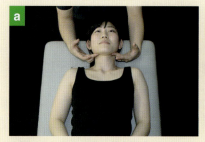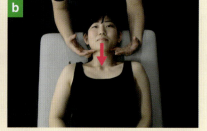

▶図1-8　頭部屈曲の筋力検査

● 頸部固有背筋内側群に対するDTTT（図1-9）

　一方，頸部伸筋群の筋力をMMTで実施することは難しい．特に頸部伸展により疼痛が発生する症例に対して，伸展運動に抵抗を加えることは臨床上難しい．また頸椎の前弯が増強している例では，頭板状筋の筋緊張が亢進し，固有背筋内側群，特に半棘筋の筋力低下が疑われる．しかし，内側群と外側群の筋力を個別で測定する方法は確立されていない．そのため，著者らは頸部の固有背筋内側群の収縮を促すDTTTを用い，疼痛の変化を観察し，内側群の筋出力の影響を検討している．

トリガーとなる組織	頸部固有背筋内側群
対象	頸部のアライメント不良
方法	頸部のアライメントを整えた状態で，頸部の後方にタオルなどを挟み，その状態で頭部の伸展運動を行ってもらい，頸部の安定化を図る．
判定	疼痛の改善がみられ，椎前筋群の筋力に問題がなければ，頸部固有背筋内側群の筋力低下が原因と考える．
機能的意義	頸部固有背筋内側群は，頸部のアライメントを保持するうえで，重要な筋となる．アライメントを整えるうえで，頸部の屈筋と伸筋の同時収縮が必要となるため，トレーニング前後での疼痛とアライメントの変化を確認する．

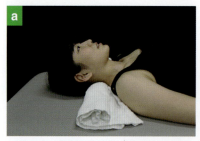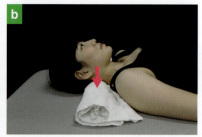

▶図1-9　頸部固有背筋内側群に対するDTTT
a：頸部の前弯に合わせて，タオルを挟む．
b：タオルを押しつぶすように，頭部に力を入れ，頸部の屈筋と伸筋の同時収縮を促す．

2）頸部アライメント不良

　頸部で頻繁にみられるアライメント不良には，①頭部前方位，②ストレートネック，③なで肩，④いかり肩の4つが挙げられる．そこで以下に各アライメントと特徴的な所見を示す．

① 頭部前方位

顎が前方に突出した姿勢．側方から観察した際に，耳介の位置が肩峰より前方にくる．小児の姿勢を思い返してほしい．後頭部の位置は，脊柱より後方に位置していることがほとんどである．このような姿勢では，**頭部伸展＋頸椎屈曲のアライメント**を呈す．頸部前弯が増強するため，頸部固有背筋内側群の筋力低下，固有背筋外側群や僧帽筋，胸鎖乳突筋の筋緊張が亢進していることが多い．

② **ストレートネック**

頸椎はC4, 5を頂点とする弓状の前方凸のカーブを示しているが，これら頸椎のアライメントが直線となったものを，**ストレートネック**という．正確な評価はX線を見て判断すべきである．他にも後弯，S字（上位頸椎前弯，下位頸椎後弯），逆S字（上位頸椎後弯，下位頸椎前弯）などがある[4]．頸椎の弯曲が減少するため，頭部支持に加わる頸部筋は，いずれも筋緊張が亢進していることが多い．

③ なで肩（図1-10a）

鎖骨下制，肩甲骨外転・下方回旋，胸椎屈曲，上位肋骨下制位を呈する．**成年期のやせ型の女性**に多い．**なで肩**は，重力に負け，上肢や肩甲帯が下方に牽引されている状態と捉えることができる[8]．このような姿勢では，頸部筋は萎縮し，硬度が高いことが多い．特に僧帽筋上部筋束や肩甲挙筋は伸張して硬く，僧帽筋中部筋束や下部筋束，菱形筋の筋力は低下していることが多い．これらの検査方法については，**肩甲胸郭関節の安定性低下**（→ p.21）を参照してほしい．

④ いかり肩（図1-10b）

鎖骨挙上，肩甲骨上方回旋・内転，胸椎伸展，上位肋骨挙上位を呈する．筋肉質な男性に多く，なで肩と違い，上肢や肩甲帯が下方に引き下げられる重力に対して，僧帽筋上部や肩甲挙筋，胸鎖乳突筋が過緊張になっている状態ととらえることができる[8]．

> **運動療法のポイント**
>
> アライメント評価と解剖学的評価を組み合わせ，適切なアライメントを保持できるようにストレッチやトレーニングを行うことが重要となる．

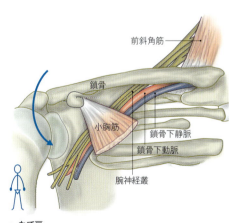

a なで肩

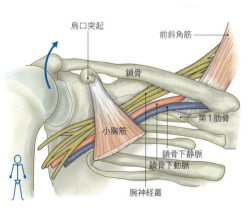

b いかり肩

▶図1-10　いかり肩となで肩

2 頸部由来のしびれ

本項では step ごとにまとめて述べる.

step 1 どこがしびれるのか？：発生部位の明確化

頸部由来のしびれに対しては，**圧縮ストレス**と**伸張ストレス**が加わっていることが多い．そこで，まずどこがしびれているのかを明確にし，そこから絞扼部位を推測する．

たとえば，鎖骨上部，肩甲骨周囲，上肢などで絞扼されている神経は異なる．そのため，しびれの部位を詳細に聴取することは重要である．おもな絞扼神経と症状の発生する部位を**表1-1**にまとめる．

● 表1-1 絞扼部位としびれの発生部位

絞扼部位	しびれの発生部位
頸神経叢（1〜4頸神経）	後頭部，耳介後部，前頸部，側頸部，鎖骨上部
第5, 6頸神経	上腕外側，前腕外側
第6, 7, 8頸神経	第2〜4指掌背側
第8頸神経，第1胸神経	上腕内側，前腕内側
斜角筋隙	肩甲骨周囲，上肢
肋鎖間隙	上肢
小胸筋下間隙	上肢

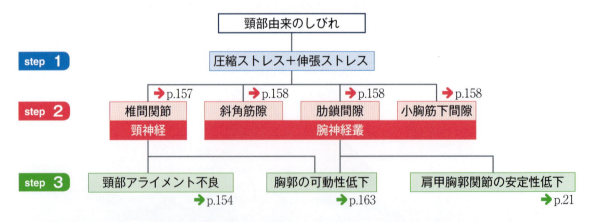

フローチャート　頸部由来のしびれに対する評価戦略

step 2 どこが絞扼されているのか？：解剖学的評価

頸神経は，それぞれの椎間孔を出ると，太い前枝と細い後枝に分枝する．また，前枝は椎骨動脈の後方を通過し，頸椎横突起の前結節と後結節の間にある神経溝を通り，横突起の先端より出る．

➡頸神経
　cervical nerves

➡腕神経叢
　brachial plexus

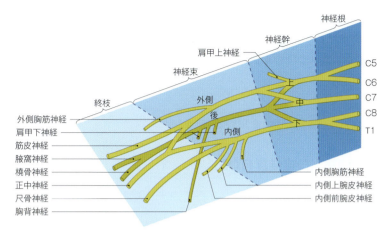

▶図1-11 腕神経叢の構成
〔坂井建雄(著):標準解剖学. p280, 医学書院, 2017より引用〕

　腕神経叢は, C5〜T1の5本の脊髄神経前枝からなる. C5〜6は上神経幹, C7は中神経幹, C8〜T1は下神経幹を形成する(図1-11). 上・中神経幹は上腕の屈側外側(外側神経束)へ, 下神経幹が屈側内側(内側神経束)へ走行する. 3つの神経幹は腋窩動脈の辺りで後神経束を形成するために結合し, 伸側へ行く.
　腕神経叢が上肢に向かう間に通る絞扼部位には, **斜角筋隙**, **肋鎖間隙**, **小胸筋下間隙**の3つがある. これらの絞扼部位において, 圧迫ストレスと牽引ストレスがかかることで症状が誘発される. これを**胸郭出口症候群**(TOS)という.

➡胸郭出口症候群
thoracic outlet syndrome : TOS

1) 頸神経
● しびれが発生する解剖学的要因

　頸神経の神経根が圧迫ストレスを受けて生じるしびれを, **頸部神経根症**という. いわゆる頸髄症や頸椎椎間関節症を指す頸椎症とは別物である. 頸部神経根症では, 神経根が支配する領域の根性疼痛と知覚症状を主症状としていることが多く, 運動麻痺を呈することは少ない. また, 神経根の枝が, 脊髄から分枝して椎間孔を出るまでが最も障害されやすい[11].

➡頸部神経根症
cervical radiculopathy

　頸椎は, 生理的に前弯している. そのため, 椎体後方にある椎間孔(図1-12)は, 屈曲時には広がり, 伸展時には狭くなる. たとえば, 椎体後外側に骨棘がある場合, 左右どちらかの回旋が強い状態で頸椎が過度に伸展する場合などに, 頸神経は圧縮ストレスを受けることになる.
　吉田は, 椎間孔断面積を考えるうえで, 上部椎体後縁と下関節突起前縁, 下部椎体の鈎状突起と上関節突起前縁の位置関係が重要としており, 上関節突起が椎体後縁より前方に突出する骨格形態や, 上関節突起から鈎状突起間の最短距離が椎間孔断面積に影響を与えるとしている[11]. つまり, 上関節突起が椎体に対して前方に位置することにより, 上関節突起と鈎状突起と椎弓で構成された骨性椎間孔は, その長さを増し, そこを通過する神経根が圧迫ストレスを受ける機会は多くなるといえる.
　さらに, C4, C5, C6の上関節突起前縁が椎体後縁より前方に位置しているものが多く, C3/4, C4/5, C5/6の椎間孔を通過する神経根は, 椎間関節近く

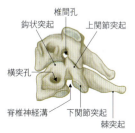

▶図1-12 頸椎の椎間孔

を通過するため，鉤状突起や上関節突起の骨棘，脱出した椎間板の影響を受けやすい．C5, C6, C7の神経根は，腕神経叢を形成するために太くなっており，椎間孔狭窄があった場合には，機械的圧迫を受けやすい[11]．

● **神経症状誘発テスト**

頸神経由来の症状かを鑑別するため，Spurling testを用いる（➡ p.149）．

2）腕神経叢の絞扼による疾患：胸郭出口症候群（TOS）
● **しびれが発生する解剖学的要因**

腕神経叢の絞扼部位は3つある．

1つ目の**斜角筋隙**は，前壁を前斜角筋，後壁を中斜角筋，底面を第1肋骨が構成している（図1-13）．C5～T1の神経根が椎間孔を出た後に，腕神経叢が形成され，斜角筋隙の間を鎖骨下動脈とともに外下方に向かって斜走している．斜角筋群の過緊張などにより斜角筋隙が狭くなると，腕神経叢に圧迫ストレスをかける．これを**斜角筋症候群**と呼ぶ．また，前斜角筋は頸椎横突起の前結節に，中斜角筋は後結節に付着しており，これらの間を腕神経叢が通ることになる．**なで肩**などのアライメント不良により，第1肋骨が下制している場合，前・中斜角筋にも牽引ストレスが加わることになり，三角形のトンネルの上角がより鋭角になってしまうために，腕神経叢にも圧迫ストレスをかけることになる．ほかに，**頸肋**は斜角筋隙の間にあるため，腕神経叢へ圧迫ストレスをかける可能性がある．

2つ目の**肋鎖間隙**は，上面が鎖骨，底面が第1肋骨で構成される骨性のトンネルである（図1-14）．このトンネル内を腕神経叢，鎖骨下動脈・静脈が通過する．鎖骨の下制や肋骨の挙上が起こった時には肋鎖間隙が狭くなり，圧迫ストレスをかけることになる（**肋鎖症候群**）．また，鎖骨と肋骨の間には，鎖骨下筋が存在し，この筋の緊張が亢進することで鎖骨の下制が生じ，腕神経叢へ圧迫ストレスを加えることもある．

3つ目の**小胸筋下間隙**は，上面を小胸筋，烏口鎖骨靱帯が底面を構成している（図1-15）．腕神経叢，鎖骨下動脈・静脈は小胸筋の深層を走行している．

➡斜角筋隙
scalene space

➡斜角筋症候群
scalenus syndrome

➡頸肋
cervical rib

➡肋鎖間隙
costoclavicular space

➡肋鎖症候群
costoclavicular syndrome

➡小胸筋下間隙
subpectoral space

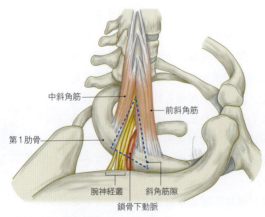

▶ 図1-13　斜角筋隙

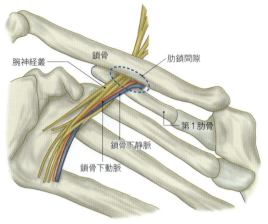

▶図1-14 肋鎖間隙

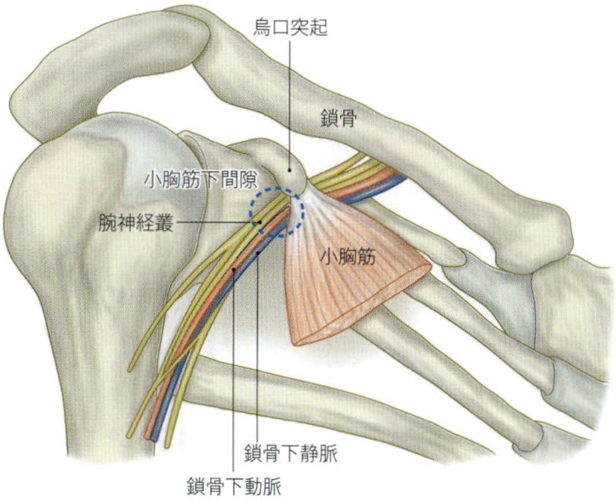

▶図1-15 小胸筋下間隙

そのため，上肢を挙上位にすると，腕神経叢，鎖骨下動脈・静脈は，小胸筋下間隙を支点として走行を上方へ変えることになる．この時に腕神経叢や鎖骨下動脈・静脈へ牽引ストレスが加わることで**過外転症候群**が起こる．

➡過外転症候群
hyperabduction syndrome

片岡[12]は，腕神経叢への圧迫ストレスでしびれが生じる例と，牽引ストレスで生じる例を，それぞれ**圧迫型**と**牽引型**とし，圧迫・牽引の両方が加わっている例を**混在型**と呼んでいる．発生頻度は，圧迫型 18.7％，牽引型 6.1％，混在型 75.4％としている．つまり，斜角筋隙で圧迫され，小胸筋下間隙で牽引されるなど複数の部位で絞扼されている例が多いことを念頭に評価する必要がある．

● 前・中斜角筋の触診（図1-16）

前斜角筋	中斜角筋
起　始：第3～6頸椎横突起の前結節	起　始：第2～7頸椎横突起の後結節
停　止：第1肋骨の前斜角筋結節	停　止：第1肋骨の鎖骨下動脈溝後方隆起（第2・3肋骨の場合もある）
神経支配：頸神経前枝	神経支配：頸神経前枝
作　用：肋骨を引き上げて胸郭を広げる（吸息）．肋骨を固定すると，頸部屈曲・片側の収縮で頸部同側側屈．	作　用：肋骨を引き上げて胸郭を広げる（吸息）．肋骨を固定すると，頸部屈曲・片側の収縮で頸部同側側屈．

➡前斜角筋
anterior scalene m.

➡中斜角筋
middle scalene m.

大鎖骨上窩にて，胸鎖乳突筋鎖骨頭の後縁から1横指程外側に，前斜角筋，中斜角筋の順に並んでいる．鎖骨上窩では，前斜角筋と中斜角筋の筋間は小指1本分程度だが，近位部では中斜角筋は前斜角筋の後方に位置し，両筋は密接している．両筋とも，深吸気の際にコロッと

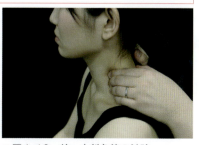

▶図1-16 前・中斜角筋の触診

1　頸部

した筋として触診することができる．

● 前・中斜角筋の神経症状誘発テスト

Adson test[13]（図1-17）

- **検査肢位**：被検者を座位とし，上肢下垂位．
- **触知する部位**：橈骨動脈を触知する．
- **誘導する運動**：触知側へ頭部を回旋させ，顎を上げた状態で深吸気のところで息を止めさせる．
- **判定**：橈骨動脈の脈拍の消失，減弱と患側上肢症状があれば陽性．
- **機能的意義**：前斜角筋，中斜角筋，第1肋骨のトンネルを狭くすることで，鎖骨下動脈や腕神経叢の圧迫をみる斜角筋隙に対する脈管テスト．
- **注意点**：感度が低く，TOS症例でも陽性率は著明に低い．しかし，特異度は高く，陽性の場合はTOSを強く疑うことができる．

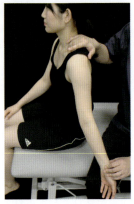

▶ 図1-17　Adson test

Morley test[14]（図1-18）

- **検査肢位**：被検者を座位とし，上肢下垂位．
- **触知する部位**：大鎖骨上窩部における腕神経叢を母指で圧迫する．
- **判定**：局所の圧痛，末梢にかけての放散痛が出現すれば陽性．
- **機能的意義**：鎖骨上窩部での腕神経叢のTinel signをみているもので，神経刺激テストとして絞扼部位における腕神経叢過敏状態の評価となり，斜角筋隙に対する腕神経叢圧迫型TOSの評価として有用性が高い．
- **注意点**：腕神経叢牽引型TOSの評価として有用性が高いのは，斜角筋三角部において，圧痛，放散痛を確認することである．

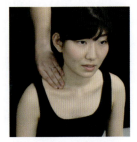

▶ 図1-18　Morley test

● 鎖骨下筋の触診（図1-19）

鎖骨下筋
- 起　始：第1肋骨と第1肋軟骨の境界付近の前上面
- 停　止：鎖骨の鎖骨下動脈溝
- 神経支配：鎖骨下筋神経
- 作　用：鎖骨を前尾方へ引く

➜鎖骨下筋
subclavius m.

鎖骨の外側1/3のところに指を置き，鎖骨の後方へ押し込む．鎖骨を下制してもらうと，後下方にて膨隆してくる鎖骨下筋が確認できる．大鎖骨上窩の下方では，腕神経叢や鎖骨下動脈が走行しており，また大胸筋の付着部となっているため，注意する．

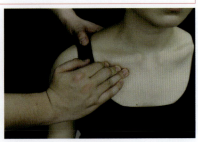

▶ 図1-19　鎖骨下筋の触診

● 神経症状誘発テスト

Roos test[14]（図1-20）

- **検査肢位**：被検者を座位とし，両肩関節を90°外転外旋位，肘関節90°屈曲位に保持させる．肘関節は少し胸より後方へ引いた状態とする．
- **必要な運動**：3分間，ゆっくりと手指の屈伸運動をさせる．
- **判定**：3分間のテスト中に，早期から患側上肢に疲労感や重さを自覚し，徐々に手のしびれや痛みが生じたら陽性．また，テスト中に認める疲労感や苦痛が軽度である場合は正常範囲内．
- **機能的意義**：肋鎖間隙での腕神経叢の刺激状態を反映するテストであり，本テスト中に症状が出現している間にも橈骨動脈を触知できる（牽引型）orできない（圧迫型）で，圧迫型か牽引型か区別する手段となりうる．なお，小胸筋下間隙における絞扼においても陽性となる可能性があるため，症状・圧痛所見とともに確認する．
- **注意点**：偽陽性率が高く，検査時間を3分間から90秒に短縮することで，特異度が上昇するという報告もある[14]．

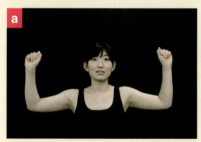 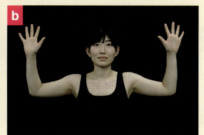

▶図1-20　Roos test

Eden test[14]（図1-21）

- **検査肢位**：被検者を座位とし，胸を張らせ（肩関節軽度伸展位），顎を引かせる．検者は被検者の後方へ立つ．
- **触知する部位**：橈骨動脈を触知する．
- **誘導する運動**：両肩を後下方へ牽引する．
- **判定**：橈骨動脈の拍動の消失，減弱があれば陽性．
- **機能的意義**：肋鎖間隙での鎖骨下動脈への圧迫ストレスをみる脈管テストである．また，症状の再現性や増悪の有無を調べると感度は92％と高い．
- **注意点**：脈拍の減弱・消失のみの評価では，陰性であったとしてもTOSを否定することはできないため，あわせて症状の再現性や増悪も確認するとよい．

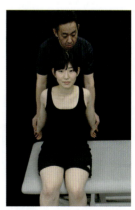

▶図1-21　Eden test

● 小胸筋の触診（図1-22）

> **小胸筋**
> 起　始：第2〜5肋骨前面
> 停　止：烏口突起
> 神経支配：内側胸筋神経，外側胸筋神経
> 作　用：烏口突起を前尾方へ引く

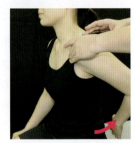

➡小胸筋
pectoralis minor m.

　小胸筋は，第2〜5肋骨前端から起始し，肩甲骨烏口突起に付着しており，表層には大胸筋が位置している．小胸筋の触診を座位で行う場合，肩関節伸展・内転・内旋位にて lift-off を行ってもらう．このときに，肩甲骨烏口突起内側尾方へ指を置いておくと，収縮する小胸筋が触知できる．

▶図1-22　小胸筋の触診

● 触診と検査結果から何が考えられるのか？

　以上の検査結果から，どの部位でどの神経に機械的ストレスが加わっているかを判断できる．神経に対して理学療法で対処できることは少ない．そのため，以下に挙げる運動学的要因に注目し，神経へのストレスを軽減させることが必要になる．

① **頸部アライメント不良** ➡ step 3 p.154

　頸神経由来の疼痛が生じている場合は，頸部のアライメントを評価する必要がある．特に頸部前弯が増強したアライメントでは，椎間孔が狭くなるため，問題になる．

② **胸郭の可動性低下** ➡ step 3 p.163

　腕神経叢の絞扼部位を構成する斜角筋や小胸筋は胸郭に付着し，**強制吸気**で活動する筋である．これらの筋の短縮や筋緊張の亢進は，胸郭の可動性を低下させることになる．そのため，胸郭の可動性を評価することが重要になる．

③ **肩甲胸郭関節の安定性低下** ➡ step 3 p.21

　特に腕神経叢に対する牽引ストレスには，なで肩（図1-10a）というアライメント不良が関わっていることが多い．なで肩では，肩甲胸郭関節の安定性が低下している場合が多いため，肩甲胸郭関節の安定性を高める IST muscles の筋力評価が重要になる．

> **知っ得！**
>
> **強制吸気**
> 強制的に吸気を行うこと．強制吸気時には，安静吸気筋である横隔膜と外肋間筋に加え，補助筋である胸鎖乳突筋，斜角筋群，肋骨挙筋なども活動する．

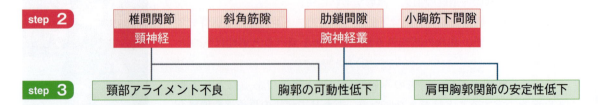

フローチャート　頸神経および腕神経叢に原因があると考えられる場合

step 3 なぜ，絞扼されるのか？：運動学的評価

以上のことから，頸部由来のしびれの運動学的要因として，以下の3つが考えられる．

1）頸部アライメント不良 ➡ p.154

2）胸郭の可動性低下

胸郭は，胸椎と12本の肋骨で構成されており，拡張性に富む構造となっている．また，肩甲骨は，背面で肩甲胸郭関節を形成しており，胸郭は肩甲骨のアライメント評価の際にも重要となる（➡ p.22）．

胸郭は，呼吸運動との関係が強い．吸気時，上位肋骨には**前後径の拡大**がみられる．下位肋骨は，横隔膜の作用により**横径の拡大**がみられ，胸骨の運動に伴い，前後径拡大が生じる（図1-23）．最下肋骨では，**横径の拡大を伴った後方運動**がみられる[15]．

こうした胸郭の運動は，呼吸器疾患を合併している患者では問題になると考えられるが，運動器疾患のみで障害されているとは考えにくい．しかし，重力下での体幹の運動を考えると，**上半身の重心**は，頭部と胸郭の位置関係により決定される．頭部には可動性がないが，頸部と胸郭が協調的に可動することで，上半身の重心を制御している．

➡前後径の拡大
pump-handle motion

➡横径の拡大
bucket-handle motion

➡横径の拡大を伴った後方運動
caliper motion

知っ得！

上半身の重心
上半身の重心は，胸骨剣状突起（第7-9胸椎）にあるとされている．

頸部と胸郭の協調的な運動	
頸椎屈曲	胸椎後弯が増大し，上下肋骨間を狭小化しながら，胸郭を下制する．
頸椎伸展	胸椎後弯が減少し，上下肋骨間を拡大しながら，胸郭を挙上する．
頸椎回旋	上位胸椎も同側に回旋する．

つまり，胸郭の柔軟性が低下すると，胸椎の可動性が低下するため，頸椎や腰椎の可動性に異常をきたし，頸部固有背筋内側群の筋力低下や，頸部固有背筋外側群や僧帽筋上部筋束，肩甲挙筋，胸鎖乳突筋の筋緊張の亢進が生じることが考えられる．

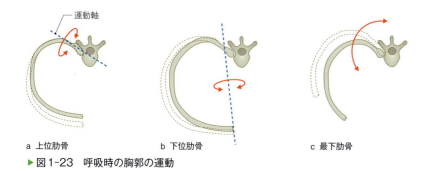

▶図1-23　呼吸時の胸郭の運動
a 上位肋骨　　b 下位肋骨　　c 最下肋骨

胸郭の可動性の評価（図1-24）

- **肢位**：背臥位，側臥位，座位
- **操作**：胸郭を広く包むように手掌全体で軽く触れる．被検者の胸郭に圧は加えず，安静時呼吸と深呼吸時の胸郭の動きを評価する．図1-24に示す区画ごとに評価する．
- **判定**：呼気・吸気がどの区間から始まっているか，どの程度動くのか，左右差はないか，安静時と深呼吸時に差はないかをみる．
- **注意点**：呼吸器疾患を伴っている場合でも，胸郭の可動性は低下するため，姿勢（胸椎後弯角が大きく，体幹屈曲位の姿勢から体幹を伸展位に保つことができないなど）や筋緊張とともに評価するべきである．

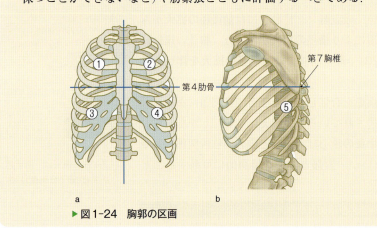

▶図1-24　胸郭の区画

3）肩甲胸郭関節の安定性低下 ▶p.21

文献

1) Lee SH, Terzopoulos D：Heads Up! Biomechanical Modeling and Neuromuscular Control of the Neck. ACM Transactions on Graphics 25：1188-1198, 2006
2) 佐藤友紀：頚椎機能解剖に基づいた病態と徒手理学療法．理学療法学 39：301-304, 2012
3) Donald A.Neumann（著），嶋田智明，平田総一郎（監訳）：筋骨格系のキネシオロジー．pp267-341, 医歯薬出版, 2005
4) 木村慎二：骨関節X線像のみかた 脊椎（頚椎）．J Clin Rehabil 19：264-270, 2010
5) 竹井仁：体幹の骨・関節の解剖学的理解のポイント．理学療法 23：1343-1350, 2006
6) Kallakuri S, Singh A, Chen C, et al：Demonstration of substance P, calcitonin gene-related peptide, and protein gene product 9.5 containing nerve fibers in human cervical facet joint capsules. Spine 29：1182-1186, 2004
7) 佐藤達夫：頚部の筋の解剖 特に神経支配との関連について．理学療法ジャーナル 49：383-392, 2015
8) 工藤慎太郎：運動器疾患の「なぜ？」がわかる臨床解剖学．pp1-11, 医学書院, 2012
9) 河上敬介，磯貝香（編）：骨格筋の形と触察法 改訂第2版．大峰閣, p51-75, 2015
10) 金子操：脊柱変形とADL．理学療法ジャーナル 39：625-632, 2005
11) 吉田泰雄：頚椎椎間孔と神経根の形態学的測定．昭和医学会雑誌 68：44-54, 2008
12) 片岡泰文：胸郭出口症候群の病態−腕神経叢造影を用いて．日整会誌 68：357-366, 1994
13) 進藤重雄：Adson テスト．脊椎脊髄 28：284-285, 2015
14) 唐杉樹，井手淳二：胸郭出口症候群の理学所見 Eden テスト，Morley テスト，Roos テスト．脊椎脊髄 28：286-289, 2015
15) 金尾顕郎，中根征也：呼吸器疾患患者の胸郭の機能障害と理学療法．理学療法 32：640-648, 2015

2 胸腰部

胸腰部の構造と機能

　胸腰部の脊柱は，隣接する椎骨の下関節突起と上関節突起で形成される**椎間関節**と，椎間板を含む椎体間の関節で連結されている．前者は，典型的な解剖学的関節（滑膜関節）で，関節軟骨（硝子軟骨）や滑膜・関節包を有する．後者は，線維軟骨結合による機能的関節で，正式な関節名称は存在しない．

　また，胸椎部には**肋骨頭関節**と**肋横突関節**があり，両者を合わせて**肋椎関節**と呼ぶ（図2-1）．

➡ 椎間関節 zygapophysial joints
➡ 肋骨頭関節 joint of head of rib
➡ 肋横突関節 costotransverse joint
➡ 肋椎関節 costovertebral joints

A. 胸腰部に生じやすい機能障害

　胸腰部共通の役割は，脊髄神経の保護と，3軸性の大きな可動性を確保することにある．この相反する役割を担うには，脊柱全体および椎体間の分節的な安定性が必須条件となるが，骨と靭帯のみでは十分な安定性が得られないことが報告されている[1,2]．さらに胸椎部では，前方に位置する胸郭の重量が屈曲方向にかかる．腰椎部では，仙骨の傾斜と体幹の重量により，前下方に滑ろうとする力が常に発生する．

　そのため，胸腰部の筋・筋膜の活動が重要となるが，重量物を取り扱う仕事に従事している者は過負荷に陥りやすい．また，加齢やスポーツなどの要因による継続的な不良姿勢，脊柱アライメント異常が椎間関節および椎間板の変性に影響を与え，疼痛を生じることが多い．

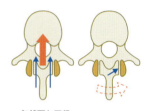

a 矢状面と平行

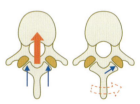

b 矢状面に対して45°の傾き

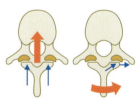

c 矢状面に対して直角

▶ 図2-2　上関節突起の傾きが椎体の滑り・軸回旋に与える影響

a：上位椎体の前方変位に対する抵抗力は最小，回旋に対する抵抗力は最大．
b：上位椎体の前方変位・回旋の動きは制限される．
c：上位椎体の前方変位に対する抵抗力は最大，回旋に対する抵抗力は低下．

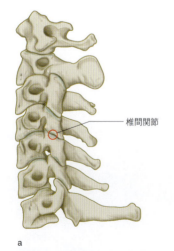

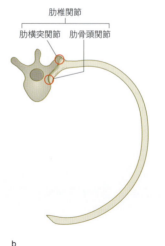

▶ 図2-1　椎間関節と肋椎関節
a：椎間関節（側面），b：肋椎関節（上面）

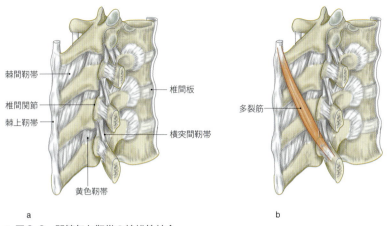

▶図2-3 関節包と靱帯の線維性結合
椎間関節の関節包は、腹側で黄色靱帯と、背側で多裂筋と線維性結合している.

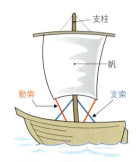

▶図2-4 帆船の構造

B. 胸腰部の安定化機構
● 静的安定化機構
- **骨形態**：上関節突起の矢状面に対する傾きが、椎体の前方滑り・軸回旋の抑止効果を高める（図2-2）.
- **椎間板**：髄核と線維輪で構成され、椎体間の運動と体重支持に関わる.
- **関節包・靱帯**：関節包は腹側で黄色靱帯と背側で多裂筋と線維性結合している. また、前縦靱帯・後縦靱帯は椎間板の線維輪と結合し、脊柱全体の安定性に寄与している（図2-3）.

● 動的安定性
- **固有背筋内側群の配置**：椎体の棘突起と横突起の隙間を埋める形で、長・短回旋筋，多裂筋，半棘筋が存在し、その線維方向は外下方に向かって走行する. 脊柱を帆船の帆を支える支柱にたとえると、固有背筋内側群は支柱を安定させる支索の役割を果たす[3]（図2-4）.
- **腰方形筋**：腸骨稜から起始し、第12肋骨および第1〜4腰椎の肋骨突起に停止する. 左右の腰方形筋の収縮は、腰椎を圧縮し、安定性に大きく寄与する[4].

C. 胸腰部の運動
胸腰部の運動は、解剖学的関節である椎間関節で起こる. 椎間関節は、関節面が平坦な平面関節で、その関節運動の特徴は、**滑り運動**しか起こらないことである. 体幹屈曲運動の場合、上関節突起に対して下関節突起が滑り運動を起こすため、椎体間の背側は広がり、逆に腹側は狭くなる. 同時に椎間板の腹側が凹み、背側が凸になる. この椎間板の柔軟な変形が転がり運動の代わりを担い、胸腰部の円滑な運動が可能となる（図2-5）.

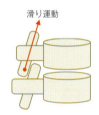

a 椎間関節の滑り運動

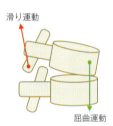

b 体幹屈曲運動（椎間板なし）

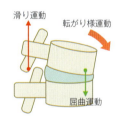

c 体幹屈曲運動（椎間板あり）

▶図2-5 椎間関節の滑り運動と椎間板
a：下位椎体の関節面に対し、上位椎体の関節面が滑る.
b：椎間関節の滑り運動が前方に位置する椎体を下降させるが、円滑さはない.
c：椎間板の作用により椎体の下降は減少し、転がり運動のような運動が生じるため、関節運動は円滑になる.

1 胸腰部の痛み

本項では，stepごとにまとめて述べる．

step 1 どう動かすと痛むのか？：力学的ストレスの明確化

胸腰部の痛みを力学的ストレスから考えると，**伸張ストレス**，**圧縮ストレス**，**剪断ストレス**の3つに大別できる．

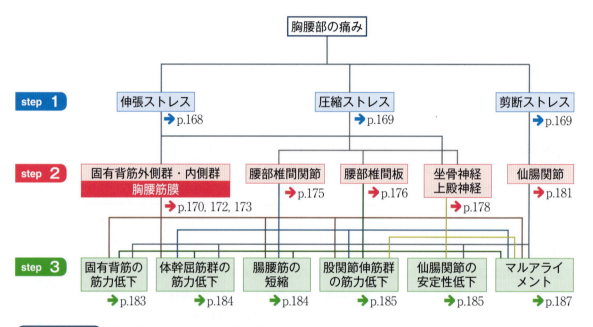

フローチャート 胸腰部の痛みに対する評価戦略

1）伸張ストレス

立位や座位などの抗重力姿勢の場合，胸郭の重みが前方に倒れる力を発生させるため，胸背部の筋および胸腰筋膜には，常に**伸張ストレス**が生じている．さらに，頭頸部が前方に変位する不良姿勢，上肢挙上位の動作，重量物を頻繁に持ち運びする作業などは，伸張ストレスを強める原因となる．この伸張ストレスの増加は，筋内圧を上昇させて，疼痛の原因となる．さらに，筋が柔軟性を失い，筋および筋膜間の滑走性が低下することで，筋の伸張性が低下する．そのため，胸腰部に伸張ストレスがかかる日常生活動作において，疼痛が生じるかを確認する．

伸張ストレスによって疼痛が生じる場合には，**固有背筋外側群・内側群**，**胸腰筋膜**，**坐骨神経**，**上殿神経**に由来する機能障害を疑う．

2）圧縮ストレス

直立位時における圧縮負荷率は，**椎間関節**で約20％，**椎体・椎間板**で約80％を担っている．この圧縮負荷率は姿勢により変化する．腰椎屈曲時は椎体・椎間板部の圧縮負荷率が増加し，逆に腰椎伸展時は椎間関節の圧縮負荷率が増加する．また，重量物の持ち上げや上肢を挙上する動作などでは，椎体・椎間板の圧縮負荷率を増加させる．

さらに，回旋動作が加わると，片側の椎間関節面は圧縮負荷率が増加し，対側の椎間関節は圧縮負荷率が減少する．つまり，左右差が生じることになる．また，回旋運動が継続すると，圧縮負荷率の高い椎間関節に運動軸が移動し，椎間板に剪断力を生じさせ，椎間板の線維輪を損傷する原因となる．

坐骨神経と**上殿神経**は，梨状筋上孔部で圧縮ストレスにさらされる．さらに体幹の屈曲運動を行うと股関節の屈曲が生じるため，坐骨神経や上殿神経には伸張ストレスも加わる．そのため，下肢や殿部に痛みが生じる．

そこで，**圧縮ストレスによって疼痛が生じている場合は，椎間関節と椎間板の損傷，さらに坐骨神経と上殿神経の機能障害を疑う．**

➡坐骨神経
sciatic nerve

➡上殿神経
superior gluteal nerve

3）剪断ストレス

仙腸関節は仙骨と腸骨が形成する関節で，形状は半関節である．**半関節**は平面関節の一種で，関節周囲が靭帯に囲まれているため，運動範囲が小さい[5]．関節前面には**前仙腸靭帯**，後面には**後仙腸靭帯，骨間仙腸靭帯，仙結節靭帯，仙棘靭帯**が存在し，可動性と引き換えに仙腸関節の安定性を高めている（図2-6）．特に骨間仙腸靭帯は，仙骨に腸骨をしっかりと結びつける重要な靭帯である．

仙腸関節は体重支持に適した構造であるが，わずかな**並進運動**も生じる．立位時の体幹重量は，腰椎を介して仙腸関節に剪断力として伝わる．このときに，**ニューテーション**がおこる（図2-7）．ニューテーションは，靭帯の張力を増加させ，仙腸関節の安定性を高める．逆にカウンターニューテーションは，靭帯がゆるむ位置になるため，仙腸関節は不安定となる．しかし，仙腸関節の可動範囲はきわめて小さく，平均2°程度である．

つまり，剪断ストレスに対してニューテーションが過度に生じると，靭帯の

➡仙腸関節
sacro-iliac joint

➡前仙腸靭帯
anterior sacro-iliac ligament

➡後仙腸靭帯
posterior sacro-iliac ligament

➡骨間仙腸靭帯
interosseous sacro-iliac ligament

➡仙結節靭帯
sacrotuberous ligament

➡仙棘靭帯
sacrospinous ligament

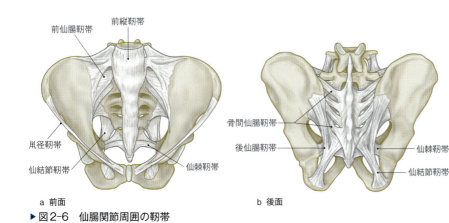

▶図2-6　仙腸関節周囲の靭帯
a　前面
b　後面

> **知っ得！**
>
> **並進運動**
> translational motion
> 物体のすべてが同じ速さで同じ方向に運動することを，並進運動という．関節包内運動においては，治療面に対して平行方向に並進運動することを"滑り"，垂直方向へ並進運動することを"離開"としばしば表現される．

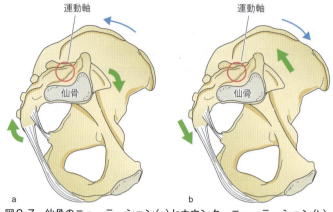

▶図2-7 仙骨のニューテーション(a)とカウンターニューテーション(b)
a：仙骨が前方に傾斜すると，腸骨は後方に傾斜する．
b：仙骨が後方に傾斜すると，腸骨は前方に傾斜する．

張力が増強し，疼痛が生じる．また，ニューテーションが少なくなると，剪断ストレスが増加し，仙腸関節由来の疼痛が増すと考えられる．ただし，仙腸関節由来と，仙腸関節周囲の靱帯由来とを区別することは難しい．そのため，両者を含めて，**仙腸関節由来**の疼痛と考える．

そこで，剪断ストレスによって疼痛が生じている場合は，仙腸関節に問題があると考える．

step 2　どこが痛むのか？：解剖学的評価

1）固有背筋外側群

最長筋
- 起　　始：仙骨，上後腸骨棘
- 停　　止：胸椎横突起，腰椎肋骨突起
- 神経支配：脊髄神経後枝の外側枝
- 作　　用：両側性で脊柱伸展，一側性で同側への側屈・回旋

腸肋筋
- 起　　始：仙骨，腸骨稜，胸腰筋膜
- 停　　止：下位肋骨，腰椎肋骨突起，肋骨角
- 神経支配：脊髄神経後枝の外側枝
- 作　　用：両側性で脊柱伸展，一側性で同側への側屈・回旋

● 疼痛が発生する解剖学的要因

固有背筋は，外側群と内側群に分類される（図2-8）．外側群は，椎体間を多分節にわたって走行し，脊柱の大きな運動を可能にする．

外側群には，**最長筋**と**腸肋筋**が含まれる．

最長筋と腸肋筋は，上外側へと扇状に広がりながら走行し，肋骨および肋骨突起に付着する．この配置は，帆船の帆をコントロールする動索と似ており，脊柱の伸展・回旋を行うのに非常に有利な配置となっている（図2-4）．固有背

➔最長筋
longissimus m.

➔腸肋筋
iliocostalis m.

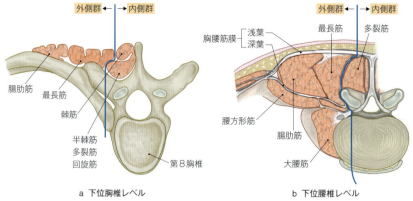

▶図2-8　固有背筋外側群と内側群の配置
最長筋と腸肋筋は，胸腰筋膜の浅葉と深葉によって完全に覆われているが，骨との接触面がないため，筋の内圧は拡散しやすい．

筋内側群も脊柱の伸展作用を有するが，伸展モーメントの約80％は外側群が担っている[6]．

つまり，抗重力姿勢により生じる胸背部への伸張ストレス（前方に倒れる力）は，固有背筋外側群の伸展モーメントが相殺していることとなる．加えて，不良姿勢，過度な労働・スポーツなどを継続的に行うと，固有背筋外側群の筋緊張が高くなり，柔軟性は乏しくなる．そのため，体位前屈が必要な靴下の着脱動作などは，著しく制限される．

● 固有背筋外側群の触診
①最長筋
　最長筋は，仙骨・上後腸骨棘から起始し，胸椎の横突起内側端，肋骨突起に停止する．腰部の棘突起から外側に約3cmの部分に指先を当て，停止部は肋骨突起に向かって上外方へ，起始部は上後腸骨棘に向かって下内方へ指先を進める．最長筋は，腸肋筋よりも硬く隆起しているので，触察しやすい．
②腸肋筋
　腸肋筋は，最長筋の外側に位置し，仙骨・腸骨稜・胸腰筋膜から起始し，下位肋骨・腰椎横突起に停止する．腰部最長筋の外側縁に指先を当て，棘突起側に向かって圧迫を加えながら，指先を外側へ移動させる．腰部は腸肋筋の筋腹が厚いため，外側端まで触察しやすい．逆に胸部は筋腹が薄いが，肋骨角より内側に位置するため，触察は体表から可能である．

　筋の走行により（図2-9），伸展運動は最長筋のほうが，伸展・回旋動作は腸肋筋のほうが，その作用は大きい．そのため，伸展動作をすれば最長筋の筋腹が，伸展・回旋運動すれば腸肋筋の筋腹が触察しやすくなる．

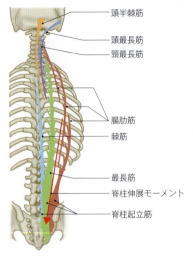

▶図2-9　固有背筋外側群の走行

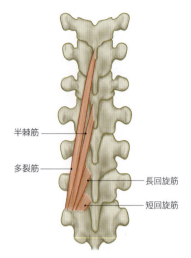

▶図2-10　固有背筋内側群

2）固有背筋内側群：多裂筋

> **多裂筋（腰部）**
> 起　　始：全腰椎の乳頭突起，仙骨後面，上後腸骨棘
> 停　　止：起始より3椎体上位の棘突起
> 神経支配：棘突起に付着する高位の脊髄神経後枝の内側枝
> 作　　用：両側性で脊柱伸展，一側性で反対側への回旋[7]

➡多裂筋
multifidus m.

● 疼痛が発生する解剖学的要因

　固有背筋内側群とは，椎骨の横突起と棘突起のスペースに存在する筋群で，1椎体間をつなぐ**短回旋筋**，2椎体間をつなぐ**長回旋筋**，3椎体間以上をつなぐ**多裂筋**が存在する（図2-10）．加えて，半棘筋，棘間筋も存在するが，ここでは多裂筋の一部として表記する．

　腰部多裂筋は，腰椎の生理的前弯位で最も活動性が高く，後弯位で最も低いことが報告されている[8]．また，深層線維は椎体間の安定性に大きく寄与し，下肢の運動にも影響を与える[9〜12]．そのため，伸張ストレスが増加し，腰椎後弯位になると腰部多裂筋の機能は低下し，椎体間の安定性が低下，ひいては下肢の運動にまで影響を与える．

➡短回旋筋
short rotatores m.

➡長回旋筋
long rotatores m.

> **知っ得！**
> **コンパートメント症候群**
> compartment syndrome
> 区画の内圧が上昇し，血行障害や筋の機能不全が起こる症候群のこと．区画は，骨と筋膜によって構成される．

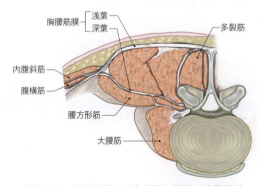

▶図2-11　胸腰筋膜と固有背筋内側群の位置関係

さらに，腰部多裂筋は，胸腰筋膜の深葉に完全に取り囲まれ，1つのコンパートメントを形成している（図2-11）．そのため，腰椎後弯位が継続すると筋内圧の上昇を招き，**コンパートメント症候群**を引き起こすことで，疼痛が発生することがある[13]．

● 固有背筋内側群（多裂筋）の触診（図2-12）

固有背筋内側群は，乳頭突起，仙骨後面，上後腸骨棘から起始し，棘突起に停止する．腰部では，仙骨後面・上後腸骨棘に停止するため，棘突起と上後腸骨棘を目印に，胸部では内側⇔外側，腰部では下外側⇔上内側に指先を当てると，容易に触察できる．特に腰部多裂筋はL5レベルで発達しており，上後腸骨棘の付着部までしっかり触察できる．腰部には生理的前弯が存在するため，腹部にタオルなどを入れて前弯を減少させることで，棘突起を鮮明に触察できる．また，ほんのわずかな脊柱の伸展（鼻先が宙に浮くほど）を行うと，固有背筋内側群の収縮が起こり，筋腹を触察することができる．

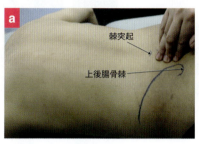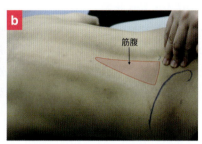

▶図2-12　多裂筋の触診
a：平常時，b：伸展時．棘突起と上後腸骨棘を目印にする．赤枠は，内側群の範囲を示す．

3）胸腰筋膜

胸腰筋膜は，固有背筋外側群を取り囲むように浅葉と深葉の2葉に分かれる（図2-11）．**浅葉**の上部では広背筋や下後鋸筋が起始し，下部では大殿筋と連結している．**深葉**は，多裂筋を完全に取り囲み，側腹筋群の腹横筋・内腹斜筋の起始部（図2-13）となるため[14, 15]，胸腰筋膜の線維密度は第4腰椎（L4）レベルから著しく増加する[16]．言い換えれば，固有背筋外側群と内側群の筋膜は，腹横筋・内腹斜筋，大殿筋などの筋膜と密に連結しているため，お互いの筋活動に影響を及ぼすことが考えられる．

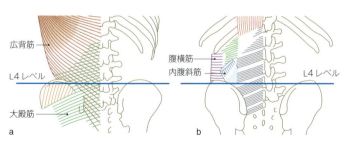

▶図2-13　各筋の筋膜と胸腰筋膜の融合
a：広背筋・大殿筋の筋膜と胸腰筋膜の融合．
b：腹横筋・内腹斜筋の筋膜と胸腰筋膜の融合．

➡胸腰筋膜
thoracolumbar fascia

知っ得！

機械受容器
mechanoreceptor
姿勢の変化に伴う圧迫や伸張など機械的刺激により興奮する受容器のこと．
Type Ⅰ：ルフィニ小体様．低閾値で反応が遅く，関節の位置と運動を感知する．
Type Ⅱ：パチニ小体様．低閾値で反応が速く，関節の素早い運動と振動，横方向のストレスに反応する．
Type Ⅲ：ゴルジ腱器官様．高閾値で反応が遅く，過剰な筋活動を抑制する．
Type Ⅳ：自由神経終末．高閾値には反応しない．関節痛の信号を出す．

さらにYahiaら[17]は，胸腰筋膜の血管周囲に**機械受容器** TypeⅠ（ルフィニ小体様）とTypeⅡ（パチニ小体様）が存在することを明らかにした．TypeⅠは，低閾値で反応が遅く，関節の位置と運動を感知する．TypeⅡは，低閾値で反応が速く，関節の素早い運動と振動，横方向のストレスに反応する．このことから，安静時の姿勢制御や運動時の体幹制動を担っていると考えられる．

● 固有背筋外側群・内側群，胸腰筋膜の疼痛誘発テスト

前屈動作テスト（図2-14）

- 検査肢位：リラックスした直立位で目線は正面を向く．両下肢は肩幅程度に外転位，両上肢は体側に下垂させる．
- 誘導する運動：床に両上肢をつけるようにさせる．
- 判定：疼痛が生じたら陽性．
- 機能的意義：胸腰筋膜を含む固有背筋の外側群・内側群の伸張を強制することで，筋の伸張と筋内圧を上昇させる．
- 注意点：前屈動作テストでは，胸腰筋膜を含む固有背筋の外側群・内側群の伸張を誘導するため，股関節の屈曲は抑制させる必要がある．そのため，検者が被検者の骨盤を徒手的に固定するか，壁などに被検者の殿部・両下肢を接触させ，壁から離れないように前屈動作をするように指示する．この検査のみでは，固有背筋の外側群と内側群のどちらに大きな問題があるかまでは鑑別できないので，疼痛部位を詳細に聞き，伸張状態を触察して確認することが重要である．また，前屈位から体を戻すときは，伸張ストレスが増強しているため，疼痛が発生しやすい．そのため急な動きを避けて，ゆっくりと姿勢を戻すようにする．

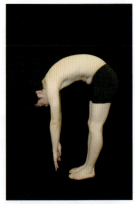

▶図2-14　前屈動作テスト

● 触診と検査結果から何が考えられるのか？

前屈動作テストで疼痛が発生した場合，筋・筋膜性の疼痛が考えられる．静止立位の状態から，前屈動作を行うと重心は前下方に移動にする．そのため，背部に位置する胸腰筋膜・固有背筋の外側群・内側群は，伸張されながら上半身を支えることになる．この相反する作用は，体幹屈筋群・伸筋群，股関節周囲筋などの協調した機能が求められるが，以下の4つの運動学的要因が破綻した場合に疼痛が発生すると考えられる．

①**固有背筋の筋力低下** ▶ step 3 p.183

重力下において，胸郭を含む上半身の重量は胸腰筋膜と固有背筋で支持する．固有背筋の筋力が低下すると，その重量を支えるために胸腰筋膜と固有背筋は過緊張状態となり，伸張性が低下する．そのため，前屈動作などによって過度な伸張ストレスを加えると疼痛が生じやすい．

②**体幹屈筋群の筋力低下** ▶ step 3 p.184

体幹屈筋群の腹横筋と内腹斜筋は，胸腰筋膜の深葉に起始し，腹側で腹直筋鞘前葉を介して腹直筋と連結する．つまり，体幹屈筋群と背筋群は連結し合い，円柱状のコルセットを形成することで，腰部の安定性を高めている．体幹

屈筋群の筋力が低下した場合，背筋群は腰部の安定性を維持するために過度な活動を求められ，筋緊張が亢進する．その結果，伸張性が低下し，前屈動作などによって過度な伸張ストレスを加えると疼痛が生じやすい．

③腸腰筋の短縮 → step 3 p.184

腸腰筋が短縮すると，骨盤前傾・腰椎前弯が増強する．そのため，胸腰筋膜と固有背筋は短縮位となり，伸張性が低下する．その結果，前屈動作などによって過度な伸張ストレスを加えると疼痛が生じやすい．

④股関節伸筋群の筋力低下 → step 3 p.185

胸腰筋膜の浅葉は，広背筋や下後鋸筋により斜め上方に，大殿筋により斜め下方に牽引されることで，帆船が帆を張るように緊張し，腰背部の安定性を高めている[7]．大殿筋の筋力が低下すると，胸腰筋膜を斜め下方に牽引する力が減少し，腰背部は不安定となる．それを補おうと，胸腰筋膜と固有背筋が過緊張した結果，伸張性が低下し，前屈動作などによって過度な伸張ストレスを加えると疼痛が生じやすい．

⑤マルアライメント → step 3 p.187

①〜④の運動学的要因は，いずれも日常の姿勢に大きな影響を与えるため，全身のアライメント異常（マルアライメント）を評価することが重要となる．

> **知っ得！**
> マルアライメント
> malalignment
> 正しくない，あるいは不完全な配列のこと．

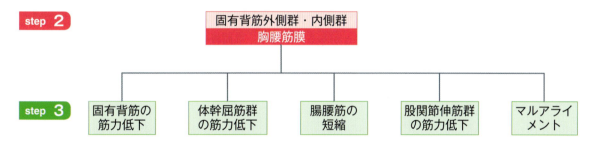

フローチャート　固有背筋外側群・内側群に原因があると考えられる場合

4）腰部椎間関節

● 疼痛が発生する解剖学的要因

椎間関節の関節包は，前方は黄色靭帯，背側は多裂筋と線維性に結合している．また，関節包の上端と下端には脂肪が存在し，関節面の保護を補助している[18]．腰椎の伸展は，下関節突起が下位椎骨（椎弓板）に衝突することで制限され，圧縮負荷率が増加する．この状態からさらに伸展すると，関節突起を中心に回旋作用が発生し，椎間関節の関節包を損傷させ，**腰部椎間関節症**となる．

> **知っ得！**
> 腰部椎間関節症
> 変形性腰椎症の一種．椎間関節の関節包が断裂（椎間関節捻挫）したり，挟み込みが起こることで疼痛が生じる．

● 椎間関節の触診

体表から椎間関節を触知することは困難である．しかし，体表上からその位置を推測することは，他の疾患と鑑別するためにも重要となる．椎間関節は棘突起の外側に位置するため，棘突起を触知し，その外側（1横指）に指を置き，縦方向に移動させる．やや丸みを帯びた乳頭突起に触れることができ，その内側を探ると椎間関節に触れることができる．

● 椎間関節の疼痛誘発テスト

伸展・回旋運動

- **検査肢位**：リラックスした直立位で目線は正面を向く．両下肢は肩幅程度に外転位，両上肢は体側に下垂させる．
- **誘導する運動**：可能な限りの伸展・回旋．
- **判定**：疼痛が生じると陽性．
- **機能的意義**：完全伸展位から回旋運動を行うことで，関節面に圧縮ストレスを加える．多裂筋の筋硬度が高いと，関節包を後方に引く力が弱るため，疼痛を生じやすい．
- **注意点**：この検査のみでは，椎間関節症と判断できない．神経症状の有無などを確認することが重要である．また，転倒に注意すること．

5）腰部椎間板

● 疼痛が発生する解剖学的要因

　椎間板は，髄核，線維輪，脊椎端板（終板）から構成される．腰椎を屈曲させると，椎間板の前部には圧縮ストレスにより変形（凹む）が生じ，後部には前部で分散された圧が加わるため伸張ストレスが増強する．さらに回旋力が加わると，伸張ストレスは増加する．この椎間板後部への伸張ストレスが，線維輪内の自由神経終末を刺激し，疼痛を生じることがある．さらに，椎間板の線維輪の後部は，前部・外側に比べて薄く脆弱である[19]．そのため，腰椎屈曲位で回旋動作を行うと，椎間板後部が離開し，髄核の脱出，いわゆる**椎間板ヘルニア**の原因となる．

> **知っ得！**
> 椎間板ヘルニア
> disc herniation
> 椎間板内の髄核が線維輪から突出した状態．後側方に突出すると神経根症状を呈することがある．

● 椎間板ヘルニアの疼痛誘発テスト

　椎間板を体表から触知することは困難なので，椎間板ヘルニアによる神経症状や疼痛の有無を確認する．

Laségue sign（図2-15）

- **検査肢位**：背臥位．腰部前弯など緊張が高くないかを確認する．
- **誘導する運動**：股関節中間位，膝関節完全伸展位の状態から，股関節を屈曲する．
- **判定**：70°〜90°以下で大腿後面〜膝窩部に坐骨神経症状が生じると陽性．
- **機能的意義**：膝関節完全伸展位から股関節屈曲運動を行うことで，第5腰椎神経根・第1仙骨神経根に圧縮ストレスをかけ，坐骨神経症状が出現するかをみる．

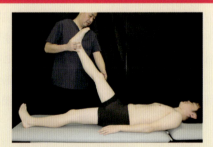

▶図2-15　Laségue sign

- **注意点**：この検査のみでは，椎間関節症および椎間板ヘルニアとは判断できない．

Bragard test（図2-16）

- **検査肢位**：背臥位．腰部前弯など緊張が高くないかを確認する．
- **誘導する運動**：Lasègue signと同様に検査し，坐骨神経症状が出現した股関節屈曲角度より5°下げ，足関節の背屈を行う．
- **判定**：坐骨神経症状が悪化すると陽性．
- **機能的意義**：Lasègue signとBragard testの両方が陽性の場合は，椎間板ヘルニアを疑う．

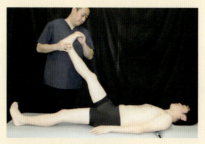
▶図2-16　Bragard test

● 触診と検査結果から何が考えられるのか？

①腰部椎間関節が原因と考えられる場合
　腰部椎間関節症は，腰椎伸展位で生じる圧縮ストレスの増加が原因で起こる．圧縮ストレスの増加は，腸腰筋の短縮や股関節伸展筋の筋力低下が骨盤の傾斜を強める場合と，体幹屈筋群の筋力低下の場合が考えられる．

②腰部椎間板が原因と考えられる場合
　腰部椎間板による疼痛は，腰椎後弯位で生じる圧縮ストレスの増加が原因で起こる．圧縮ストレスの増加は，固有背筋の筋力低下により骨盤前傾が減少し，それに伴う腰椎後弯が引き金になることが多い．腰椎後弯位は体幹屈筋群の筋力低下，および股関節伸筋群の筋力低下も招く．

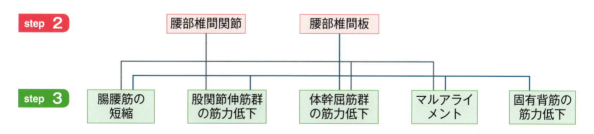

（フローチャート）腰部椎間関節・椎間板に原因があると考えられる場合

6) 坐骨神経・上殿神経（図2-17）

> **坐骨神経**
> 起始分節：L4〜S3
> 支配領域：脛骨神経部分　：大腿二頭筋長頭，半膜様筋，半腱様筋，大内転筋
> 　　　　　総腓骨神経部分：大大腿二頭筋短頭

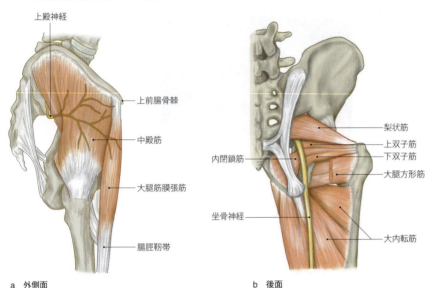

a　外側面　　　　　　　　　　　　　b　後面
▶図2-17　坐骨神経と上殿神経

● 疼痛が発生する解剖学的要因

坐骨神経は，人体の中で最も幅広く，長い神経である．坐骨神経は通常，梨状筋下孔を通過し，骨盤外へ出る．骨盤外へ出た坐骨神経は，大殿筋に覆われながら双子筋・内閉鎖筋・大腿方形筋を横切るように縦走し，下行する．坐骨神経は脛骨神経と総腓骨神経の2つの神経からなり，両神経とも1つの結合組織性の鞘に包まれている．下殿神経も，梨状筋下孔を通過し，股部に達し，大殿筋を支配する．梨状筋の大きさには個体差があり，過剰に緊張した状態が続くと，梨状筋が坐骨神経を絞扼し，疼痛が生じる．またBeatonら[20]によると梨状筋と坐骨神経の位置関係は6つのタイプに分けられる（図2-18）．坐骨神経が2本に分かれ，梨状筋内を貫通するタイプのものが**梨状筋症候群**を呈しやすい[21〜23]．

また，梨状筋の深層を通過した坐骨神経は，その後，大腿方形筋や内閉鎖筋の表層を通過する．つまり，梨状筋により上から圧迫された坐骨神経は，その後，その他の深層外旋六筋により突き上げられることになる．これも坐骨神経に対する機械的ストレスになるため，梨状筋のみでなく，その他の深層外旋六筋との関与も念頭におく必要がある．

上殿神経は，仙骨神経叢から出て，梨状筋が大坐骨孔を通る上方に形成される梨状筋上孔を，上殿動脈・静脈とともに走行する．梨状筋上孔から骨盤腔を出て，小殿筋・中殿筋の間を走行し，大腿筋膜張筋へと至る．大坐骨孔を梨状

➡坐骨神経
sciatic nerve

➡上殿神経
superior gluteal nerve

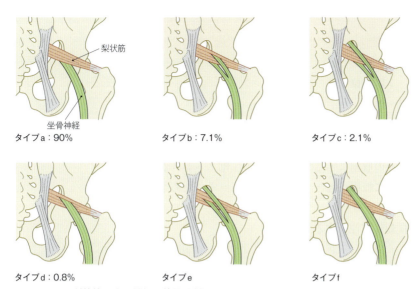
▶図2-18 梨状筋と坐骨神経の位置関係

筋とともに通るため，梨状筋の強い収縮あるいは長期にわたるスパズムの結果，上殿神経の絞扼性障害が生じると考えられる．

坐骨神経や上殿神経は，いずれも骨盤腔内から骨盤腔外に出たところで深層外旋六筋により圧迫を受けることで，殿部から下肢への放散痛が生じやすい．

● 坐骨神経の触診

坐骨神経は，梨状筋の下方で大坐骨孔を通過し，骨盤から離れ，大殿筋下方を通過し，大腿後面へ走行している．上後腸骨棘と大転子の上端を結んだ中点から数cm下方で触れることができる[24]．

● 上殿神経の触診

走行上，上後腸骨棘の尾側で，梨状筋のすぐ頭側の部位に位置する．大殿筋と中殿筋を介しての触診となるため，非常に困難である．

● 梨状筋症候群の鑑別テスト

Freiberg test

- **検査肢位**：背臥位
- **把持する部位**：股関節部，下腿近位
- **誘導する運動**：骨盤を固定し，股関節を屈曲・内旋．
- **判定**：殿部痛の有無
- **機能的意義**：骨盤を固定して股関節屈曲・内旋を行うことで，梨状筋に伸張ストレスを加えることができる．その状態で疼痛が生じれば，梨状筋症候群が疑われる．
- **注意点**：骨盤固定で陰性，骨盤非固定で陽性であれば，仙腸関節性の疼痛と考える．

> **Pace test**
>
> ・検査肢位：座位
> ・把持する部位：大腿遠位，下腿遠位
> ・誘導する運動：股関節外転・外旋
> ・判定：筋力低下，殿部痛の有無
> ・機能的意義：端座位にて股関節外転・外旋運動に抵抗を加え，股関節外転・外旋筋を収縮させる．その収縮に応じて梨状筋での圧縮ストレスが増加し，坐骨神経，上殿神経に絞扼が起き，疼痛が生じる．そのため梨状筋症候群が疑われる．
> ・注意点：体幹の側屈の代償動作に注意する．

● 上殿神経に対するDTTT

上殿神経の絞扼による殿部痛を鑑別する検査は存在しない．上殿神経が梨状筋の過緊張により絞扼される可能性を考え，DTTTを行い，鑑別している．

トリガーとなる組織	梨状筋
対象とする症状	殿部痛に放散する痛み
方法	側臥位にて股関節軽度屈曲位での外旋運動を行い，その際，大転子に抵抗を加える．
判定	大転子上部から梨状筋の走行に沿った圧痛が消失し，殿部痛が変化すれば，梨状筋による上殿神経の絞扼の可能性もある．
機能的意義	上殿神経は梨状筋上孔を通過し，殿部に分布する．梨状筋の過緊張が上殿神経に対する機械的ストレスを強めている可能性が考えられる．そこで梨状筋を含めた股関節外旋筋のリラクセーションを行い，リラクセーション前後での疼痛の変化を確認する．
注意点	梨状筋を中心とした深層外旋六筋自体に疼痛が生じている可能性もあるが，その場合は限局した疼痛である．

● 触診と検査結果から何が考えられるのか？

上殿神経や坐骨神経が梨状筋によって圧迫されている可能性が考えられる．梨状筋の緊張が強まる原因として，以下の運動学的原因が考えられる．

①股関節伸筋群の筋力低下 → step 3 p.185

梨状筋をはじめとした深層外旋六筋は，大殿筋やハムストリングスといった股関節伸筋群とともに，股関節の動的安定化機構として作用する．そのため，大殿筋やハムストリングスの筋力が低下すると，代償的に梨状筋などの深層外旋六筋の負荷が高まり，筋硬度が亢進する．これにより，梨状筋による坐骨神経や上殿神経への圧縮ストレスが増加する．

②仙腸関節の安定性低下 → step 3 p.185

梨状筋は仙腸関節を横断して大転子に至る．そのため，梨状筋の収縮は仙腸関節を安定させるベクトルを生む．仙腸関節における安定性が低下すると，梨状筋の過度な収縮が誘発される可能性が考えられる．そのため，梨状筋による坐骨神経や上殿神経への圧縮ストレスが増加する．

③マルアライメント → step 3 p.187

平背や円背では，骨盤が後傾し，股関節は外旋位をとる．このため股関節外旋筋群の伸張性が低下し，筋硬度が高まる．これにより，梨状筋による坐骨神経や上殿神経への圧縮ストレスが増加する．

step 2：坐骨神経・上殿神経
step 3：股関節伸筋群の筋力低下／仙腸関節の安定性低下／マルアライメント

フローチャート 坐骨神経と上殿神経に原因があると考えられる場合

> **知っ得！**
> **侵害受容器** nociceptor
> 機械的・化学的・温熱的刺激など組織を破壊する刺激に反応する受容器．高閾値機械受容器とポリモーダル受容器があり，一次疼痛（鋭い痛み）は高閾値機械受容器，二次疼痛（鈍い痛み）はポリモーダル受容器が反応する．

7）仙腸関節

● 疼痛が発生する解剖学的要因

仙腸関節にブロック注射を行うと疼痛が消失した報告[25]から，仙腸関節が腰痛の原因になることは広く知られている．村上[26]は，腰痛に占める仙腸関節由来の腰痛発生率は10.7%，男女比は1：2と女性に多く，年代別では30歳代と70歳代に多いと報告した．また，骨間仙腸靱帯および後仙腸靱帯への剪断ストレスが関節に微小なズレを生じさせ，疼痛を発現させると結論づけた．Sakamotoら[27]は，仙腸関節周囲の受容器は近位1/3と中央1/3に集中し，そのほとんどが**侵害受容器**であると報告した（図2-19）．

つまり，仙腸関節への剪断ストレスが侵害受容器を刺激することによって，疼痛を発生させていると示唆される．しかしながら，確立されたエビデンスはなく，仙腸関節のどこが痛むのかは，不明のままである．

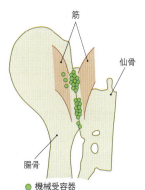

▶ 図2-19　仙腸関節および周辺組織に存在する機械受容器
〔Sakamoto N, et al：An electrophysiologic study of mechanoreceptors in the sacroiliac joint and adjacent tissues. Spine 26：E468-471, 2001より〕

● 仙腸関節の触診

仙腸関節の触診は，側臥位で行う．上後腸骨棘を触診し，そこから尾側に向かって指を進める．仙骨と腸骨の間隙が触察されるが，表面には後仙腸靱帯が存在するため，直接触れることはできない（図2-6，p.169）．

● 仙腸関節の疼痛誘発テスト

Gaenslen test

- **検査肢位**：背臥位．被検者は健側下肢の膝を屈曲し，抱きかかえる．
- **誘導する運動**：検者は検査側の股関節を伸展させる．
- **判定**：仙腸関節部に痛みを訴えたら陽性．
- **機能的意義**：仙腸関節に強制的に剪断ストレスをかけることで痛みを誘発する．
- **注意点**：股関節痛の問題を消すことができないため，Patrick testと併用して行うとよい．Patrick testが陰性であれば仙腸関節痛を疑う．

> **知っ得！**
> **Patrick test**
> 背臥位にて，股関節の屈曲外転外旋位とし，膝内側を床面に向かって押すことで，股関節の疼痛を誘発する検査．陽性であれば股関節の炎症や筋性の疼痛を疑う．

> ### pelvic rock test
> - **検査肢位**：側臥位．被検者は健側下肢の膝を屈曲し，抱きかかえる．
> - **誘導する運動**：検者は両手を寛骨に置き，10秒程度圧迫する．検査は，左右で行う．
> - **判定**：仙腸関節部に痛みを訴えたら陽性．
> - **機能的意義**：仙腸関節に強制的に剪断ストレスをかけることで痛みを誘発する．
> - **注意点**：圧迫は両手でしっかりとかける．

● 触診と検査結果から何が考えられるのか？

　仙腸関節へのストレス検査により疼痛が誘発されているため，仙腸関節由来の疼痛と考えられる．そのため，仙腸関節の安定性の低下という運動学的要因が疑われる．仙腸関節が不安定になる要因として，以下の項目が考えられる．

①固有背筋の筋力低下 ➡ step 3 p.183

　固有背筋は，胸腰筋膜を介して仙骨後面に付着する．そのため，固有背筋の張力は仙骨のニューテーションを引き起こす．逆に張力が弱まれば，その作用は失われ，仙腸関節の不安定性を招く因子となる．

②体幹屈筋群の筋力低下 ➡ step 3 p.184

　腹横筋と内腹斜筋は，胸腰筋膜を介して固有背筋と連結している．そのため，腹横筋と内腹斜筋の緊張は固有背筋に影響を与える．また，腹横筋と内腹斜筋の張力は，腸骨稜を内側に引き寄せるため，骨間仙腸靭帯の張力を高め，仙腸関節の安定性に貢献する．逆に張力が弱まれば，その作用は失われ，仙腸関節の不安定性を招く因子となる

③仙腸関節の安定性低下 ➡ step 3 p.185

　仙腸関節の安定化メカニズムとして，form closure と force closure がある．

　form closure は，骨・靭帯などによる，いわゆる静的安定化機構である．体幹の重量により，仙骨は前傾する力が加わる．仙骨の上部は下部に比べて広い楔状のため，前傾することで腸骨間にはまり込む．そのため，仙腸関節の骨構造による安定性が高まる．さらに，仙骨の前傾により仙腸関節周囲の靭帯の張力が高まる．これにより，靭帯構造による安定性が高まる．この仙骨の前傾を**ニューテーション**と呼ぶ．

　一方，force closure は動的安定化機構とも考えられ，筋・筋膜による安定化機構である．force closure では，腹横筋や内腹斜筋，固有背筋，股関節伸筋群が重要視されている．これらの安定化機構が破綻すると，仙骨の後傾(**カウンターニューテーション**)が出現する．これにより仙腸関節への剪断ストレスが増加するため，疼痛が出現すると考えられる．

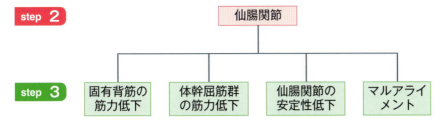

フローチャート 仙腸関節に原因があると考えられる場合

step 3 なぜ，痛むのか？：運動学的評価

1）固有背筋の筋力低下

　固有背筋外側群・内側群の筋力を，個別で定性的かつ定量的に評価する方法は存在しない．詳細な評価を行うには，MRIなどの画像診断や筋電図を使用する必要がある．臨床においては，筋力を徒手筋力検査法（MMT）で，腰椎伸展持久力をSorensen testで評価している．

　また，主観的ではあるが，内側群の筋力評価として，多裂筋の触診を応用することがある．被検者に，ほんのわずかな脊柱伸展運動を行わせ，多裂筋の筋腹が膨隆するかどうかで判断する．筋力が低下している場合，多裂筋の筋腹は確認できず，外側群の筋腹が膨隆してくる．

● 総合的な背筋の筋力評価

Sorensen test

- **肢位**：腹臥位で，体を上前腸骨棘と臍の間のレベルでベッドの端から外へ出し，屈曲位をとらせる．両上肢は胸の前で組む．
- **操作**：被検者は体幹を水平まで挙上し，その姿勢を保持する．
- **判定**：腰痛のない男性で80～200秒，女性で140～230秒．腰痛のある男女混合で110±50秒．
- **解釈**：約120秒の保持ができなければ，背筋群の筋力低下を疑う．

運動療法のポイント

　多裂筋の収縮を優先する場合，固有背筋外側群を抑制しながら，多裂筋の収縮を促通する．たとえば，被検者を腹臥位にし，両肘で体重を支持しながら体幹を伸展してもらう．このとき，外側群を徒手的に伸張し，抑制をかけながら多裂筋の収縮を促通する．

> ### 多裂筋の機能評価（図2-12）
> - **肢位**：腹臥位．
> - **操作**：被検者に鼻先を宙に浮かすぐらいの脊柱伸展を指示する．
> - **判定**：固有背筋外側群の筋腹が膨隆したら陽性．
> - **解釈**：脊柱のわずかな伸展は多裂筋の作用であるが，機能不全に陥っている場合は，外側群がその役割を果たす．そのため，外側群の筋腹が膨隆する．

> **運動療法のポイント**
> 疼痛が生じている場合は，過度な筋緊張を抑制する．大きな脊柱運動を伴わない**ホールドリラックス**などが有効である．固有背筋は，体幹屈筋群・股関節周囲筋などの影響を受けるため，疼痛が減少すれば，骨盤・腰椎をコントロールさせながらの全身運動を行う．

> **知っ得！**
> **ホールドリラックス**
> hold relax
> 2～3秒の最大等尺性収縮の直後に力を抜かせ，リラクセーションを得る手技．関節可動域を改善させる場合，疼痛を緩和する場合に用いられる．

2）体幹屈筋群の筋力低下

固有背筋の評価方法と同様に，筋力を個別で定性的かつ定量的に評価する方法はなく，詳細な評価はMRIや筋電図を用いる．臨床では徒手筋力検査法（MMT）が一般的に行われているが，固有背筋や股関節周囲筋との協調した筋力が測定できないため，不十分である．そこで主観的ではあるが，背臥位にて両下肢を宙で保持できるかどうかなど，四肢をコントロールしながらの体幹の安定性をみて判断することがある（図2-20）．

> **運動療法のポイント**
> 固有背筋の運動療法と同様に，骨盤・腰椎をコントロールさせながらの全身運動を行う．

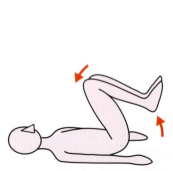 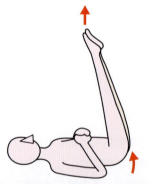

a　股・膝関節屈曲位での保持　　b　股関節屈曲・膝関節伸展位・骨盤後傾位での保持

▶図2-20　体幹屈筋群の筋力評価

3）腸腰筋の短縮

Thomas test を行う（➡ p.201）．

> **運動療法のポイント**
>
> 　腸腰筋の伸張は，腰椎前弯増強の代償が生じやすいため，骨盤の固定や過度な伸張は避けるべきである．特に立位や側臥位での伸張は代償動作が生じやすい．Thomas test の肢位を利用し，骨盤前傾・腰椎前弯を排除した後に，ゆっくりと股関節の伸展を行う．短縮が強い場合は，股関節の内旋だけでもよい．

4) 股関節伸筋群の筋力低下

大殿筋・ハムストリングスの筋力評価を行う (➡ p.227)．

> **運動療法のポイント**
>
> 　大殿筋・ハムストリングスの筋力トレーニングは，骨盤前傾・腰椎前弯の代償運動が生じやすい．腹臥位で行う場合は，下腹部にタオルなどを入れ，過度な腰椎前弯を防ぎながら行う必要がある．また，ブリッジ動作を行う場合も同様で，のけぞらないように注意する．

5) 仙腸関節の安定性低下

　仙腸関節の安定性を十分な信頼性と妥当性で評価する方法は確立されていない．そのため，仙腸関節に対する DTTT を行い，検査を進めている．

● DTTT の徒手的操作とその解釈

徒手的操作	疼痛の変化	解釈
仙骨上部の圧迫 (ニューテーションの誘導)	疼痛減少	固有背筋の筋力低下を疑う → force closure の機能評価 1 へ
ハムストリングスの横断マッサージ (カウンターニューテーションの抑制)	疼痛減少	ハムストリングスの短縮を疑う → force closure の機能評価 2 へ
仙骨上部の圧迫・ハムストリングスの横断マッサージ (ニューテーションの誘導・カウンターニューテーションの抑制)	疼痛変化なし	腹横筋や内腹斜筋の筋力低下を疑う → force closure の機能評価 3 へ

① force closure の機能評価 1

　固有背筋は，胸腰筋膜を介して仙骨後面に付着する．そのため，固有背筋の張力は仙骨のニューテーションを引き起こす．逆に張力が弱まれば，その作用は失われ，仙腸関節の不安定性を招く因子となる (「固有背筋の筋力低下」➡ p.183)．固有背筋の筋力低下を原因と疑った場合，固有背筋の活動を高めてみて，疼痛が消失あるいは軽減するかどうかの DTTT を行う．

固有背筋の筋力低下に対する DTTT	
トリガーとなる組織	固有背筋
対象とする症状	殿部に放散する痛み
方法	腹臥位にて被検者に上肢の力を入れながら体幹を伸展してもらう．
判定	痛みが消失あるいは軽減したら固有背筋の筋力低下が原因と判断する．

機能的意義	固有背筋の活動が高くなることで仙骨のニューテーションが誘発され，仙腸関節の安定性が高まる．
注意点	腹臥位で実施できない場合は，端座位で背もたれを利用した等尺性収縮を行わせる．

② force closure の機能評価 2

　大腿二頭筋の長頭は，仙結節靱帯に付着している．そのため，大腿二頭筋の短縮は，仙結節靱帯の張力を高め，仙腸のニューテーションを制限する．つまり，仙腸関節の不安定性を招く因子となる．ハムストリングスの短縮は，SLR テストや Lasègue 角の測定で評価する．

③ force closure の機能評価 3

　腹横筋と内腹斜筋は，胸腰筋膜を介して固有背筋と連結している．そのため，腹横筋と内腹斜筋の緊張は固有背筋に影響を与える．また，腹横筋と内腹斜筋の張力は，腸骨稜を内側に引き寄せるため，骨間仙腸靱帯の張力を高め，仙腸関節の安定性に貢献する．逆に張力が弱まれば，その作用は失われ，仙骨関節の不安定性を招く因子となる．体幹屈筋群の筋力評価は p.184 を参照．

　仙腸関節由来の疼痛が生じている症例では，通常の MMT による体幹屈筋群の筋力評価は，疼痛により難しい場合も多い．そのような症例では以下のDTTT を行って，腹筋群の筋力の関係を評価している．

体幹屈筋群に対する DTTT	
トリガーとなる組織	腹横筋・内腹斜筋
対象とする症状	殿部に放散する痛み．
方法	端座位にて被検者に腹部を引き込みながら骨盤の前後傾運動を行ってもらう．
判定	痛みが消失あるいは軽減したら体幹屈筋群の筋力低下が原因と判断する．

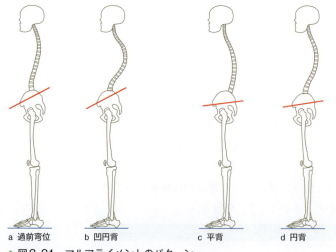

▶図 2-21　マルアライメントのパターン
a：骨盤前傾に伴う腰椎前弯の増大．
b：骨盤前傾に伴う腰椎前弯の増大＋胸椎後弯の増大．
c：骨盤後傾に伴う腰椎前弯の減少＋胸椎後弯の減少．
d：骨盤後傾に伴う腰椎前弯の減少＋胸椎後弯の増大．

➡凹円背　sway back
➡平背　flat back
➡円背　hump back

機能的意義	体幹屈筋群の活動が高くなることで，カウンターニューテーションに伴う骨盤の後傾を，内腹斜筋，腹横筋によって制御し，仙腸関節の安定性を高める．
注意点	骨盤の前後傾運動時は，胸椎部を中間位で保持させる．

> **運動療法のポイント**
>
> 　骨盤前傾運動は固有背筋を意識し，骨盤後傾運動は内腹斜筋を意識しながら行う．また，腹部を背側に引き込みながら，腹式呼吸をさせる．

6) マルアライメント（図2-21）

　マルアライメントの評価は，固有背筋や体幹屈筋群の筋力，骨盤・腰椎の弯曲状態を予測するうえで重要である．しかし，外観からの姿勢観察が評価の主であり，定量的な評価方法は存在しない．そのため，視診に加え触診，自動・他動運動，整形外科テストなどを応用して評価する．

矢状面におけるマルアライメントの評価

- **肢位**：座位または立位（整形外科テストでは背臥位，自動運動では腹臥位）
- **視診**：①耳垂-肩峰-大転子-膝関節前部（膝蓋骨後面）-外果の前方が，一直線上に配列されているかを観察する．
  ②体位前屈時の腰部アライメントを観察する（図2-22）．腰椎屈曲が行えているのか，股関節の屈曲が主なのかで判定する．
- **触診**：①上前腸骨棘と上後腸骨棘を触察し，骨盤の前後傾を確認する．その差が3横指以上は骨盤前傾の増大，2横指未満は骨盤後傾と判定する（図2-23）．
  ②固有背筋外側群・内側群，体幹筋，大殿筋の筋緊張状態を確認する．
- **整形外科テスト**：Thomas test（→p.201）を行い，腸腰筋短縮の有無を確認する（図2-24）．
- **自動運動**：大殿筋・体幹筋・固有背筋の筋力評価を行う．
- **判定**：上記の評価結果を総合的に判定する．

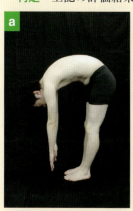 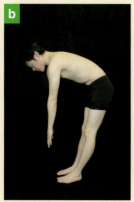 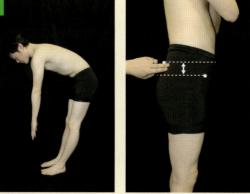

▶図2-22　前屈動作の違い　　　　　　　　▶図2-23　骨盤の前後傾

a：骨盤傾斜に合わせて，しっかりと腰椎が屈曲している．
b：骨盤傾斜に対して，腰椎部は水平となり，股関節の屈曲が大きい．

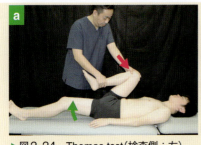 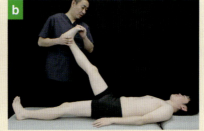

▶図2-24　Thomas test（検査側：左）

- 解釈：例〈視診〉①耳垂からの垂線に対し，大転子-膝関節前部（膝蓋骨後面）-外果の前方が後方に位置し，股関節中間位・膝関節伸展位である．
  ②体位前屈時は，腰椎屈曲より股関節屈曲が目立つ．
  〈触診〉①上前腸骨棘と上後腸骨棘の差が2横指未満．
  ②固有背筋は伸張されて緊張が亢進している．
  〈整形外科テスト〉Thomas test は陰性．
  〈筋力〉自動運動の筋力検査で固有背筋と大殿筋の筋力が低下という結果の場合，視診①と触診①の結果から，マルアライメントは円背（骨盤後傾に伴う腰椎前弯の減少＋胸椎後弯の増大）が疑われる．さらに，視診②と触診②，筋力の結果から，円背が確定する（表2-1 参照）．
- 注意点：X線所見を確認したうえで評価結果を総合的にとらえることが重要である．そのため，問診で日常的に行う姿勢や動作を聴取しておく．

●表2-1　マルアライメントの典型的な評価結果一覧

	骨盤の触診	背筋の筋力	腹筋の筋力	Thomas test	大殿筋の筋力
過前弯	3横指以上	正常	低下	陽性	正常
凹円背	3横指以上	正常 or 低下	低下	陽性	正常
平背	2横指未満	低下	正常	陰性	低下
円背	2横指未満	低下	正常 or 低下	陰性	低下

＊必ずしも上記結果になるとは限らない．
＊姿勢異常とは，骨盤を含む上半身のアライメント異常を指す（図2-21）．上半身の姿勢異常のために股関節・膝関節が屈曲している場合は，この結果は当てはまらない．

> **運動療法のポイント**
>
> 体位前屈時，胸腰背部に痛みを訴える場合，その多くはマルアライメントに問題がある．マルアライメントは，固有背筋・体幹筋・股関節伸展筋・腸腰筋の短縮などが原因で起こる．そのため，痛みを訴える部分のみを治療しても，改善は見込めない．マルアライメントの原因そのものに対してアプローチすることが，重要となる．

文献

1) Crisco JJ, Panjabi MM：The intersegmental and multisegmental muscles of the lumbar spine. A biomechanical model comparing lateral stabilizing potential. Spine 16：793-799, 1991
2) Diane Lee(著), 石井美和子(訳), 今村安秀(監)：骨盤帯 原著第4版 臨床の専門的技能とリサーチの統合. pp45-48, 医歯薬出版, 2013
3) Masi AT, Nair K, Evans T, et al：Clinical, Biomechanical, and Physiological Translational Interpretations of Human Resting Myofascial Tone or Tension. Int J Ther Massage Bodywork 3：16-28, 2010
4) Phillips S, Mercer S, Bogduk N：Anatomy and biomechanics of quadratus lumborum. Proc Inst Mech Eng H 222：151-159, 2008
5) Vleeming A, Schuenke MD, Masi AT, et al：The sacroiliac joint：an overview of its anatomy, function and potential clinical implications. J. Anat 221：537-567, 2012
6) Bogduk N, Macintosh JE, Pearcy MJ：A universal model of the lumbar back muscles in the upright position. Spine 17：897-913, 1992
7) 工藤慎太郎：運動器疾患の「なぜ？」がわかる臨床解剖学. pp85-97, 医学書院, 2012
8) Claus AP, Hides JA, Moseley GL, et al：Different ways to balance the spine：subtle changes in sagittal spinal curves affect regional muscle activity. Spine 34：208-214, 2009
9) Barker PJ, Briggs CA, Bogeski G：Tensile transmission across the lumbar fasciae in unembalmed cadavers：effects of tension to various muscular attachments. Spine 29：129-138, 2004
10) Barker PJ, Guggenheimer KT, Grkovic I, et al：Effects of tensioning the lumbar fasciae on segmental stiffness during flexion and extension：Young Investigator Award winner. Spine 31：397-405, 2006
11) Cholewicki J, Panjabi MM, Khachatryan A：Stabilizing function of trunk flexor-extensor muscles around a neutral spine posture. Spine 22：2207-2212, 1997
12) Rosatelli AL, Ravichandiran K, Agur AM：Three-dimensional study of the musculotendinous architecture of lumbar multifidus and its functional implications. Clin Anat 21：539-546, 2008
13) Konno S, Kikuchi S, Nagaosa Y：The relationship between intramuscular pressure of the paraspinal muscles and low back pain. Spine 19：2186-2189, 1994
14) Schuenke MD, Vleeming A, Van Hoot T, et al：A description of the lumbar interfascial triangle and its relation with the lateral raphe：anatomical constituents of load transfer through the lateral margin of the thoracolumbar fascia. J Anat 221：568-576, 2012
15) Ben Hadj Yahia S, Vacher C：Does the Latissimus dorsi insert on the iliac crest in man? Anatomic and ontogenic study. Surg Radiol Anat 33：751-754, 2011
16) Willard FH, Vleeming A, Schuenke MD, et al：The thoracolumbar fascia：anatomy, function and clinical considerations. J Anat 221：507-536, 2012
17) Yahia L, Rhalmi S, Newman N, et al：Sensory innervation of human thoracolumbar fascia. Acta Orthop Scand 63：195-197, 1992
18) Twomey LT, Taylor JR：Age changes in the lumbar articular triad. Aust Physio 31：106-112, 1985
19) Ebara S, Iatridis JC, Setton LA, et al：Tensile properties of nondegenerate human lumbar anulus fibrosus. Spine 21：452-461, 1996
20) Beaton LE, Anson BJ：The sciatic nerve and the piriformis muscle：Their interrelation a possible cause of coccygodynia. J Bone Joint Surg 20：686-688, 1938
21) 万納寺毅智：梨状筋症候群. 整・災外 25：1759-1763, 1982
22) F.H. マティーニ, 他(著), 井上貴央(監訳)：カラー人体解剖学構造と機能：ミクロからマクロまで. pp292-294, 西村書店, 2003
23) 林典雄(著), 青木隆明(監)：改訂第2版 運動療法のための機能解剖学的触診技術(下肢・体幹), pp2-5, メジカルビュー社, 2012
24) 坂井建雄, 松村讓兒(監訳)：プロメテウス解剖学アトラス解剖学総論／運動器系, 第2版. p532, 医学書院, 2011
25) Fortin JD, Aprill CN, Ponthieux B, et al：Sacroiliac joint：pain referral maps upon applying a new injection/arthrography technique. Part II：Clinical evaluation. Spine 19：1483-1489, 1994
26) 村上栄一：仙腸関節由来の腰痛. 日本腰痛会誌 13：40-47, 2007
27) Sakamoto N, Yamashita T, Takebayashi T, et al：An electrophysiologic study of mechanoreceptors in the sacroiliac joint and adjacent tissues. Spine 26：E468-471, 2001

症例ノート④

症　例	10歳代，男性．
診断名	左第4腰椎分離症
現病歴	バレーボール部に所属．1か月前から練習量が増加したことで，左腰部に疼痛が出現．現在，スパイクおよびサーブ練習で疼痛が増悪し，日常生活においても右への寝返り動作で疼痛が出現する．

step 1　どう動かすと痛むのか？：力学的ストレスの明確化

- **疼痛の再現性**　体幹伸展運動で疼痛が再現できた．また，体幹伸展位で右回旋を加えると疼痛が増悪した．

　→ 腰部椎間関節への圧縮ストレスが疼痛を惹起する！

step 2　どこが痛むのか？：解剖学的評価

- **触診**　固有背筋外側群・内側群の筋緊張亢進
- **圧痛所見**　腰部椎間関節：（＋）　　固有背筋外側群：（±）
　　　　　　仙腸関節：（－）　　　　固有背筋内側群：（＋）
- **ストレス検査**　伸展・回旋動作：（＋）

　→ 腰部椎間関節での疼痛の可能性あり！

step 3　なぜ，痛むのか？：運動学的評価

- **視診**　腰椎前弯増強，胸椎後弯増強，頭部前方突出
- **触診**　骨盤前傾位
- **関節可動域**

		左（患側）	右
股関節	屈曲	100°	95°
	伸展	0°	−5°
	外旋	35°	30°
	内旋	10°	5°

- **MMT**

		左	右
股関節	伸展（膝屈曲）	4	4
	屈曲	3	3
体幹	屈曲	3	

- **整形外科テスト**　伸展回旋動作：（＋）　　Thomas test：両側（＋）
　　　　　　　　Ely test：両側（＋）　殿踵距離：右10横指，左10横指

　→ 腸腰筋や大腿四頭筋の短縮により骨盤前傾となり，股関節伸展作用を有する大殿筋の筋力低下と相まって腰椎前弯が増強する．そのため腰部椎間関節への圧縮ストレスが増加し，同部の疼痛が出現した．

実際の運動療法

1. 股関節屈筋群のストレッチ
①側臥位でベッド側の股関節・膝関節を屈曲位とする．上側の下肢の足関節を把持する．
②膝関節屈曲位のまま股関節を他動的に伸展していく．

＊ポイント
股関節伸展時に骨盤の前傾・腰椎の前弯が増強しないように指導する．

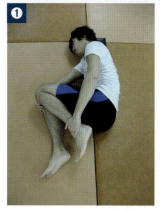 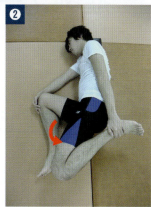

2. 大殿筋の筋力強化
①背臥位で下肢をベッドから降ろす．
②殿部を挙上し，股関節伸展運動を行う．

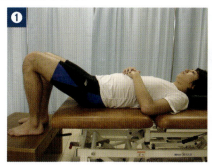 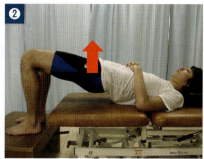

3. 骨盤後傾運動
①背臥位で両足底を壁に接地する．
②腹筋の収縮を意識して骨盤の後傾運動を行う．

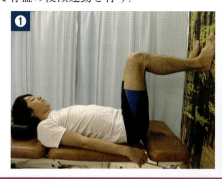 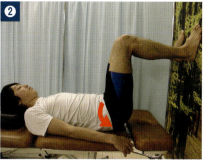

検査と治療 表と裏　多裂筋の機能不全

　腰椎前弯が増強する症例では，固有背筋内側群である多裂筋の機能不全を呈することが多い．多裂筋の機能低下により腰椎の前弯が増強し，腰部椎間関節や後方関節包への圧縮ストレスが増大する．多裂筋の機能不全を疑う症例に対しては，多裂筋の横断マッサージを行い，体幹伸展・回旋動作で疼痛が軽減ないし消失するかを評価するとよい．疼痛が軽減ないし消失する症例では，多裂筋の機能低下が関与していると考えられる．

症例ノート⑤

症　例	30歳代，女性．
診断名	腰痛症
現病歴	出産4～5か月後より，靴を履くなどの前屈動作や長時間の座位をとると，腰部～殿部にかけて違和感が出現するようになった．その後，様子をみていたところ，徐々に疼痛が増悪してきた．

step 1　どう動かすと痛むのか？：力学的ストレスの明確化

- **疼痛の再現性**　体幹前屈運動で殿部の疼痛が再現できた．また，徒手的に骨盤を外側から圧迫すると疼痛が減少した．

　→ 仙腸関節への剪断ストレスが疼痛を惹起する！

step 2　どこが痛むのか？：解剖学的評価

- **圧痛所見**　仙腸関節：（＋）　　腰部椎間関節：（－）
  　　　　　　固有背筋外側群：（±）　固有背筋内側群：（±）
- **ストレス検査**　Gaenslen test：（＋）　pelvic rock test：（＋）

　→ 仙腸関節での疼痛の可能性あり！

step 3　なぜ，痛むのか？：運動学的評価

- **触診**　骨盤軽度後傾位
- **関節可動域**

		左	右
股関節	屈曲	115°	110°
SLR		45°	45°
膝関節	屈曲（下腿外旋）	4	4
体幹	屈曲	3	
	伸展	3	

- **MMT**（上表内）
- **整形外科テスト**　Sorensen test：100秒

　→ 腹筋群・固有背筋・大腿二頭筋の短縮により，仙骨のニューテーションとはさみ込み作用が減少したことで，仙腸関節の不安定性を招き，剪断ストレスによる仙腸関節痛が生じた．

実際の運動療法

1. 腹筋群の筋力強化
①背臥位で股関節・膝関節を屈曲位とする．腹部におもりを乗せる．
②深呼吸しながら腹圧を高める．

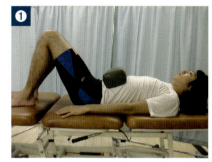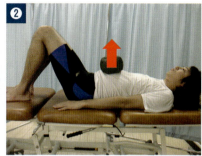

2. 背筋群の筋力強化
①椅座位となり，両手でゴムチューブを持つ．
②肩関節を屈曲しながら体幹を伸展させる．

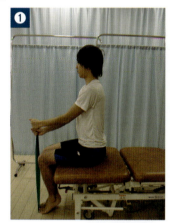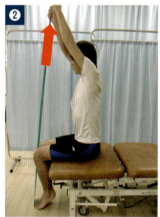

3. 大腿二頭筋のストレッチング
背臥位にて，股関節屈曲位で膝関節を他動的に伸展させる．大腿二頭筋の伸張感が得られるところで2分程度保持する．

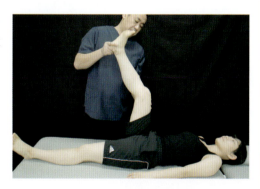

検査と治療　表と裏　force closure による仙腸関節の安定化

仙腸関節の不安定性には force closure と form closure が関与する．force closure には体幹筋と固有背筋外側群・内側群，股関節伸展筋が重要となる．これらの筋活動が高まった状態での疼痛の変化を評価することで，仙腸関節の不安定性に影響を及ぼしている筋を判断することができる．

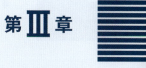

第Ⅲ章

下肢帯

1. 股関節

股関節の構造と機能	196
1 股関節前面の痛み	198
2 股関節外側の痛み	212
症例ノート⑥	220
3 股関節の運動学的評価	222

2. 膝関節

膝関節の構造と機能	233
1 膝内側の痛み	235
2 膝外側の痛み	247
3 膝前面の痛み	256
症例ノート⑦	266
症例ノート⑧	268
4 膝関節の運動学的評価	270

3. 足関節・足部

足関節・足部の構造と機能	283
1 足関節後方の痛み	285
2 足関節前方の痛み	301
3 足底の痛み	309
4 足関節・足部の運動学的評価	317
症例ノート⑨	330
症例ノート⑩	332

1 股関節

股関節の構造と機能

　股関節は，寛骨臼と大腿骨頭からなる**臼状関節**である．**寛骨臼**は深く，**大腿骨頭**の被覆率が高いため，球関節の肩関節と比較して，安定性が高く，運動性が低くなっている．これは荷重を受け止めるという機能を発揮するためと考えられる．

➡寛骨臼
acetabulum

➡大腿骨頭
head of femur

A. 股関節に生じやすい機能障害

　股関節は，荷重関節として上半身を支える必要がある．股関節周囲筋の筋力低下や関節可動域制限は，股関節への力学的ストレスを増強させ，疼痛を惹起する．

　また，股関節は，骨盤を介して腰椎への力学的ストレスを増強させるため，腰痛を惹起することも多い．

B. 股関節の安定化機構

● **静的安定化機構**（図1-1）

・**骨形態**：関節窩の深さには個体差があり，**臼蓋形成不全**が存在することも多い．

・**関節唇**：関節窩の深さを補うように存在する線維軟骨組織である．関節唇は，前上方を損傷することが多い．

・**関節包・靱帯**：3つの関節包靱帯が安定性に寄与する．最も強靱な靱帯は**腸骨大腿靱帯**で，恥骨から股関節前面を覆う**恥骨大腿靱帯**，後面から上方を回り込む**坐骨大腿靱帯**が存在する．

➡臼蓋形成不全
acetabular dysplasia

➡関節唇
acetabular labrum

➡腸骨大腿靱帯
iliofemoral ligament

➡恥骨大腿靱帯
pubofemoral ligament

➡坐骨大腿靱帯
ischiofemoral ligament

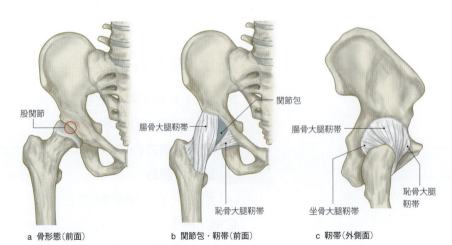

a 骨形態（前面）　　b 関節包・靱帯（前面）　　c 靱帯（外側面）

▶図1-1　股関節の静的安定化機構

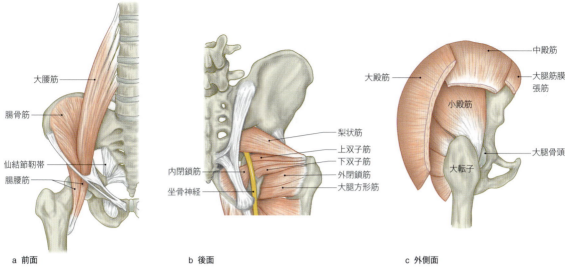

a 前面　　　　　　　　　b 後面　　　　　　　　　c 外側面
▶図1-2　股関節の動的安定化機構

● 動的安定化機構（図1-2）

- **深層外旋六筋**：大腿方形筋，梨状筋，内・外閉鎖筋，上・下双子筋の6筋は股関節に近い位置に存在し，関節窩に大腿骨頭を引き付ける肢位（求心位）をとる．
- **小殿筋**：股関節の上面を通過し，大転子の前方に向かう外転筋で，外転の他に屈曲・内旋作用があり，大腿骨頭を求心位とする．
- **腸腰筋**：腸骨筋と大腰筋を合わせて腸腰筋と呼ぶ．腸腰筋は大腿骨頭の前面を通過し，股関節屈曲時に大腿骨頭を後方に押し付ける作用があると考えられている．

➔深層外旋六筋
six deep lateral rotators m.

➔小殿筋
gluteus minimus m.

➔腸腰筋
iliopsoas m.

C. 股関節の運動

　股関節の運動は，股関節独自の運動と骨盤の運動が複合して生じている．

- **骨盤大腿リズム**：大腿骨が骨盤に対して屈曲すると，骨盤は後傾する（図1-3）．
  大腿骨は，頸部に**前捻角**と**頸体角**が存在するため，股関節屈曲運動では**大腿骨頭の内旋**が，伸展運動では**大腿骨頭の外旋**が生じる（図1-4, 5）．

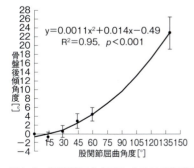

▶図1-3　股関節屈曲角度に占める骨盤後傾角度の割合

大腿骨が骨盤に対して屈曲すると，骨盤は後傾する．骨盤後傾角度はグラフのように増加する．
〔竹井仁，他：MRIによる股関節屈曲運動の解析．理学療法学 29：113-118, 2002 より一部改変〕

$y=0.0011x^2+0.014x-0.49$
$R^2=0.95$, $p<0.001$

▶図1-5　頸体角
a 正常　125°　　b 内反股　105°　　c 外反股　140°

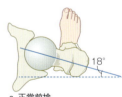

a 正常前捻　18°

b 過度の前捻　35°

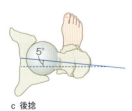

c 後捻　5°

▶図1-4　前捻角

1 股関節前面の痛み

本項では，stepごとにまとめて述べる．特に step 3 は，股関節全体で重複するため，章末にまとめて「3 股関節の運動学的評価」として述べる．

step 1 どう動かすと痛むのか？：力学的ストレスの明確化

股関節前面の疼痛は，力学的ストレスから考えると，**伸張ストレス**と**圧縮ストレス**の2つに大別できる．

股関節を伸展することで，伸張ストレスが加わる．また，荷重する際には圧縮ストレスが加わり，股関節を屈曲するとさらに圧縮ストレスが加わる．

伸張ストレスによって疼痛が生じている場合は，大腿神経，大腿直筋，内転筋群，腸腰筋のいずれかに問題があると考える．

圧縮ストレスによって疼痛が生じている場合は，腸腰筋，腸恥滑液包，関節唇・関節包のいずれかに問題があると考える．

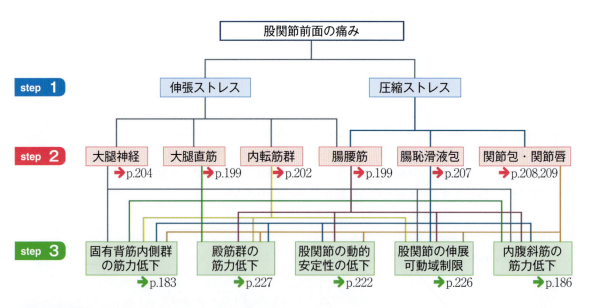

フローチャート　股関節前面の痛みに対する評価戦略

step 2　どこが痛むのか？：解剖学的評価

1) 腸腰筋・大腿直筋（図1-6）

腸骨筋
- 起　始：腸骨窩
- 停　止：大腿骨小転子
- 神経支配：大腿神経
- 作　用：股関節屈曲・外旋

大腰筋
- 起　始：第1～4腰椎椎体側面
- 停　止：大腿骨小転子
- 神経支配：腰神経叢からの枝
- 作　用：股関節屈曲・外旋

大腿直筋
- 起　始：下前腸骨棘・寛骨臼上縁
- 停　止：膝蓋骨を介して脛骨粗面
- 神経支配：大腿神経
- 作　用：股関節屈曲，膝関節伸展

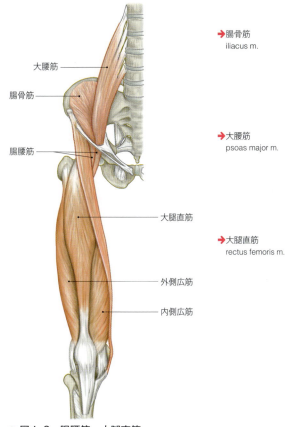

▶ 図1-6　腸腰筋・大腿直筋

● **疼痛が発生する解剖学的要因**

腸腰筋は，腸骨筋と大腰筋の総称である．**腸骨筋**は腸骨窩から，**大腰筋**は第1～4腰椎椎体側面から起始し，鼠径靱帯の深層を貫通し，大腿骨小転子に停止する．大腰筋は骨盤腔内を前方に向かって下行し，大腿骨頭の前方を通過して後方に向かう（図1-7）．そのため，大腰筋は大腿骨頭を前方から支持し，求心位をとる機能がある[1]．また大腰筋・腸骨筋ともに，赤筋線維が白筋線維より約3倍太い[2]．つまり，深層に位置して，股関節の安定化に作用していると推測できる．

久野は，大腰筋の比較から，陸上短距離選手の大腰筋は健常者やサッカー選手よりも発達しており，高齢者では萎縮しやすいとしている．また，歩行速度との相関関係を比較したところ，大腰筋は大腿部の筋より強い相関関係を有しているとしている[3]．つまり，陸上短距離などの，素早く大きく股関節屈曲/伸展を繰り返す競技では，大腰筋に強い負荷が加わることが考えられる．

平野らは，**腸骨筋前部線維**は腸腰筋腱の停止する小転子より遠位の大腿骨に停止することから，屈曲作用の力源として，より強い回転モーメントを発揮できる形態だと述べている．さらに腸骨筋前部線維は股関節の屈曲初期に作用しており，屈曲角度の浅い動作では腸骨筋前部線維が屈曲トルクを発揮している

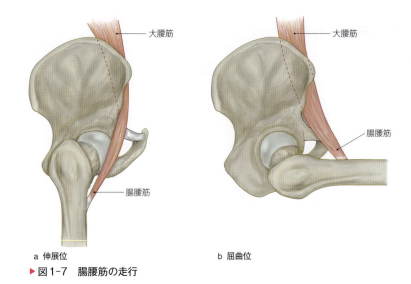

a 伸展位　　　　　　　b 屈曲位
▶図1-7　腸腰筋の走行

可能性を指摘している[4]．

　また，股関節屈曲に作用する大腿直筋は，股関節屈曲角度の増加により，屈曲トルクが低下する．これに対して，腸腰筋は，90°屈曲位でも屈曲トルクを発揮できる[5]．これは大腰筋の走行が，屈曲位になることで大腿骨を屈曲させる力を発揮しやすくなるためと考えられる．そのため，股関節屈曲角度を変化させた際の疼痛の変化を確認することも重要である．

　大腰筋は，腰椎からも起始する多関節筋であり，腰椎においては大きな圧縮力と側屈のモーメントが発生し，大腰筋によって生じる圧縮力が，腰椎の支持性を増加させる[1]．そのため，大腰筋の収縮や短縮が腰椎への圧縮ストレスとなる可能性も否定できない．

　つまり腸腰筋は，股関節を求心位にとるため，持続的に収縮しつつ，素早い運動などにも対応し，姿勢制御にも関与していることになる．そのため，腸腰筋の攣縮により筋内圧が上昇すると，股関節屈曲により股関節前面に圧縮ストレスが加わり，疼痛を生じることがある．また，股関節伸展により伸張ストレスが発生するため，疼痛が発生することがある．恥骨上枝と腸骨筋が接する部位には**腸恥滑液包（腸恥包）**があり，腸腰筋と恥骨上枝に生じる摩擦ストレスを軽減している（→p.207参照）．

　大腿直筋は，下前腸骨棘と寛骨臼上縁から起始し，大腿前面を下降し，膝蓋骨に停止する．大腿直筋は股関節屈曲と膝関節伸展に作用する二関節筋であり，ダッシュなどの際に肉離れが生じることがある．肉離れの好発部位は筋腱移行部であり，大腿直筋の近位1/3の領域は，起始腱が表層に位置する羽状筋構造を呈している．また，起始部の下前腸骨棘は，成長期に剥離骨折が生じることもある[6]．股関節屈曲/伸展の中間位からの仕事量は，大腿直筋36.7％，腸腰筋22.4％，大腿筋膜張筋16.8％と，非常に大きい[7]．このように，遠心性収縮などの大きな張力が起始部に繰り返し負荷されることで，大腿直筋の付着部に炎症が生じることもある．

● 腸骨筋の触診（図1-8）

　背臥位にて，股関節屈曲/伸展中間位から軽度屈曲位の範囲で，スカルパ三角内に位置する大腿動静脈による拍動を確認する．そこから外側に腸骨筋が位置するため，屈曲運動を行い，収縮を確認しながら触診を行う．

　大腰筋を触診することは困難である．

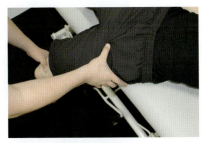
▶図1-8　腸骨筋の触診

● 大腿直筋の触診（図1-9）

　大腿直筋は下前腸骨棘から起始し，股関節の屈曲と膝関節伸展に作用する．上前腸骨棘からは大腿筋膜張筋と縫工筋が起始するため，下前腸骨棘を触知し，膝関節伸展運動を行うことで触知できる．

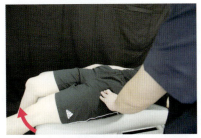
▶図1-9　大腿直筋の触診

● 腸腰筋の短縮テスト

Thomas test（図1-10）

- **検査肢位**：背臥位．
- **把持する部位**：検者は検査側と反対の下腿近位と足部を把持する．
- **誘導する運動**：ゆっくり他動的に反対側の股関節を屈曲方向へ誘導する．
- **判定**：検査側の大腿面がベッド面まで下降しなければ陽性．
- **機能的意義**：反対側の股関節を最大に屈曲することで，骨盤が後傾するため，検査側の股関節は伸展位となる．腸腰筋の短縮が生じると，股関節の伸展制限が生じるため，大腿部が屈曲する．

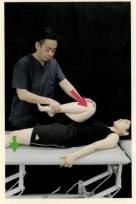
▶図1-10　Thomas test

● 大腿直筋の短縮テスト

Ely test（図1-11）

- **検査肢位**：腹臥位．
- **把持する部位**：下腿遠位と骨盤．
- **誘導する運動**：膝関節を他動的に屈曲する．

1　股関節

- **判定**：同側の股関節屈曲が生じれば陽性．
- **機能的意義**：膝関節を屈曲していくことで，大腿直筋の起始と停止が離される．そのため大腿直筋の短縮がある場合には大腿前面が浮き上がり，股関節屈曲の代償が生じる．

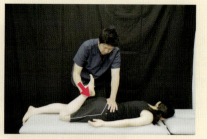

▶ 図1-11　Ely test

2）股関節内転筋群（長内転筋・恥骨筋・小内転筋・薄筋）
● 股関節内転筋群（図1-12）

長内転筋
- 起　　始：恥骨結節，恥骨稜下部
- 停　　止：大腿骨粗線内側唇中央1/3
- 神経支配：閉鎖神経
- 作　　用：股関節屈曲，内転

小内転筋
- 起　　始：坐骨の坐骨枝，恥骨下肢
- 停　　止：大腿骨粗線内側唇近位部
- 神経支配：閉鎖神経
- 作　　用：股関節屈曲，内転

恥骨筋
- 起　　始：恥骨櫛
- 停　　止：大腿骨上部の恥骨筋線
- 神経支配：大腿神経・閉鎖神経
- 作　　用：股関節屈曲，内転

薄筋
- 起　　始：恥骨結合の外側
- 停　　止：脛骨粗面の内側
- 神経支配：閉鎖神経
- 作　　用：股関節屈曲，内転，膝関節屈曲，下腿の内旋（他の鵞足とともに）

➡長内転筋 adductor longus m.
➡小内転筋 adductor minimus m.
➡恥骨筋 pectineus m.
➡薄筋 gracilis m.

● 疼痛が発生する解剖学的要因

　股関節内転筋群は，おもに股関節の内転・屈曲運動に作用し，閉鎖神経に支配されている．

　閉鎖神経は腰神経叢から分岐した後，大腰筋の背内側を小骨盤へ向かって下行し，分界線の下方で閉鎖動静脈とともに閉鎖管に入る（図1-13）．さらに遠位においては，外閉鎖筋に筋枝を出し，最終的に前枝と後枝に分かれる．**前枝**はおもに大腿内側領域を支配し，**後枝**は大腿内側から膝関節にかけての領域を支配している．内・外閉鎖筋や大腰筋の緊張が高まると，閉鎖神経の前枝や後枝が絞扼され，絞扼性神経障害を引き起こす．また，長内転筋や恥骨筋の深層にも閉鎖神経の前枝が通過しているため，これらの筋の緊張が高まることで鼠径部内側領域に知覚障害や放散痛が生じる．

　殿部後方の筋の柔軟性が低下すると，股関節屈曲時における大腿骨頭の後方滑りを阻害し，前方インピンジメントを引き起こす要因となる．**前方インピンジメント**の発生は，鼠径部や股関節内転筋群の局所への圧縮ストレスを高める

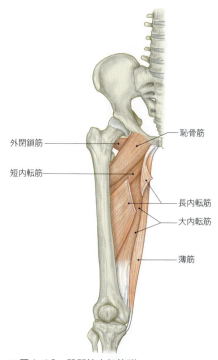

▶図1-12　股関節内転筋群

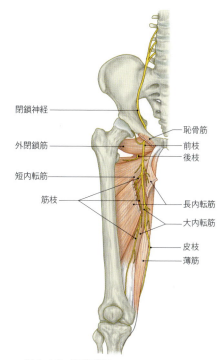

▶図1-13　閉鎖神経

ため，疼痛が誘発される要因となる．

　スポーツ関連の股関節周辺痛としては，**鼠径部痛**（GP）が一般的である．仁賀の報告では，大腿内側近位部と鼠径管部が多く，下腹部や大腿前面近位部，睾丸周囲にも疼痛が出現している[8]．サッカーのキック動作には股関節内転筋群が強く関わっており，蹴り足側の股関節伸展角度が不十分な例では，バックスイング時に胸郭が前傾する場合が多い（図1-14）．これでは，股関節最大伸展位から屈曲位に移行する直前に体幹から股関節前面にかけての筋の伸張が得られず，伸張反射を利用できなくなる[9,10]．そのため，股関節屈筋や内転筋の筋出力が高まり，股関節の負担が大きくなることが考えられる．さらに池野らは，鼠径部痛（GP）を発症した中学サッカー選手の特徴として，股関節外転筋の筋力が有意に低下していると報告している[11]．また軸足側の骨盤の安定性が低下している例では，恥骨や坐骨に加わる圧縮ストレスが増大するとの報告がある[12]．そのため，股関節外転筋力が低下することで，内転筋群への過負荷が生じ，疼痛を誘発する要因となることが考えられる．

　その他の鼠径部痛に関する解剖学的研究によると，恥骨結合には腹直筋の収縮で後上方に，長内転筋の収縮で前下方に牽引ストレスが加わり，恥骨や恥骨結合への負荷が増大するとの報告があり[13]，これにより恥骨へ付着する腹直筋や長内転筋，薄筋の腱炎や断裂が生じると報告されている[14]．

➡鼠径部痛
groin pain：GP

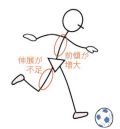

▶図1-14　サッカーのバックスイング動作

● 股関節内転筋群の疼痛誘発テスト

　股関節内転筋群の疼痛誘発テストは存在しないため，正確な触診による圧痛部位の確認や，伸張させた際の伸張痛の有無などの所見から判断する．

①長内転筋の触診（図1-15）

　背臥位にて股関節・膝関節屈曲位とし，股関節を外転させる．そこから股関節の内転/外転を繰り返すと，内転時に大腿内側に大きな筋塊が確認できる．これが長内転筋である．

②恥骨筋の触診（図1-16）

　背臥位にて股関節外転位とし，大腿動脈と長内転筋を確認する．恥骨筋は長内転筋と大腿動脈の間に位置しているため，両者の間に指を置き，深層に指を沈めることで恥骨筋の筋腹を確認できる．

③薄筋の触診（図1-17）

　薄筋は二関節筋であるため，背臥位にて股関節を最大外転位・膝関節屈曲位とし，そこから他動的に膝関節を伸展させ，鵞足部に指を当てると薄筋の収縮を確認できる．薄筋の近位部は膝関節伸展位にて股関節を内転方向に運動させることで，大腿内側に筋腹が確認できる．

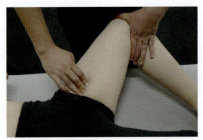
▶図1-15　長内転筋の触診

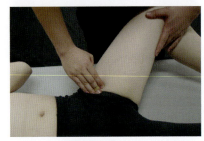
▶図1-16　恥骨筋の触診

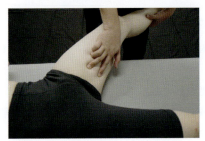
▶図1-17　薄筋の触診

3）大腿神経（図1-18）

● 疼痛が発生する解剖学的要因

　大腿神経は，脊髄の第1～4腰椎の脊髄分節の神経線維からなり，腸腰筋・恥骨筋・縫工筋と大腿四頭筋の運動，および大腿前面を支配する．知覚性線維は**伏在神経**として大腿前面から内側に向かって斜走し，膝蓋下枝と下腿内側皮枝となり，膝前内側部から下腿前内側の知覚を支配する．

　大腿の前面には，**スカルパ三角（大腿三角）**と呼ばれる場所がある．スカルパ三角は，上縁が鼡径靭帯，外側縁が縫工筋，内側縁が長内転筋の3つの組織で構成されている（図1-19）．大腿神経はこのスカルパ三角内に位置する．鼡径靭帯のほぼ中央は**鼡径管**と呼ばれ，内側から順に大腿静脈・大腿動脈・大腿神経が通過する[15]．鼡径靭帯の深層を通る通路は2つあり，1つは**筋裂孔**で腸腰筋と大腿神経が通過し，もう1つが**血管裂孔**で大腿動静脈が通過する[16]．そのため，なんらかの原因で腸腰筋の伸張性が低下したり，スパズムが生じたりすると，大腿神経は鼡径靭帯との間で圧迫され，絞扼性神経障害を引き起こす可能性が考えられる．

　鼡径靭帯部における絞扼性神経障害は，上位腰椎椎間板ヘルニアとの鑑別が必要[16]であり，正確な触診と理学所見にて鑑別する．腸腰筋は脊柱起立筋とともに骨盤を前傾させる作用を呈しており，これらの筋群が弱化すると，骨盤を

➡大腿神経
femoral nerve

➡伏在神経
saphenous nerve

➡スカルパ三角（大腿三角）
Scarpa triangle
(femoral triangle)

➡鼡径管
inguinal canal

➡筋裂孔
muscular space

➡血管裂孔
vascular space

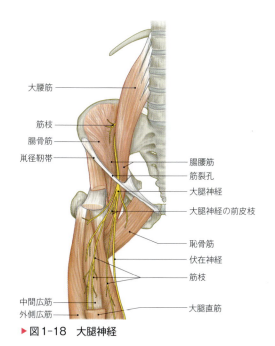

▶図1-18 大腿神経

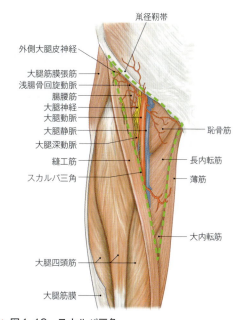

▶図1-19 スカルパ三角
縫工筋，鼡径靭帯，長内転筋に囲まれた三角形の部位を指す．

前傾位で保持することが困難となり，後傾位となる．骨盤が後傾することで股関節は伸展位となるため，腸腰筋に伸張ストレスが加わることで筋内圧が高まり，大腿神経の絞扼を助長する恐れがある．

● **大腿神経の触診**（図1-20）

背臥位にて股関節を伸展し，膝関節を屈曲することで緊張が高まる．大腿動脈の外側部にて大腿神経が確認できるため，大腿神経を触診しながら股関節伸展・膝関節屈曲を他動的に加えることで，緊張が確認できる．

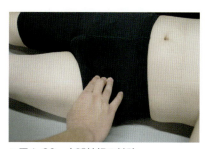

▶図1-20 大腿神経の触診

● **大腿神経の疼痛誘発テスト**

大腿神経伸張テスト（図1-21）

- **検査肢位**：腹臥位にて膝関節90°屈曲位とする．
- **把持する部位**：下腿遠位部．
- **誘導する運動**：膝関節90°屈曲位の状態で，骨盤を固定せずに股関節を他動的に伸展させる．
- **判定**：大腿前面にて，大腿神経に沿って疼痛が誘発されると陽性．
- **機能的意義**：陽性の場合にはL3〜4椎間板ヘルニアを代表とする上位腰椎椎間板ヘルニアの可能性が示唆される．

1 股関節

・**注意点**：鼡径部や股関節の痛みに加えて，大腿前面に痛みが走れば，L3の神経根の圧迫を疑う．大腿前面から下腿部前面に痛みが広がる場合は，L4の神経根の圧迫を疑う．大腿外側に痛みが再現されれば，外側大腿皮神経への刺激と圧迫を疑う．

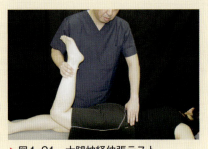

▶図1-21　大腿神経伸張テスト

● 触診と検査結果から何が考えられるのか？

　腸腰筋・大腿直筋に対する伸張ストレスで疼痛が出現するのは，ボールを蹴る動作などの股関節伸展位で，腸腰筋や大腿直筋を収縮させる時が多い．つまり，骨盤の後傾や股関節の伸展が増強することで症状が出現する．触診や伸張位で股関節内転筋群に伸張痛や圧痛を認めた場合，股関節内転筋群の伸張性低下またはスパズムを疑う．

　大腿神経領域に疼痛が誘発される場合，触診や検査結果より，鼡径管での絞扼や上位腰椎椎間板ヘルニアが原因で大腿神経障害を生じている可能性が考えられる．

　疼痛誘発テストの結果により，腸腰筋もしくは大腿直筋，内転筋群に疼痛が生じている場合，股関節の機能低下の運動学的要因として，以下の5つが考えられる．

①股関節の動的安定性の低下 ▶ step 3 p.222

　股関節の動的安定性が低下すると，他の動的安定化機構による代償作用が生じる．たとえば，深層外旋六筋の張力が不足していると，代償的に内転筋群や腸腰筋の張力を強く発揮し，動作を遂行する．そのため，内転筋群や腸腰筋，大腿直筋が過負荷に陥り，拘縮すると，各筋の付着部への伸張ストレスが増強する．また腸腰筋の筋力が低下することで，骨盤を前傾位に保持できなくなるため，動作中に骨盤が後傾し，腸腰筋に対する伸張ストレスが増強する．

②股関節の伸展可動域制限 ▶ step 3 p.226

　腸腰筋自体が損傷しており，短縮するなど伸張性が低下していると，大きな股関節伸展が求められる動作などで腸腰筋，大腿直筋や大腿神経に伸張ストレスが加わる．そのため，股関節前面痛が生じる．

③殿筋群の筋力低下 ▶ step 3 p.227

　骨盤前傾位を保持するには，大殿筋の伸張位での収縮が必要になる．大殿筋の筋力低下が生じると，骨盤を前傾位に保持できず，骨盤後傾位になるため，股関節前面に伸張ストレスが加わる．また，股関節外転筋力が低下することで，骨盤の安定性を高めるために，股関節内転筋の過活動が要求され，筋緊張が亢進する要因となる．股関節内転筋の緊張が亢進することで内転筋が拘縮し，伸張ストレスが加わった際に，疼痛を生じる．

④**内腹斜筋の筋力低下** ➡ step 3 p.186

　大腿部が固定された状況で，腸腰筋が収縮すると骨盤が前傾する．この骨盤の前傾を制御するためには，内腹斜筋の筋力が必要になる．内腹斜筋の筋力が低下しており，かつ多裂筋の作用で骨盤を前傾位に保てない場合，骨盤は後傾位となり，腸腰筋と大腿直筋，大腿神経に持続的な伸張ストレスが加わり，疼痛が生じる．

⑤**固有背筋内側群の筋力低下** ➡ step 3 p.183

　固有背筋内側群の筋力が低下することで，骨盤の正中アライメント保持が困難となり，動作中に骨盤が後傾位となる．これにより股関節内転筋群，腸腰筋，大腿直筋，大腿神経への伸張ストレスが増大する．

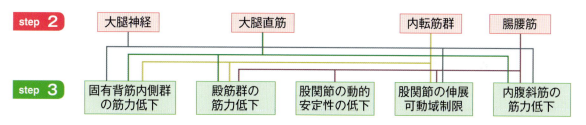

フローチャート　股関節前面への伸張ストレスにより疼痛が生じている場合の解剖学的要因と運動学的要因

4）腸恥滑液包（図1-22）

● **疼痛が発生する解剖学的要因**

　腸恥滑液包は，腸腰筋の深層に存在する．この滑液包は，股関節における最大の滑液包であり，15％の症例が股関節腔と連結している[17]．

➡腸恥滑液包
iliopsoas bursa

　鼡径靱帯下方の**スカルパ三角**中央部における鼡径部痛の原因として，腸腰筋炎と腸恥滑液包炎が挙げられる．**腸恥滑液包炎**は，股関節の急激な屈曲伸展運

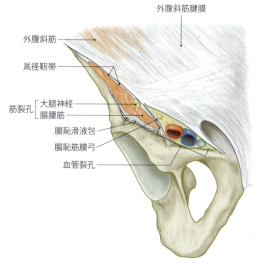
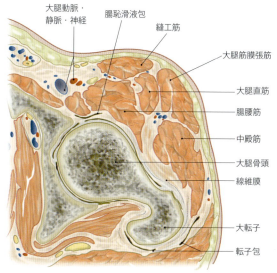

a　前面
b　水平断面

▶図1-22　腸恥滑液包（腸恥包）

動の反復による腸恥隆起上での摩擦が原因と考察されている[18]．そのため，サッカー，バレエ，アップヒルランニング，ハードル走やボート競技など，股関節の屈曲/伸展を繰り返すスポーツにおいて多発する[19]．その臨床症状としては，鼠径部痛に加え，股関節前面から大腿前面への放散痛や，弾発症状を示す場合もある[20]．

● 腸恥滑液包の触診

腸恥滑液包は体表になく，腸腰筋腱と関節包前面との間に位置するため，触診は困難である．

● 腸恥滑液包の疼痛誘発テスト

腸恥滑液包の疼痛誘発テストは存在しない．腸恥滑液包は大腰筋と腸骨筋の下方に位置する．そのため，大腿動脈を触診し，その外側に位置する大腰筋と腸骨筋を股関節前方から押し，圧痛が生じるかどうかで判断する．股関節の屈曲/伸展を繰り返し行うことにより，疼痛が誘発されるかを合わせて評価するとよい．

腸腰筋炎か腸恥滑液包炎かを徒手のみで判別することは難しいため，MRIや超音波画像診断装置を用いて判断する．

5) 関節唇（図1-23）
● 疼痛が発生する解剖学的要因

股関節唇は，寛骨臼の辺縁を覆うように位置する．その横断面は三角形を呈している．関節唇の静的機能としては，関節軟骨面積を28%，臼蓋体積を30%増加させる．動的機能としてはsealing機能とsuction機能がある[21]．

sealing機能とは，関節唇が関節内を密閉することにより，少量の関節液で，軟骨に効率よく栄養を供給する機能や，圧迫力を臼蓋関節軟骨に均一に負担させる機能のことである．

suction機能とは，大腿骨骨頭と臼蓋の間の牽引力に対して，関節内を陰圧に保ち，関節の安定性を得る機能である[22]．関節唇が損傷するとこれらの機能が失われ，関節の安定性が低下し，変形性股関節症などの原因となると考えられている．

微細損傷が繰り返されることが原因で発生する関節唇損傷の危険因子として，骨形態の異常が挙げられる[23]．骨形態の異常は，臼蓋形成不全と，寛骨臼蓋や大腿骨頭から頸部にかけての骨形態異常に分類される[24]．関節唇の前上方部分は，股関節を深屈曲した際に，骨頭や頸部と，臼蓋の間に挟み込まれることがある．これを**大腿骨寛骨臼インピンジメント（FAI）**と呼ぶ．FAIは，CAM type，pincer type，mixed typeに分類される[25]（図1-24）．FAIでは，大腿骨側あるいは臼蓋側，またはそれらの両側の骨形態の異常に伴う関節運動時の過剰な機械的ストレスが，関節唇や軟骨の損傷をもたらし，変形性股関節症の原因の1つになりうることが報告されている[26]．Cheginiらによると，歩行時よりも，立位からの座り込み時に，臼蓋上縁部に高い圧が発生することが確認さ

→大腿骨寛骨臼インピンジメント
femoroacetabular impingement：FAI

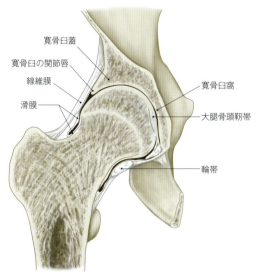

▶図1-23　関節唇

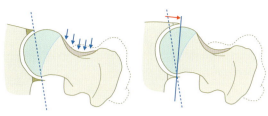

a　CAM type　　b　pincer type

▶図1-24　大腿骨寛骨臼インピンジメント（FAI）
CAM type は大腿骨頸部の前方部分の隆起により FAI が生じ，pincer type は寛骨臼縁の骨隆起などで相対的に寛骨臼の深さが増すことにより FAI が生じる．

れている．すなわち，インピンジメントに伴う障害は，荷重ストレスよりもむしろ運動最終域でのアライメントが重要であるといえる[27]．Beck らは，インピンジメントによる関節唇あるいは軟骨の損傷が，CAM type では前上方の損傷が最も多く，pincer type では上方から前上方の損傷が最も多くみられたと報告している[28]．

● 関節唇の触診

関節唇は非常に小さく，また深部に位置するため触診することは難しい．

● 関節唇の疼痛誘発テスト

> ### クアドラント検査（図1-25, 26）
> - **検査肢位**：背臥位．
> - **把持する部位**：検査側の大腿遠位と下腿遠位．
> - **誘導する運動**：股関節屈曲・内転・内旋．
> - **判定**：股関節屈曲・内転・内旋位で股関節前方に疼痛が生じれば陽性．
> - **機能的意義**：股関節の前方でのインピンジメントが疑われる．

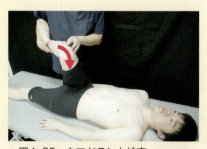

▶図1-25　クアドラント検査

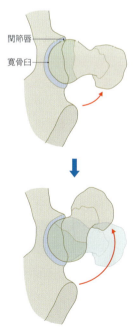

▶図1-26　クアドラント検査での大腿骨頭の動き

6）関節包（図1-27）

● 疼痛が発生する解剖学的要因

股関節は，関節包と強靭な関節包靭帯である**腸骨大腿靭帯・坐骨大腿靭帯**・

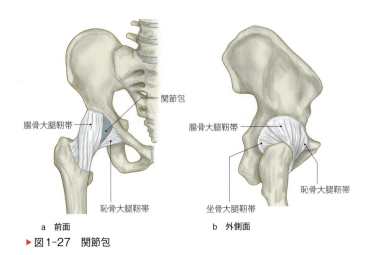

| a　前面 | b　外側面 |

▶図1-27　関節包

恥骨大腿靭帯に覆われている．3つの関節包靭帯は，後方から前方へ回り込むように覆っているため，全体としては股関節屈曲で弛緩し，伸展で緊張する．腸骨大腿靭帯で，股関節内転/外転軸の上方を通過している線維は，外転で弛緩し，内転すると緊張する．腸骨大腿靭帯の上方部分は，下前腸骨棘から起始する**大腿直筋腱**の線維が補強する．下方では**小殿筋の前部線維**が表面から加わり，靭帯の強度を補強する[20]．小殿筋は関節包に付着しており，運動時に関節包が挟み込まれることを防いでいるが，小殿筋の収縮不全が生じているとうまく機能せず，インピンジメントが生じると考えられている[29, 30]．

● 関節包の触診

　関節包は，大腿骨頭から頸部にかけて付着しているが，深部のため触診困難である．

● 関節不安定性の整形外科テスト

ログロールテスト[27]（図1-28）

- **検査肢位**：背臥位．
- **把持する部位**：患側の大腿中央前内側と下腿中央の前内側．
- **誘導する運動**：股関節を他動的に内旋/外旋させる．
- **判定**：可動性の左右差や運動中のクリック音の有無．
- **機能的意義**：過剰な外旋可動性は腸骨大腿靭帯が弛緩していることを示す．クリック音は関節唇損傷の存在を示唆する．

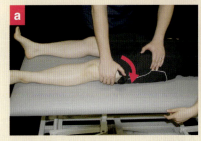
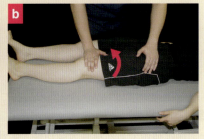

▶図1-28　ログロールテスト(a：外旋，b：内旋)

● 触診と検査結果から何が考えられるのか？

検査結果から，関節唇の問題なのか，関節包靭帯の問題なのか，それに付着する筋の問題なのかを判別する．同じ股関節前方の疼痛であっても，股関節屈曲の自動運動において腸腰筋部に疼痛が生じれば腸恥滑液包炎や腸腰筋炎が疑われ，他動運動で股関節を屈曲・内転・内旋運動をさせたときに疼痛が生じれば関節唇損傷が疑われる．圧縮ストレスの要因として，以下の4つの運動学的要因が考えられる．

①股関節の動的安定性の低下 → step 3 p.222

腸恥滑液包炎が生じている場合は，股関節の動的安定性が低下する．関節唇が損傷している場合には，股関節の安定性に作用する sealing 機能が破綻する．純粋な股関節の屈曲，すなわち内転/外転および内旋/外旋中間位での屈曲を行うためには，大腿骨頭は寛骨臼内を内旋するように滑る運動が必要となる[31]．深層外旋六筋の伸張性低下により，股関節の内旋可動域が制限されることで，大腿骨頭が寛骨臼に滑り込む動作が阻害され，鼠径部痛や前方インピンジメントが誘発される．

②股関節の伸展可動域制限 → step 3 p.226

股関節の伸展可動域が制限されると，骨盤の前傾が増強するため，股関節の前面への圧縮ストレスが高まることになる．

③殿筋群の筋力低下 → step 3 p.227

殿筋群は，骨盤前傾位で遠心性収縮する．そのため，殿筋群の筋力が低下すると，骨盤は後傾すると考えられる．しかし，腸腰筋や多裂筋も骨盤を前傾位に保つ．そのため，大殿筋の筋力が低下しても，腸腰筋や多裂筋により骨盤前傾位を保持している場合は，骨盤前傾が増強し，股関節前面への圧縮ストレスが増強する．このような場合は，腸腰筋の伸張性低下を伴うことが多い．

④内腹斜筋の筋力低下 → step 3 p.186

大腿部が固定された状況で，腸腰筋が収縮すると，骨盤が前傾する．この骨盤の前傾を制御するためには，内腹斜筋の筋力が必要になる．内腹斜筋の筋力が低下していると，骨盤の前傾を制御できず，骨盤の過度な前傾が生じ，股関節前面に圧縮ストレスが加わる．

⑤固有背筋内側群の筋力低下 → step 3 p.183

骨盤前傾位を保持するには，多裂筋をはじめとした固有背筋内側群と大殿筋の機能が必要になる．内側群の筋力低下を大殿筋や腸腰筋で代償することで，骨盤が前傾する．そのため股関節前面への圧縮ストレスが増強する．このような場合は殿筋群の筋力低下と同様，腸腰筋の伸張性低下を伴うことが多い．

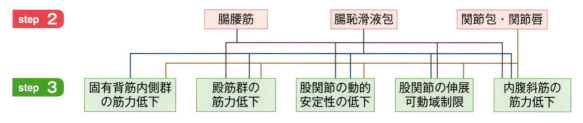

フローチャート 股関節前面への圧縮ストレスにより疼痛が生じている場合の解剖学的要因と運動学的要因

2 股関節外側の痛み

本項では，stepごとにまとめて述べる．特に step 3 は，股関節全体で重複するため，章末にまとめて「3 股関節の運動学的評価」として述べる．

step 1 どう動かすと痛むのか？：力学的ストレスの明確化

股関節外側にかかるストレスは，**伸張ストレス**と**摩擦ストレス**に大別できる．

歩行のスタンス時や片脚支持時など，寛骨臼に対して大腿骨頭が内転運動を行う際，股関節外側には**伸張ストレス**が加わる．トレンデレンブルグ歩行などで，荷重時に股関節前額面での制御が不十分となり骨盤が沈下した場合や，頸体角が増加した場合，股関節外側への伸張ストレスは増大する．

股関節外側に生じる**摩擦ストレス**は，荷重位で生じやすい．股関節外側の表層には大転子が位置し，体表からも容易に触知可能である．加えて大腿骨が骨盤に対して内転方向へ動くと，摩擦ストレスが生じる．さらに，toe-inを含む下腿内旋が生じると，大腿筋膜張筋を介して，腸脛靭帯の緊張が強まるため，この部位に大きな摩擦ストレスが生じる．

伸張ストレスによって疼痛が生じている場合は，中殿筋・小殿筋と大腿筋膜張筋に問題があると考えられる．

摩擦ストレスによって疼痛が生じている場合は，大転子滑液包に問題があると考えられる．

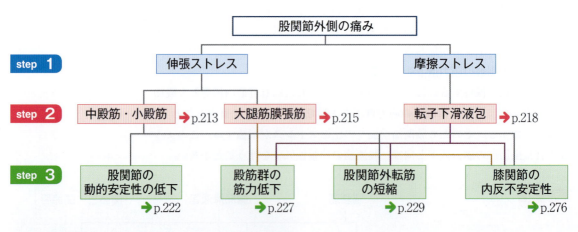

フローチャート　股関節外側の痛みに対する評価戦略

step 2 どこが痛むのか？：解剖学的評価

1）中殿筋・小殿筋（図1-29）

中殿筋
- 起　　始：腸骨外面の前殿筋線と後殿筋線の間
- 停　　止：大転子の外側面
- 神経支配：上殿神経
- 作　　用：（筋全体）股関節外転
　　　　　　（前部線維）屈曲，内旋
　　　　　　（後部線維）伸展，外旋

小殿筋
- 起　　始：腸骨外面の前殿筋線の前方（中殿筋の起始の下方）
- 停　　止：大転子の前面
- 神経支配：上殿神経
- 作　　用：（筋全体）股関節外転
　　　　　　（前部線維）屈曲，内旋
　　　　　　（後部線維）伸展，外旋

➡中殿筋
gluteus medius m.

➡小殿筋
gluteus minimus m.

● 疼痛が発生する解剖学的要因

　中殿筋は，腸骨外面の前殿筋線と後殿筋線の間より起始し，大転子外側面に停止する．この停止位置により，中殿筋は外転筋群中，最大の外転モーメント・アームを有する．また，中殿筋は外転筋の中で最も大きく，外転筋総断面積の約60％を占める[32]．河上によると，中殿筋前部線維の湿重量は125gで，後部線維の湿重量は38gであり，3：1の割合であったと報告している[33]．

　小殿筋は，中殿筋の深部でわずかに前方に位置する．腸骨外面の前殿筋線前

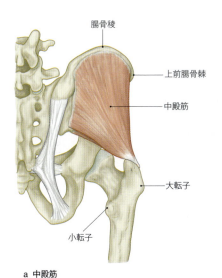

a 中殿筋

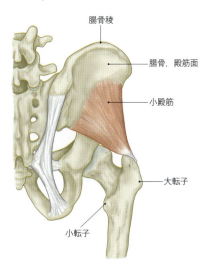

b 小殿筋

▶図1-29　中殿筋・小殿筋

方より起始し，大転子の前面に停止する．外転筋の総断面積の約20%を占め[32]，湿重量は53gである[33]．

股関節外転筋による外転トルクは，歩行時，大腿骨上の骨盤運動の前額面における制御にとって必要である．立脚相のほとんどの時期において，股関節外転筋は，相対的に固定された大腿骨上で骨盤を安定させる[34,35]．片脚支持期中，股関節外転筋，特に中殿筋は，股関節における圧迫力の大部分を生み出す[36]．

コンピュータによるモデルまたは直接センサーを埋め込んだ人工股関節を用いた研究によると，歩行時に体重の3倍の股関節圧迫力が加わるとされている[34,37]．この圧迫力を生み出すため，中殿筋，小殿筋，大腿筋膜張筋を代表とする股関節外転筋の筋活動は非常に重要となる．この筋活動が不十分となると，トレンデレンブルグ歩行のように骨盤の前額面での制御が不十分となり，股関節外転筋に対する伸張ストレスが増強する．

> **知っ得！**
>
> **Pauwelsの理論（図1-32）**
>
> 正常な股関節では，荷重線から骨頭中心までと，骨頭中心から外転筋までの距離は約3：1であり，片脚立位時に骨頭へかかる力は体重の3倍といわれている．外反股で骨頭中心と外転筋の作用点が近づいた場合には骨頭へかかる負荷は大きくなる，逆に，内反股で骨頭中心と外転筋との作用点が長くなった場合には骨頭へかかる負荷は小さくなる．

● **中殿筋の触診**（図1-30）

中殿筋は，後殿筋線と前殿筋線の間から起始し，大転子外側面に停止する．後1/3は大殿筋で覆われ，前2/3は殿筋腱膜に覆われている．

前部線維は，前頭方から後尾方へ向かって走行し，股関節屈曲作用をもつことから，側臥位にて大転子の前方を触診しながら，膝屈曲位にて股関節屈曲運動を指示することで収縮を確認できる．収縮時痛が生じた場合は，腸腰筋の収縮時痛との判別が必要である．

後部線維は，後方から前方へ向かって走行し，股関節伸展の作用をもつことから，側臥位にて大転子の上後方を触診しながら，膝屈曲位にて股関節伸展運動を指示することで触診できる．

後部線維は，大殿筋に覆われている部位があるため，股関節軽度内転位からの外転運動を行うよう指示することで，判別して触診できる．

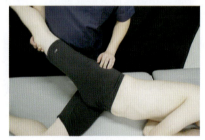

▶図1-30　中殿筋の触診

● **小殿筋の触診**（図1-31）

中殿筋の深層に位置し，扇状の形態をとる．筋線維方向のため中殿筋を介しての触知となる．河上らによると，腹臥位にて上後腸骨棘と下後腸骨棘との中点のすぐ前外側方に指を置き，前内側方へ圧迫しながら，指を外側方へ移動させることで触診できる[38]．

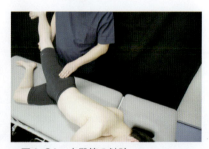

▶図1-31　小殿筋の触診

● **中殿筋・小殿筋の整形外科テスト**

中殿筋・小殿筋に特化した整形外科テストはないため，触診や圧痛所見，収縮時痛と合わせて部位を判別するとよい．また中殿筋や小殿筋に対する

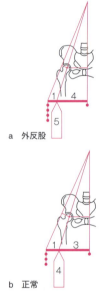

a　外反股

b　正常

c　内反股

▶図1-32　Pauwelsの理論

荷重線から骨頭中心までと，骨頭中心から外転筋までと荷重線までの距離を示し，骨頭への負荷も示した．

DTTT（→p.229）により，可動域の変化を検討することも重要になる．

2）大腿筋膜張筋（図1-33）

> **大腿筋膜張筋**
> 起　始：上前腸骨棘
> 停　止：腸脛靱帯を介し，脛骨粗面外側にある
> 　　　　Gerdy結節
> 神経支配：上殿神経
> 作　用：股関節屈曲，外転，内旋
> 　　　　膝関節屈曲90°未満では膝関節伸展
> 　　　　膝関節屈曲90°以上では膝関節屈曲と下腿
> 　　　　外旋

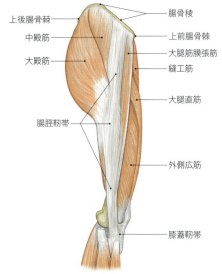

▶図1-33　大腿筋膜張筋

→大腿筋膜張筋
tensor of fascia lata m.

● 疼痛が発生する解剖学的要因

　大腿筋膜張筋は，大腿筋膜や腸脛靱帯の張力をコントロールしている．腸脛靱帯を通じて下方に伝わる張力は，膝外側面の安定性を補助する．膝の側方安定性に関わるため，膝関節に内反方向のストレスが加わった場合，大腿筋膜張筋は収縮し，腸脛靱帯の張力を高め，伸張ストレスが加わる．

　内側型の変形性膝関節症によりO脚変形が生じた際や，膝外側側副靱帯損傷によって膝の内反方向への動揺が生じた際，不安定性を制動するために，大腿筋膜張筋の収縮により腸脛靱帯の緊張を高めて安定化を図る．そのため，大腿筋膜張筋の筋スパズムが起き，股関節の可動域に問題が生じる．

● 大腿筋膜張筋の触診（図1-34）

　大腿筋膜張筋の起始部は，上前腸骨棘を指標にして触れることができる．上前腸骨棘からは，他に縫工筋が起始しており，すぐ下方の下前腸骨棘からは大腿直筋が起始しているため，股関節屈曲位からの外転運動を行い，筋収縮を確認しながら，丁寧に触り分けるとよい．

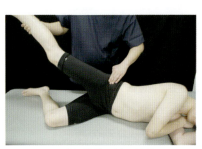

▶図1-34　大腿筋膜張筋の触診

● 腸脛靱帯の伸張性テスト

Ober test[39,40] (図1-35)

- 検査肢位：側臥位で膝関節90°屈曲とし，体幹の延長線まで股関節伸展・外転位に保持する．
- 把持する部位：腸骨稜と大腿遠位部．
- 誘導する運動：検者は検査肢位より大腿遠位部を把持していた手を放す．
- 判定：内転が制限されれば陽性．
- 機能的意義：大腿筋膜張筋，腸脛靱帯が伸張位となる股関節の肢位から重力により自由落下させることで，伸張性の低下を鑑別することができる．
- 注意点：腸脛靱帯近位部は，大腿筋膜張筋の他に大殿筋や中殿筋も合流している．また，腸脛靱帯は外側広筋を覆う筋膜の肥厚部分であるため，Ober testが陽性となった際には，大腿筋膜張筋の他に，これらの筋の伸張性低下が示唆される(→p.229)．

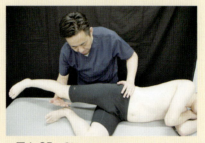

▶図1-35 Ober test

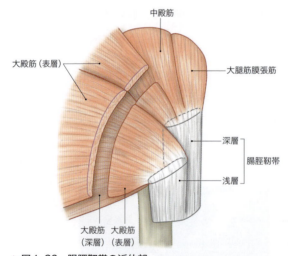

▶図1-36 腸脛靱帯の近位部

> **知っ得！**
>
> **腸脛靱帯の形態**（図1-36）
> 腸脛靱帯の近位部の線維束の構造は，浅層と深層の2層に分けられる．
> **浅層**：おもに大殿筋の表層の腱膜が移行して構成されている．
> **深層**：大殿筋の上3/4の筋束，中殿筋の表層筋束とその筋膜，大腿筋膜張筋が移行して構成される[41]．これらの3筋は，寛骨から起始し，股関節外転運動に作用する[42]．

● 触診と検査結果から何が考えられるのか？

　上記の検査によって，伸張ストレスにより，股関節外側に疼痛を発生させる部位の評価が可能となる．
　次に，なぜこれらの部位に機能障害が加わったのかを推察する．股関節の外側に伸張ストレスが加わる場合，多くは股関節周囲の筋力低下や可動域制限により，中殿筋・小殿筋・大腿筋膜張筋の筋力が発揮できないことや，大腿筋膜張筋を介して，腸脛靱帯の張力が不十分となることで，骨盤の前額面上での制

御が不十分となり，疼痛を生じることが多い．

　以上のことから，股関節外側へ伸張ストレスが加わる要因として4つの運動学的要因が考えられる．

①股関節の動的安定性の低下 ➡ step 3 p.222

　股関節外旋筋である深層外旋六筋は，大腿骨頭を求心位に保ち，股関節の動的安定性に関与している．そのため外旋六筋が筋力低下をきたすと，股関節の動的安定性が低下し，片脚立位における骨盤の制御が困難になる．それを代償しようと外転筋群が過剰に働き，伸張性が低下すると，外側部に伸張ストレスが加わる．

　また，大腿骨頸部骨折や人工骨頭置換術後には，手術侵襲に加え受傷時のダメージや退行性変化により，萎縮や変性が生じている場合もある．これらは結果的に殿筋群への負荷を強め，伸張ストレスが加わることになる．

②殿筋群の筋力低下 ➡ step 3 p.227

　股関節の主動作筋である中殿筋・小殿筋・大腿筋膜張筋に損傷や機能低下がある場合は，歩行時にトレンデレンブルグ歩行などの代償動作が出現し，これらの筋の伸張ストレスが増大する．

　股関節伸展筋である大殿筋は殿筋筋膜に包まれており，殿筋筋膜は大腿筋膜と連続している．大腿筋膜の肥厚部が腸脛靭帯であるため，大殿筋の筋力が低下すると，腸脛靭帯の張力が減少し，股関節外側への伸張ストレスが増えることが考えられる．

③股関節外転筋の短縮 ➡ step 3 p.229

　股関節の手術時，股関節外転筋に侵襲し整復を行うことがある．その場合，股関節外転筋に短縮が生じ，歩行時や，片脚支持時に股関節外転筋に対し伸張ストレスが加わり，疼痛を生じることがある．

④膝関節の内反不安定性 ➡ step 3 p.276

　膝関節の内反不安定性が生じると，脛骨近位前外側面に停止する腸脛靭帯への伸張ストレスは増大する．腸脛靭帯は2層に分けられ，深層は大殿筋，中殿筋，大腿筋膜張筋と連続性がある(図1-36)．そのため，内反不安定性が生じると，これらの筋への伸張ストレスが増大する．

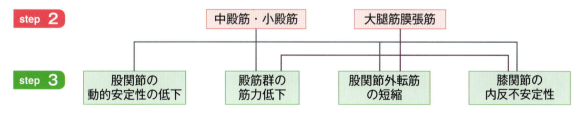

フローチャート　股関節後面への伸張ストレスにより疼痛が生じている場合の解剖学的要因と運動学的要因

3)転子下滑液包(図1-37)

● 疼痛が発生する解剖学的要因

　転子下滑液包は，大転子の外側後面に位置する大きな滑液包である．Williams ら[43]によると大転子付近の滑液包は数多く存在し，梨状筋の停止腱の深層に存在する secondary piriformis bursa, 中殿筋の停止腱の深層に存在する subgluteus medius bursa, 小殿筋の停止腱の深層に存在する subgluteus minimus bursa, 転子下滑液包より遠位に存在し，大殿筋が腸脛靭帯に付着する付近に存在する gluteofemoral bursa などがある．Pfirrmann ら[44]は大転子を anterior facet, lateral facet, superoposterior facet, posterior facet の4つに区分している(図1-38)．Williams らの報告と Pfirrman らの報告を合わせると，それぞれの facet に以下の筋が付着し，滑液包が介在している[43, 44]．

大転子の分類	付着する筋	滑液包
anterior facet (AF)	小殿筋	subgluteus minimus bursa
lateral facet (LF)	中殿筋	subgluteus medius bursa
superoposterior facet (SPF)	梨状筋	secondary piriformis bursa
posterior facet (PF)	中殿筋と大殿筋の一部	gluteofemoral bursa

　転子下滑液包の役割は，大転子より表層に位置する筋と，大転子の間に位置する軟部組織との摩擦ストレスの軽減である．大転子には，歩行時に活動する中殿筋・小殿筋など股関節外側面に位置する筋が付着している．また，大腿筋膜張筋が腸脛靭帯を介して表層から覆い，股関節外転筋力の張力を増大させるが，同時に大転子部への摩擦ストレスも増強させる．特に股関節内転位では，大転子と腸脛靭帯との間の摩擦ストレスは増強する．長距離の歩行やランニングなど，荷重位で繰り返し大きなストレスが加わると，大転子付近に圧痛が生じる．

● 転子下滑液包の触診

　通常，転子下滑液包を体表から触知することは困難である．炎症や腫脹が生

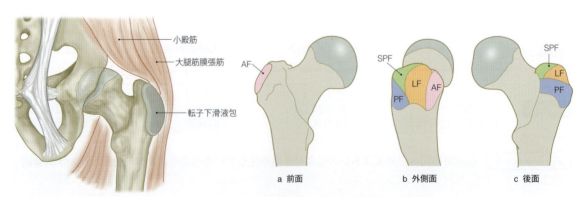

▶図1-37　転子下滑液包
〔Williams SB, et al : Greater trochanteric pain syndrome : a review of anatomy, diagnosis and treatment. Anesth Analg 108 : 1662-1670, 2009 より〕

▶図1-38　大転子を4部位に分ける
〔Pfirrmann CW, et al : Greater trochanter of the hip : attachment of the abductor mechanism and a complex of three bursae-MR imaging and MR bursography in cadavers and MR imaging in asymptomatic volunteers. Radiology. 221 : 469-477, 2001 をもとに作成〕

じている場合は，大転子後外側部で触診できることがある．

　疼痛が生じている場合，大転子のどの部位なのかを考慮し，また，そこに付着する筋の収縮時痛の有無と合わせて判別するとよい．

● 転子下滑液包の整形外科テスト

　転子下滑液包については明らかな理学検査がないため，転子下滑液包にストレスを加えた状態で疼痛がどのように変化したかで判別する．転子下滑液包が位置する大転子後外側部に圧痛があるか，腸脛靱帯を緊張させた肢位であるtoe-inした状態でステップ動作を行い，通常のステップ動作時と比べて疼痛が増強するかを評価する（図1-39）．

　また，大腿筋膜張筋のテストで記載したOber testを行い，最終肢位である股関節内転位の状態から股関節屈曲/伸展を繰り返すことで，転子下滑液包に摩擦ストレスを加えることができるため，その運動における疼痛の変化も合わせて評価する（図1-40）．

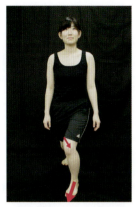

▶図1-39　ステップ toe-in

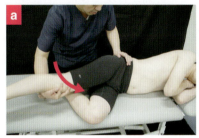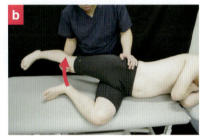

▶図1-40　Ober test を用いた摩擦ストレステスト

● 触診と検査結果から何が考えられるのか？

　転子下滑液包へ摩擦ストレスを増加させる要因として以下の3つが考えられる．

①殿筋群の筋力低下　▶ step 3 　p.227

　股関節伸展筋である大殿筋の筋力が低下していると，大腿筋膜を介して連続する腸脛靱帯の緊張が増大することが考えられ，転子下滑液包への摩擦ストレスが増大する．

②股関節外転筋の短縮　▶ step 3 　p.229

　外転筋の伸張性低下や過緊張が生じている場合，股関節の内転可動域が制限され，転子下滑液包の摩擦ストレスが増大する．

③膝関節の内反不安定性　▶ step 3 　p.276

　膝関節の内反不安定性があると腸脛靱帯へ伸張ストレスが加わり，転子下滑液包への摩擦ストレスが増大する．

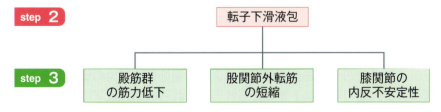

（フローチャート）　股関節外側への摩擦ストレスにより疼痛が生じている場合の解剖学的要因と運動学的要因

症例ノート⑥

症　例 70歳代，女性．
診断名 右変形性股関節症
現病歴 3週間前に人工股関節全置換術（THA）を施行．術前のX線像では，大腿骨頸部の短縮が確認された．数年前より，歩行時に右股関節に疼痛が出現し，徐々に歩行が困難となる．現在，日常生活では歩行器で移動しているが，T字杖での移動となるとデュシェンヌ歩行が出現し，股関節外側面に疼痛が生じる．

step 1　どう動かすと痛むのか？：力学的ストレスの明確化

- **疼痛の再現性**　立位において，右側へ骨盤を側方移動させることで疼痛が再現できた．右股関節内転・伸展角度の増大で疼痛が増強した．

　→ 股関節外側部への伸張ストレスが疼痛を惹起する！

step 2　どこが痛むのか？：解剖学的評価

- **圧痛所見**　　大腿筋膜張筋：（＋）　中殿筋：（＋）　小殿筋：（＋）　大殿筋：（－）
- **伸張性テスト**　Oberテスト：（＋）

　→ 大腿筋膜張筋・中殿筋由来の疼痛の可能性あり！

step 3　なぜ，痛むのか？：運動学的評価

- **関節可動域**

		左	右（患側）
股関節内転		0°P	15°
股関節外転		40°	40°
股関節伸展	（膝関節伸展位）	5°P	15°
	（膝関節屈曲位）	0°P	15°

- **MMT**

		左	右（患側）
股関節内転		4	5
股関節外転	（40°）	4	5
	（20°）	3	5
股関節外旋		4	5

P：大転子後方

　→ 股関節20°外転位での外転筋力の低下，および股関節外旋筋力の低下から，小殿筋や深層外旋六筋の筋力低下が考えられる．これらの筋力低下により股関節の動的安定性が低下しているため，股関節外転筋の筋力が低下し，デュシェンヌ歩行が生じ，股関節外側部に伸張ストレスが加わる．

実際の運動療法

1. 大腿筋膜張筋のストレッチ
①ベッド端で患側を上にした側臥位となる．
②健側の股関節を屈曲させ，患側は股関節を伸展・内転させる．その際，骨盤の回旋が起こらないよう留意する．

2. 中殿筋のストレッチ
中殿筋は，外転自動運動時に後方に滑走するため，滑走とは逆方向の前方に操作しながら，股関節を内転させると，ダイレクトストレッチが行える．

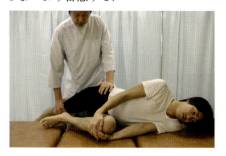
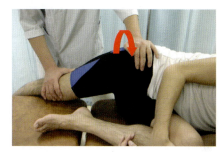

3. 中殿筋・小殿筋の収縮促通方法
中殿筋は腸骨翼から起始し，その深層には小殿筋が位置する．中殿筋と小殿筋の間には，上殿神経と上殿動静脈が走行するため，境界が明瞭である．中殿筋は股関節外転運動に伴い後方に滑走し，小殿筋は内旋運動に伴い前方に滑走する．中殿筋と小殿筋の間の滑走性が低下していると，股関節外転筋の筋力が低下し，股関節外側面に圧痛所見がみられることが多い．こうした症例に対しては，中殿筋と小殿筋の収縮を促通しながら，筋間の滑走性を改善する．

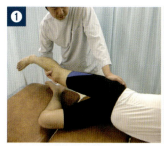
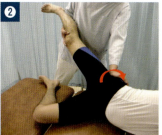
中殿筋の収縮促通手技

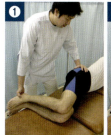
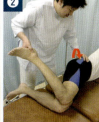
小殿筋の収縮促通手技

検査と治療 表と裏　深層外旋六筋の収縮促通法

①開始肢位より股関節外旋運動を行う．大転子後方へ抵抗をかけながら股関節外旋運動を行うことで，深層外旋六筋の収縮を促す．
②終始抵抗をかけ，外旋最終域まで筋収縮を促す．深層外旋六筋の収縮により大転子後方部分の圧痛が改善し，股関節自動外旋可動域や股関節外転筋力の改善が生じているかを確認する．

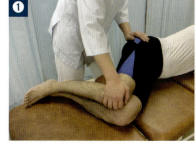
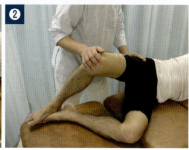

3 股関節の運動学的評価

本項では，股関節の step 3 運動学的評価について，まとめて述べる．

step 3 なぜ，痛むのか？：運動学的評価

1）股関節の動的安定性の低下

股関節は臼状関節で大腿骨頭の被覆率は肩関節と比較しても大きく，骨性の安定性が高い関節といえる．しかし，大腿骨頸部が**頸体角**と**前捻角**をもつため，寛骨臼は前外下方を，大腿骨頭は前内上方を向く．そのため，前方の被覆率は決して高くない．股関節の関節包靭帯は，その前方部を補強するように走行している．

一方，動作時には，筋による動的安定化機構も重要になり，股関節周囲筋が協調して働かなければ関節運動軸が安定しない．腸腰筋，小殿筋，深層外旋六筋，恥骨筋や短内転筋など近位の内転筋群は，その走行から，股関節を求心位に保つベクトルを有している（図1-41）．そのため，著者らはこれらの筋群を動的安定化機構という1つの機能ユニットと見なして評価している．

①腸腰筋（図1-42）

腸腰筋は，腸骨筋と大腰筋からなる．**腸骨筋**は，腸骨窩から起始する．大腰筋以外の股関節周囲筋は，すべて骨盤と股関節を結ぶ．**大腰筋**は，股関節周囲筋の中で唯一，腰椎から起始する．大腰筋は腰椎から起始した後，前方に走行し，大腿骨頭の前面を通過した後，後方に回り込み，小転子に停止する．そのため，直立肢位では，大腿骨頭を後方に押さえつけ，股関節の安定性を高める作用がある[45, 46]．

腸腰筋の筋力評価は，徒手筋力検査法（MMT）に準じて行う．腸腰筋は，骨

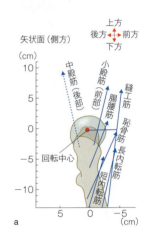
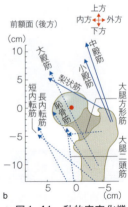

▶図1-41 動的安定化機構

a：矢状面上の股関節周囲筋の力線
b：前額面上の股関節周囲筋の力線．
〔Donald A.Neumann（著），嶋田智明，有馬慶美（監訳）：カラー版 筋骨格系のキネシオロジー．原著第2版，pp531，535，医歯薬出版，2012より〕

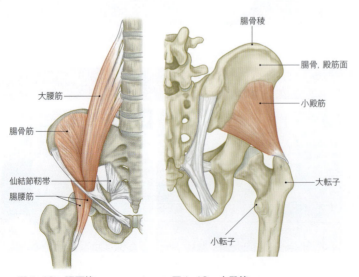

▶図1-42 腸腰筋　　▶図1-43 小殿筋

盤を前傾位で収縮させると骨盤前傾方向へ作用するため，評価時の骨盤の傾きに注意する．大腿骨頭を腹側から後方に押さえ，腸腰筋の働きを代償した状態で筋活動が変化するかなども評価するとよい．

②**小殿筋**（図1-43）

小殿筋は，中殿筋の深層に位置し，腸骨翼の下殿筋線の下方から起始し，前面に向かい，大腿骨の大転子の前方に回り込むように走行するため，大腿骨頭を寛骨臼に引き付けるように作用することが推測できる．小殿筋の筋力が低下すれば，股関節外転運動時に大腿骨頭を寛骨臼に十分に引き付けることができず，中殿筋の筋力も発揮できない．すなわち，小殿筋は単純に中殿筋を補助する筋として捉えるより，中殿筋の作用を十分に引き出すための筋として捉えることが重要である．

小殿筋の筋力評価は，股関節外転の徒手筋力検査法に準じて行うが，中殿筋と分けて評価することが難しい．室伏ら[47]によると，等張性外転運動では中殿筋よりも小殿筋の筋活動が高く，特に最大筋力の20％の低負荷においては，中殿筋に対する小殿筋の筋活動量が多いと報告されている．また，平尾ら[48]によると，小殿筋の等尺性外転運動では，股関節伸展10°と外転20°における低負荷運動で小殿筋の収縮率が高くなると報告している．

つまり，小殿筋は股関節伸展10°での等尺性収縮あるいは外転20°での等尺性収縮時の筋力を左右比較することで，筋力低下を呈しているかを評価できる．

③**深層外旋六筋**（図1-44）

梨状筋
- 起　始：仙骨前面
- 停　止：大転子の先端
- 神経支配：仙骨神経叢
- 作　用：股関節外旋・外転

大腿方形筋
- 起　始：坐骨結節の外側縁
- 停　止：大腿骨の転子間稜
- 神経支配：仙骨神経叢
- 作　用：股関節外旋・内転

内閉鎖筋
- 起　始：閉鎖膜と閉鎖孔外周の内側面
- 停　止：大腿骨の転子窩
- 神経支配：仙骨神経叢
- 作　用：股関節外旋

双子筋
- 起　始：上双子筋；坐骨棘
　　　　　下双子筋；坐骨結節
- 停　止：内閉鎖筋の停止腱と合して大腿骨の転子窩
- 神経支配：仙骨神経叢
- 作　用：股関節外旋

外閉鎖筋
- 起　始：閉鎖膜と閉鎖孔外周の外側面
- 停　止：大腿骨の転子窩
- 神経支配：閉鎖神経
- 作　用：股関節外旋・内転

→梨状筋
piriformis m.

→大腿方形筋
quadratus femoris m.

→内閉鎖筋
obturator internus m.

→上双子筋
gemellus superior m.

→下双子筋
gemellus inferior m.

→外閉鎖筋
obturator externus m.

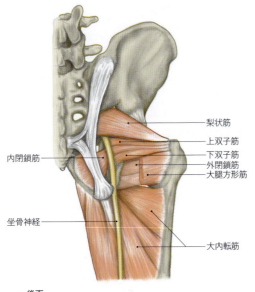
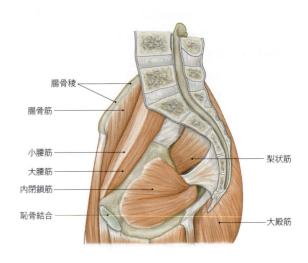

a 後面　　　　　　　　　　　　b 内側面
▶図1-44　深層外旋六筋

　股関節の外旋筋である深層外旋六筋は，大腿骨頭を臼蓋に対し求心位に保ち，支点形成力を担っている．深層外旋六筋の停止部は不明瞭な状態で大転子に付着しており，六筋それぞれが別々に作用すると考えるより，六筋がforce coupleとなり，さまざまな股関節の角度で，骨頭を求心位に保つように働いていると考えられる．特に内閉鎖筋・上双子筋・下双子筋は停止で合一する三頭筋であるとの報告や，支配神経の詳細な筋内分布の調査から，両双子筋は内閉鎖筋の一部と考えられるとの報告もある[49,50]．

　深層外旋六筋の筋力低下が生じ，支点形成力が低下すると，股関節が不安定になる．表層に位置する小殿筋・中殿筋が適切な張力を発揮するためには，より多くの力が必要であると考えられる．また深層外旋六筋の1つである梨状筋は，股関節内外転軸の上方を通過するため，外転の作用を有している[51]．

　深層外旋六筋の筋力評価は，徒手筋力検査法に準じて行う．深層外旋六筋の促通を行った後は，股関節の動的安定性が高まり，股関節外転筋の筋力が増加することが考えられるため，股関節外転筋力もあわせて評価するとよい．

④**内転筋群**（図1-12，p.203）

　内転筋群の筋力は，徒手筋力検査法に準じて行う．**小内転筋**は，大内転筋の起始部における分離筋とされ，恥骨下枝から起始し，粗線の内側唇に停止する．小内転筋の走行は，解剖学的立位において，大内転筋より水平に近い走行であったと報告されており[52]，股関節を求心位に保つ機能が推察される．

● **動的安定性低下時の股関節運動の異常**

　動的安定化機構は，互いに代償し，その機能を補っている．いずれも深層の小さな筋であるため，筋力の評価が難しい．そこで著者らは，先述した筋力評価に加えて，股関節屈曲運動時に生じる大腿の回旋運動の異常や抵抗感，対象者の訴えから，その機能を推察している（表1-1）．また，各筋の収縮を促進す

るDTTTを行い，その前後での股関節の運動と抵抗感の変化を評価している．ここでは，深層外旋六筋に対するDTTTを紹介する．

● 表1-1　動的安定性低下時の股関節運動

	股関節屈曲（自動）	股関節屈曲（他動）
腸腰筋の過緊張	外旋運動を伴う	前面でのつまり感を訴える
深層外旋六筋の過緊張	外旋運動を伴う	後方での伸張感を訴える 内旋方向で抵抗感が強くなる
小殿筋の過緊張	内旋運動を伴う	外旋方向で抵抗感が強くなる
小内転筋の過緊張	内転・内旋運動を伴う	外転・外旋方向で抵抗感が強くなる

● 深層外旋六筋に対するDTTT（図1-45）

トリガーとなる組織	深層外旋六筋
対象とする症状	股関節屈曲可動域と最終域感
方法	側臥位にて，股関節45°屈曲位から被検者は股関節外旋運動を行う．検者は骨盤を把持し，他方の手で大転子の後方から股関節外旋運動に抵抗をかける．特に大転子が後方に回り込む動きに，終始抵抗を加えることが重要になる．
判定	運動後に股関節屈曲可動域および最終域感が変化するかを検討する．
機能的意義	深層外旋六筋の筋収縮が促通されることで，股関節の動的安定性が高まる．それにより股関節が求心位をとり，股関節の可動性が改善する．
注意点	股関節の外旋が最終域まで難しい症例では，背臥位での最終外旋域で外旋運動を繰り返すとよい．

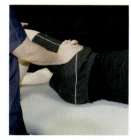

▶図1-45　深層外旋六筋のDTTT

● 深層外旋六筋，小殿筋，腸腰筋の促通

①深層外旋六筋

深層外旋六筋は，外旋運動時に大転子後面に付着する停止部から起始部に向けて，リールを巻き取るように収縮する．そのため大転子後面に手を当て，収縮方向を誘導しながら促通するとよい．

②小殿筋（図1-46）

小殿筋は，股関節外転運動を行うと，中殿筋が強く収縮してしまうため股関節内旋運動を自動運動で行う．超音波画像診断装置で運動時の動態を観察すると，股関節内旋時に小殿筋は前方へ収縮するため，前方に移動するよう促すことで，収縮を促通することができる[51]．

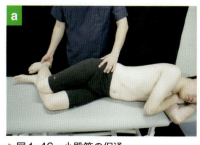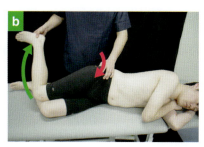

▶図1-46　小殿筋の促通
a：開始肢位．
b：股関節内旋に伴う小殿筋の前方移動を徒手的に誘導する．

③腸腰筋（図1-47）

　腸腰筋に対しては，背臥位で大腿動脈を触診し，そこから外側にある腸骨筋の収縮方向を誘導することで，促通を図る．股関節の角度は腸腰筋の筋力が発揮されやすい90°屈曲位付近で実施する．大腿直筋腱が過剰に収縮しない程度の負荷から始めるとよい．

2）股関節の伸展可動域制限

　腸腰筋は，腸骨筋と大腰筋より構成されており，骨盤・腰椎が固定された状態では股関節の屈曲に作用する．大腿骨を固定した場合には，骨盤前傾と腰椎前弯に関与する．腸腰筋の短縮を判断する検査として Thomas test を行い，屈曲拘縮の程度を確認する．股関節伸展の可動域評価は関節可動域（ROM）測定法の方法に準じて行う．腸腰筋は股関節の外旋に関与するため，股関節伸展だけでなく股関節内旋の可動域も確認する必要がある．

● 股関節の伸展可動域制限に対するDTTT

　股関節伸展可動域制限の整形外科テストとして，Thomas test や Ely test があるが，アプローチ前後の可動域の変化を評価することで，より制限される部位が判別可能となると考え，以下のDTTTを行い，鑑別している．

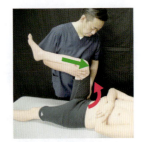

▶図1-47　腸腰筋のDTTT
股関節屈曲運動に伴い，腸腰筋筋腹の外側への移動を誘導する．

トリガーとなる組織	腸腰筋，大腿直筋，関節包靱帯
対象とする症状	股関節前面での疼痛
方法	腸腰筋では背臥位にて股関節屈曲90°，膝関節屈曲位から股関節屈曲運動を自動介助運動にて行う（図1-47）．腸骨筋は収縮時に外側方向へ滑走するように収縮するため[50]，収縮時には同方向へ徒手誘導を行い，実施するとよい． 大腿直筋では腹臥位となり，股関節伸展位，膝屈曲位としストレッチを行う．
判定	アプローチ前後での股関節伸展角度の変化で判定する．変化がない場合は関節包靱帯による制限を疑う．
機能的意義	股関節伸展可動域制限では，腸腰筋，大腿直筋，関節包靱帯により股関節前面の伸張性が低下し，股関節の前面に対して圧縮ストレスを強めている可能性が考えられる．そこで上記3部位へアプローチし，前後での疼痛の変化を確認する．
注意点	まずは腸腰筋や大腿直筋による制限因子へアプローチした後，改善が認められなかった際に，関節包靱帯による制限を考えるほうがよい．

> **運動療法のポイント**
>
> 　股関節の伸展可動域測定時に骨盤前傾による代償が生じやすいため，骨盤をおさえながら行うとよい．また腰椎前弯が増強する例では腹部とベッドの間にタオルを入れるなどして，背部が平坦になるように調整して行うとよい．

> **知っ得！**
>
> **投球障害における股関節の柔軟性低下に対する運動学的評価**
>
> 投球動作は全身運動であり，肩関節のみならず下肢・体幹機能の評価も重要である．下肢の評価として新宮ら[53]による野球肩理学所見11項目を用いる．
>
> ①straight leg raising (SLR) angle (Laségue 角)（図1-48）
>
> 　仰臥位で下肢を伸展し，床から持ち上げる．tight hamstrings を調べる．70°以下の場合，股関節の回旋が制限されるので異常と判断する．
>
>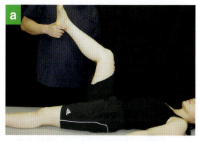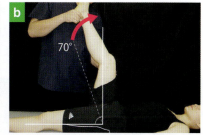
>
> ▶図1-48　Laségue 角（SLR 角）
> a：開始肢位
> b：股関節屈曲，膝関節伸展方向へ動かす
>
> ②指床間距離（図1-49）
>
> 　立位で体幹を前屈させて，指と床の距離を測定する．指が着かない状態は，下半身の回旋制限につながるので異常と判断する．
>
> ③踵部殿部間距離（図1-11, p202）
>
> 　腹臥位で膝関節を屈曲させて踵と殿部の距離を測定する．tight quadriceps を判定する．10 cm 以上の場合，股関節の回旋異常を引き起こすので異常と判断する．
>
> ④股関節の内旋角度（図1-50）
>
> 　股関節の回旋を調査し，10°前後の内旋制限がある場合は異常と判断する．
>
>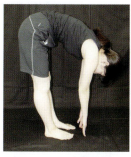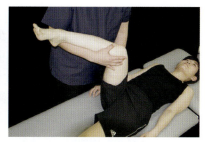
>
> ▶図1-49　指床間距離　　▶図1-50　股関節の内旋角度

3）殿筋群（股関節伸展筋・外転筋）の筋力低下

　ここでは大殿筋・中殿筋を中心に述べる．小殿筋に関しては，前述した「1）股関節の動的安定性の低下」（→ p.222, 223）に記載している．

　大殿筋は股関節伸展筋である．筋力評価は徒手筋力検査法に準じて行うが，評価時には股関節・膝関節の角度に注意する．股関節伸筋群には，大殿筋のほかに大腿二頭筋の長頭，半腱様筋，半膜様筋，大内転筋の後頭がある．**大内転筋の後頭**は大腿二頭筋と類似した走行となり，伸展頭とも呼ばれるほど強く股関節伸展に作用する．股関節屈曲75°からの伸展運動では，ハムストリングスと大内転筋は同じ程度，または双方で伸展トルクの約90％を生む[53]．大殿筋の筋力評価やトレーニングとしては，ブリッジ動作が特に簡便性の点から用いられることが多い．しかし，ブリッジ動作では大殿筋の他にハムストリングス

や背筋群の活動を強く反映してしまう．そこで，ベッド上から背臥位で下腿をベッドから降ろし，足部を低い位置にした肢位からブリッジ動作を行うと，大殿筋の筋活動が増加し，脊柱起立筋と大腿二頭筋の筋活動が減少することが知られている[54]（図1-51）．また頭部を挙上することで，脊柱起立筋の筋活動が大きく減少し，大殿筋の筋活動が増加する[55]．

つまり，大殿筋を優位に測定したいときは，膝関節を屈曲位とし，股関節の屈曲角度は伸展位で，ハムストリングスや大内転筋後頭の作用を少なくした状態で股関節の伸展を行う．ハムストリングスや大内転筋後頭の筋力を測定したいときは，股関節屈曲75°からの伸展運動時の筋力を測定するとよい[56]．

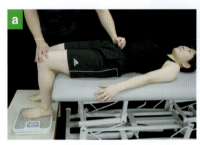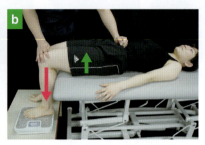

▶図1-51　大殿筋の収縮
a：開始肢位．
b：下腿の長軸に沿って下方に向かって押しつける．

中殿筋は，小殿筋，大腿筋膜張筋とともに，股関節外転筋の主動作筋である．筋力評価は徒手筋力検査法に準じて行う．股関節外転筋力低下を呈している場合，すぐに中殿筋の筋力低下と判断せず，中殿筋と小殿筋がforce coupleとして機能しているかを検討することが重要となる．

歩行時に股関節の外転筋力が低下していると，**トレンデレンブルグ歩行**や**デュシェンヌ歩行**となる．トレンデレンブルグ歩行とは，歩行時の立脚中期において立脚側の股関節外転トルクの低下が影響し，<u>遊脚側へ骨盤が下制する現象</u>のことを呼ぶ．Wadsworthら[57]やMurrayら[58]は，歩行中の疼痛を減少させるために，骨盤を立脚側に大きく傾けることがあると報告している．これは股関節を外転位とすることで骨頭の被覆率を上げ，股関節の安定性を向上させようとする代償動作であると理解できる．この代償歩行を**デュシェンヌ歩行**と呼ぶ．つまり，デュシェンヌ歩行では骨盤沈下を体幹傾斜によって代償することが可能であり，トレンデレンブルグ歩行では遊脚側へ骨盤が傾斜することから，両代償歩行間で体幹側屈可動域に差があることが示唆される．

> **知っ得！**
>
> **頸体角**（図1-5, p.197）
> 平均大腿骨頸体角のはおよそ125°である．この角度の増減は股関節外転筋力の産生に関与する．頸体角が減少し内反した場合（内反股）は，大腿骨頭と外転筋のおもな停止部である大転子の距離が長くなり，股関節外転筋のモーメント・アームを増加させる．一方で中殿筋と小殿筋の起始と停止部を近づけることになり，機能的な長さを短くするので，外転筋の筋力の産生能を低下させ，"中殿筋跛行"の可能性を増大させる．外転の筋力低下は，増大した外転モーメント・アームによる高い外転トルク効果を相殺することがある．
> 逆に外反位は，外転筋の機能的な長さを増加させ，外転筋力の産生能力を改善させる．対照的に，外反股の潜在的な負の影響は，外転筋のモーメント・アームの減少である[59]．

> **知っ得！**
>
> **大殿筋の筋力低下と多裂筋の機能**
> 大殿筋の筋力低下が生じている場合，大殿筋単独で考えるのではなく，多裂筋の機能と合わせた評価が重要となる．大殿筋の筋力低下が生じた際に，多裂筋で腰椎の前弯保持が可能であれば，骨盤を前傾位で保つことが可能である．しかし，大殿筋に加えて，多裂筋の機能も低下しており，腰椎の前弯保持が不可能な場合には，腰椎は後弯，骨盤は後傾する．
> つまり，多裂筋が過剰に収縮し，腰椎前弯，骨盤前傾のアライメントとなっている際は，多裂筋のリラクゼーションを行い，伸張性や可動性を確保するだけでは，持続的なアライメント調整や症状を緩和させることは難しい．多裂筋の症状改善に加えて大殿筋の筋力強化を行うことが，治療効果を持続させるうえで重要となる．

> **運動療法のポイント**
>
> 大殿筋の収縮を促すトレーニングを行う場合，二関節筋であるハムストリングスの活動や多裂筋の過剰収縮による腰椎の前弯，骨盤前傾などを抑えながら，大殿筋の活動を促していくことが必要である．

4）股関節外転筋の短縮

股関節の術後など，中殿筋・小殿筋・大腿筋膜張筋が直接的に侵襲を受けた場合や筋萎縮，筋の過緊張などを呈して伸張性が低下している場合，内転可動域制限が生じる．股関節外転筋が短縮し，内転可動域制限が生じると，歩行時など片脚支持時の前額面での骨盤を安定させるために必要な腸脛靱帯の張力を発揮できない．中殿筋の筋張力は軽度内転位で最大となることから[60]，外転筋が短縮していると中殿筋の筋力が十分に発揮できない．股関節内転の可動域評価は関節可動域（ROM）測定法に準じて行う．股関節内転可動域制限のおもな原因は，中殿筋，小殿筋，大腿筋膜張筋の伸張性低下によることが多い．そのため，それぞれの筋に対して，治療アプローチ前後での角度を測定することにより，伸張性が低下している筋を特定できる．

● 股関節外転筋の短縮に対するDTTT

股関節外転筋の短縮に対し，どの筋が短縮しているかを鑑別する検査は存在しない．腸脛靱帯に関してはOber testがあるが（→ p.216），どの筋が短縮しているかまでの判別は難しい．そのため著者らは股関節外転筋短縮のおもな原因となる，中殿筋・小殿筋・大腿筋膜張筋へのアプローチ前後の股関節内転角度を測定し，DTTTを行って鑑別している．

トリガーとなる組織	中殿筋，小殿筋，大腿筋膜張筋
対象とする症状	股関節内転の可動域制限
方法	**中殿筋**：超音波画像診断装置で観察すると股関節外転運動に伴い，後方に滑走する．そのため側臥位で股関節外転運動を行い，運動に伴う中殿筋の後方移動を，徒手的に誘導する[51]（図1-52）． **小殿筋**：股関節内旋運動を自動運動で行う．超音波画像診断装置で運動時の動態を観察すると，股関節内旋時に小殿筋は前方へ収縮するため，収縮に合わせて，前方に移動するよう徒手的に誘導する[51]（図1-53）． **大腿筋膜張筋**：側臥位となり，下方の股関節を最大屈曲位とし，骨盤を後傾位に固定した肢位で上方の下肢を内転させる．その肢位からさらに股関節伸展・外旋とすると上方の下肢の大腿筋膜張筋をストレッチする．
判定	各筋のアプローチ前後での股関節内転可動域の変化を判定する．
機能的意義	股関節外転筋は股関節の外側に位置し，短縮した際には，股関節内転の制限因子となる．股関節の内転制限が生じた場合には，腸脛靱帯の張力や中殿筋，小殿筋のモーメント・アームは短縮し，十分なトルクを発揮することができない．そこで上記3筋の促通を行い，促通前後での可動域の変化を確認する．
注意点	術後などの場合，術創部の皮下組織による伸張性低下も内転可動域制限の因子になるため，合わせて評価するとよい．

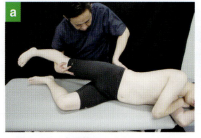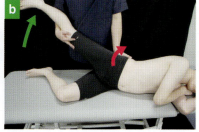

▶図1-52　中殿筋のDTTT
a：開始肢位.
b：股関節外転運動に伴う中殿筋の後方移動を，徒手的に誘導する．

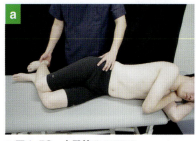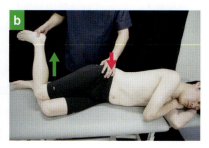

▶図1-53　小殿筋のDTTT
a：開始肢位.
b：股関節内旋運動に伴う小殿筋の前方移動を，徒手的に誘導する．

> **運動療法のポイント**
>
> 　中殿筋，小殿筋，大腿筋膜張筋ともに側臥位で行うので，骨盤の回旋による代償動作が生じないように注意する．

5）固有背筋内側群の筋力低下 ➡ p.183

　固有背筋内側群と大殿筋が共に機能することによって，骨盤を前傾位に保持することが可能になる．そのため，固有背筋内側群の筋力評価が重要になる．

6）内腹斜筋の筋力低下 ➡ p.186

　内腹斜筋の筋力が低下すると，骨盤を後傾させることが困難になる．そのため，骨盤の過度な前傾が生じている例では，内腹斜筋の筋力評価が重要になる．

7）膝関節の内反不安定性 ➡ p.276

　膝関節の内反不安定性が生じている例では，殿筋群の緊張を高めて，腸脛靭帯を緊張させる．そのため，膝関節の側方不安定性の評価が重要になる．

参考文献
1) 名倉武雄，山崎信寿：生体力学モデルによる大腰筋の機能解析．バイオメカニズム学会誌 24：159-162，2000
2) 長谷川真紀子：ヒト腸腰筋（大腰筋，腸骨筋）の筋線維構成について．昭和医学会雑誌 47：833-842，1987
3) 久野譜也：大腰筋の筋横断面積と疾走能力及び歩行能力との関係．バイオメカニズム学会誌 24：148-152，2000
4) 平野和宏，木下一雄，千田真大，他：Magnetic Resonance Imaging（MRI）を用いた腸骨筋機能の

検討-解剖学的観察を基に．理学療法学 37：356-363，2010
5) 小栢進也，建内宏重，高島慎吾，他：関節角度の違いによる股関節周囲筋の発揮筋力の変化 数学的モデルを用いた解析．理学療法学 38：97-104，2011
6) 渡邉弘之，赤崎幸二，相良孝昭，他：下前腸骨棘裂離骨折の治療経験．整形・災害外科 63：479-483，2014
7) 橋口兼久，田中源郎，柚木紘一郎，他：下前腸骨棘剥離骨折治療の検討．整形・災害外科 22：291-296，1979
8) 仁賀定雄：鼠径部痛症候群．中嶋寛之（監），福林徹，史野根生（編）：新版スポーツ整形外科学．pp237-243．南江堂，2011
9) 鍛治亮輔：サッカーキック動作からみた Groin pain 発症要因の検討．筑波大学大学院人間総合科学研究科体育学専攻修士論文抄録集，2014．
10) 高木祥，宮川俊平：スポーツに伴う股関節周辺痛の機能解剖学的病態把握と理学療法．理学療法 31：930-938，2014
11) 池田祐太郎，森田哲生：中学生サッカー選手における鼠径部痛発生に影響を及ぼす因子の検討．日本整形外科スポーツ医学会雑誌 33：168-170，2013
12) 松田直樹：骨盤帯の障害（グローインペイン）に対するリハビリテーション．MEDICAL REHABILITATION137：61-68，2011
13) Omar IM, Zoga AC, Kavanagh EC, et al：Athletic pubalgia and "sports hernia"：optimal MR imaging technique and findings．Radio Graphics 28：1415-1438，2008
14) Garvey JF, Read JW, Turner A：Sportsman hernia：what can we do？ Hernia 14：17-25，2010
15) 整形外科リハビリテーション学会（編）：鼠径管で生じた大腿神経障害に対する運動療法．関節機能解剖学に基づく整形外科運動療法ナビゲーション 下肢 改訂第2版．pp50-53，メジカルビュー社，2014
16) 林典雄（著），青木隆明（監）：運動療法のための機能解剖学的触診技術：下肢・体幹，改訂第2版．pp88-91，メジカルビュー社，2012
17) 坂井建雄，松村讓兒（監訳）：プロメテウス 解剖学アトラス 解剖学総論/運動器系，第2版．pp542-543，医学書院，2011
18) Johnston CA, Wiley JP, Lindsay DM, et al：Iliopsoas bursitis and tendinitis. A review. Sports Med 25：271-283，1998
19) Toohey AK, LaSalle TL, Martinez S, et al：Iliopsoas bursitis：clinical features, radiographic findings, and disease associations．Semin Arthritis Rheum 20：41-47，1990
20) Fricker PA：Management of groin pain in athletes．Br J Sports Med 31：97-101，1997
21) Tan V, Seldes RM, Katz MA, et al：Contribution of acetabular labrum to articulating surface area and femoral head coverage in adult hip joints：an anatomic study in cadavera．Am J Orthop（Belle Mead NJ）30：809-812，2001
22) 福林徹，蒲田和芳（監），永野康治（編），他：骨盤・股関節・鼠径部のスポーツ疾患治療の科学的基礎．pp155-162，ナップ，2013
23) 福林徹，蒲田和芳（監），永野康治（編），他：骨盤・股関節・鼠径部のスポーツ疾患治療の科学的基礎．pp79-85，ナップ，2013
24) Lewis CL, Sahrmann SA：Acetabular labral tears．Phys Ther 86：110-121，2006
25) Lavigne M, Parvizi J, Beck M, et al：Anterior femoroacetabular impingement：part I．Techniques of joint preserving surgery．Clin Orthop Relat Res 418：61-66，2004
26) Ganz R, Parvizi J, Beck M, et al：Femoroacetabular impingement：a cause for osteoarthritis of the hip．Clin Orthop Relat Res 417：112-120，2003
27) Chegini S, Beck M, Ferguson SJ：The effects of impingement and dysplasia on stress distributions in the hip joint during sitting and walking：a finite element analysis．J Orthop Res 27：195-201，2009
28) Beck M, Kalhor M, Leunig M, et al：Hip morphology influences the pattern of damage to the acetabular cartilage：femoroacetabular impingement as a cause of early osteoarthritis of the hip．J Bone Joint Surg Br 87：1012-1018，2005
29) 森於菟，小川鼎三，大内弘，他：分担解剖学1 総説・骨学・靭帯学・筋学 第11版．pp226-228，金原出版，1982
30) Walters J, Solomons M, Davies J：Gluteus minimus：observations on its insertion．J Anat 198：239-242，2001
31) 谷埜予士次：下肢のバイオメカニクス 筋の機能解剖と関節運動．関西理学療法 5：37-40，2005

32) Clark JM, Haynor DR：Anatomy of the abductor muscles of the hip as studied by computed tomography. J Bone Joint Surg Am 69：1021-1031, 1987
33) 河上敬介：股関節の動きを肉眼解剖学視点から考える. 理学療法学 38：611-612, 2011
34) Hurwitz DE, Foucher KC, Andriacchi TP：A new parametric approach for modeling hip forces during gait. J Biomech 36：113-119, 2003
35) INMAN VT：Functional aspects of the abductor muscles of the hip. J Bone Joint Surg Am 29：607-619, 1947
36) Dalstra M, Huiskes R：Load transfer across the pelvic bone. J Biomech 28：715-724, 1995
37) Stansfield BW, Nicol AC：Hip joint contact forces in normal subjects and subjects with total hip prostheses：walking and stair and ramp negotiation. Clin Biomech（Bristol, Avon）17：130-139, 2002
38) 河上敬介, 磯貝香：骨格筋の形と触察法 改訂第2版. pp289-295, 大峰閣, 2013
39) 柳澤健, 赤坂清和：エビデンスに基づく整形外科徒手検査法. pp254-255, エルゼビア・ジャパン, 2007
40) 林典雄（著）, 青木隆明（監）：運動療法のための機能解剖学的触診技術 下肢・体幹 改訂第2版. pp113-117, メジカルビュー社, 2012
41) 三浦真弘, 青地英和, 影山幾男：腸脛靭帯遠位部の線維構築と大腿—膝外側支持機構との関連性について. 臨床解剖研究会記録 7：20-21, 2007
42) 工藤慎太郎：運動療法の「なぜ？」がわかる超音波解剖. pp129-138, 医学書院, 2014
43) Williams BS, Cohen SP：Greater trochanteric pain syndrome：a review of anatomy, diagnosis and treatment. Anesth Analg 108：1662-1670, 2009
44) Pfirrmann CW, Chung CB, Theumann NH, et al：Greater trochanter of the hip：attachment of the abductor mechanism and a complex of three bursae--MR imaging and MR bursography in cadavers and MR imaging in asymptomatic volunteers. Radiology 221：469-477, 2001
45) 名倉武雄, 矢部裕, 若野紘一, 他：MR画像を用いた大腰筋機能の3次元モデル解析. 日本臨床バイオメカニクス学会誌 18：131-135, 1997
46) Yoshio M, Murakami G, Sato T, et al：The function of the psoas major muscle：Passive kinetics and morphological studies using donated cadavers. J Orthop Sci 7：199-207, 2002
47) 室伏祐介, 岡上裕介, 中平真矢, 他：等張性収縮における小殿筋筋活動と中殿筋筋活動の比較—ワイヤ電極を用いて—. 理学療法科学 31：597-600, 2016
48) 平尾利行, 佐久間孝志, 妹尾賢和, 他：股関節深層筋トレーニングに関する検討－超音波画像診断装置を用いて. Hip Joint 35：62-65, 2009
49) Shinohara H：Gemelli and obturator internus muscles：different heads of one muscle？ Anat Rec 243：145-150, 1995
50) Honma S, Jun Y, Horiguchi M：The human gemelli muscles and their nerve supplies. Kaibogaku Zasshi 73：329-335, 1998
51) 工藤慎太郎：運動療法の「なぜ？」がわかる超音波解剖. pp112-125, 医学書院, 2014
52) 平野和宏, 木下一雄, 河合良訓：小内転筋の機能解剖. 体力科学 62：553, 2013
53) 新宮由幸, 原正文：【肩関節傷害 診療の真髄】投球障害肩 野球肩理学所見11項目のとり方・考え方. MEDICAL REHABILITATION 157：15-22, 2013
54) Hummer CD, MacEwen GD：The coexistence of torticollis and congenital dysplasia of the hip. J Bone Joint Surg Am 54：1255-1256, 1972
55) 井上拓也, 伊藤浩充, 池添冬芽, 他：ブリッジ運動における足部の高さと頭部の位置が体幹・股関節伸展筋活動に及ぼす影響. 理学療法ジャーナル 44：617-622, 2010
56) Donald A. Neumann（著）, 嶋田智明, 有馬慶美（監訳）：カラー版 筋骨格系のキネシオロジー 原著第2版. pp535-542, 医歯薬出版, 2012
57) Wadsworth JB, Smidt GL, Johnston RC：Gait characteristics of subjects with hip disease. Phys Ther 52：829-839, 1972
58) Murray MP, Brewer BJ, Zuege RC：Kinesiologic measurements of functional performance before and after McKee-Farrar total hip replacement. A study of thirty patients with rheumatoid arthritis, osteoarthritis, or avascular necrosis of the femoral head. J Bone Surg Am 54：237-256, 1972
59) Donald A. Neumann（著）, 嶋田智明, 有馬慶美（監訳）：カラー版 筋骨格系のキネシオロジー 原著第2版. pp549-554, 医歯薬出版, 2012
60) Neumann DA, Soderberg GL, Cook TM：Comparison of maximal isometric hip abductor muscle torques between hip sides. Phys Ther 68：496-502, 1988

2 膝関節

膝関節の構造と機能

膝関節は，**大腿脛骨関節**と**膝蓋大腿関節**の2つの関節から構成される（図2-1）．おもな運動として矢状面上において，屈曲/伸展運動が行われるが，この運動に付随して，脛骨の内旋/外旋という水平面上の運動が生じる．

A. 膝関節に生じやすい機能障害

膝関節は，伸展0°から屈曲145°という大きな可動性を有する．特に日本人においては正座や床上動作を行うことから，**深屈曲**と言われる可動域が求められる．一方，体重を支える荷重関節であるため，高い安定性も求められる．そのため，可動域制限と不安定性が問題になりやすい．この2つの機能障害は互いに関連している．

大腿脛骨関節は，完全伸展位で側方安定性が高まるため，伸展制限が生じている膝では側副靱帯の適切な緊張が得られず，不安定性が発生することになる．また不安定性の生じている膝では安定性を高めるために，**骨棘**が生じることもある．このような場合は関節可動域（ROM）が制限されることになる．

➡ 大腿脛骨関節
femorotibial joints

膝関節は，大腿脛骨関節と膝蓋大腿関節の協調した運動によって成立する．**膝蓋大腿関節**は膝関節屈曲位で安定性が高まる．しかし荷重下で膝関節を屈曲位に保持するには，強い**大腿四頭筋**の活動が必要になる．大腿四頭筋の柔軟性の低下や筋力低下は，膝蓋大腿関節の正常な関節運動を阻害し，膝蓋骨周囲に疼痛を惹起する．

➡ 膝蓋大腿関節
patellofemoral joint

➡ 大腿四頭筋
quadriceps femoris m.

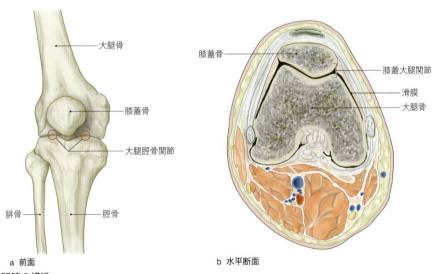

▶ 図2-1 膝関節の構造
a：大腿脛骨関節は内外側の大腿骨顆部と脛骨顆部からなる．b：膝蓋大腿関節は膝蓋骨関節面と大腿骨顆間溝からなる．

B. 膝関節の安定化機構
● 静的安定化機構（図2-2）
- **靭帯**：側副靭帯：内側側副靭帯（関節包靭帯），外側側副靭帯（関節外靭帯）
  十字靭帯：前十字靭帯・後十字靭帯（関節内靭帯）
  膝蓋大腿関節の靭帯：内側・外側膝蓋大腿靭帯，内側・外側膝蓋脛骨靭帯（関節包靭帯）
- **半月板**：内側と外側に位置する線維軟骨組織である．大腿脛骨関節の安定化に寄与している．

➡半月板
meniscus

● 動的安定化機構
- **内側広筋**：膝蓋大腿関節において，膝蓋骨を内側に引き付けるベクトルを有する．
- **膝窩筋**：膝関節屈曲位においては，脛骨関節面に対して垂直化し，求心位をとるベクトルを有する．

➡内側広筋
vastus medialis m.

➡膝窩筋
popliteus m.

C. 膝関節の運動
- **大腿脛骨関節**：膝関節屈曲；脛骨に対し大腿骨が後方に転がり，前方に滑る．
  伸展；脛骨に対して大腿骨が前方に転がり，後方に滑る．
  水平面上；膝関節伸展最終域では大腿骨に対して脛骨が外旋する．屈曲運動においては膝関節屈曲初期から脛骨が内旋する（**スクリュー・ホーム・ムーブメント**）．
- **膝蓋大腿関節**：膝関節屈曲；膝蓋骨の下降，前額面上での外旋（6.2°），水平面上での内旋（11.4°）が生じる[1]．

> **知っ得！**
> スクリュー・ホーム・ムーブメント
> screw home movement
> 膝関節の伸展最終域で，大腿骨に対して脛骨の外旋運動が生じること．

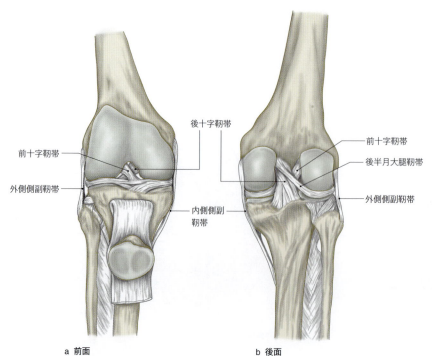

a 前面　　b 後面
▶図2-2　膝関節の静的安定化機構

1 膝内側の痛み

本項では，stepごとにまとめて述べる．特に step 3 は，膝関節全体で重複するため，章末にまとめて「4 膝関節の運動学的評価」として述べる．

step 1　どう動かすと痛むのか？：力学的ストレスの明確化

膝内側に加わるのは，**伸張（＋剪断）ストレス**と**圧縮（＋剪断）ストレス**である．大腿脛骨関節が外反強制されることで，膝内側には**伸張ストレス**が加わる．X脚変形の場合や膝内側の軟部組織の伸張性が低下している場合，あるいはその両方が混在したとき，膝内側への伸張ストレスは増強する．膝内側の筋や軟部組織は，下腿外旋の制動作用を有するものが多い．そのため，下腿外旋によって疼痛が増強するかを確認する．また，膝関節の屈曲角度により伸張ストレスが加わる部位が異なるため，肢位を変えながら疼痛の有無を確認する．

伸張ストレスによって疼痛が生じる場合には，内側側副靱帯，鵞足，半膜様筋・腓腹筋内側頭に由来する機能障害を疑う．

大腿脛骨関節が内反強制されることで，膝内側には**圧縮ストレス**が加わる．また，O脚変形などのアライメント異常が存在する場合，膝内側に加わる圧縮ストレスは増強する．膝関節の屈曲角度により圧縮ストレスの加わる部位が異なるため，肢位を変えながら疼痛の有無を確認する必要がある．

圧縮ストレスによって疼痛が生じる場合には，内側半月板に由来する機能障害を疑う．

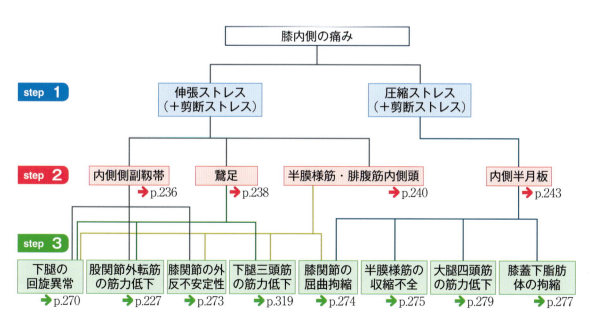

フローチャート　膝内側の痛みに対する評価戦略

step 2 どこが痛むのか？：解剖学的評価

1) 内側側副靭帯（MCL）（図2-3）
● 疼痛が発生する解剖学的要因

内側側副靭帯（MCL）は，内側膝蓋支帯から縫工筋の筋膜の間に存在する**大腿深筋膜**である第1層，浅層線維で**表層のMCL**と呼ばれる第2層，後内側関節包で**深層のMCL**と呼ばれる第3層からなると考えられている（図2-4）．また，大内転筋結節から起始し，膝関節後内側部を斜走した後，3つの線維束に分岐し，脛骨の後縁，斜膝窩靭帯の近位部から後方関節包，半膜様筋腱とその腱鞘に付着する**後斜走線維束**が存在する（図2-5）．

MCLは膝関節内側に広く存在するため，外反を制動する．その制動力は膝関節5°屈曲位においては57.4±3.5%，25°屈曲位では78.2±3.7%を占めると報告されている[2]．そのため，膝関節軽度屈曲位の外反強制により膝内側の疼痛が出現した場合には，主要な制動要素であるMCLの損傷が疑われる．

また，MCLは膝関節最大屈曲位でも緊張が増大することが知られている．

➡ 内側側副靭帯
medial collateral ligament；MCL

➡ 後斜走線維束
posterior oblique ligament

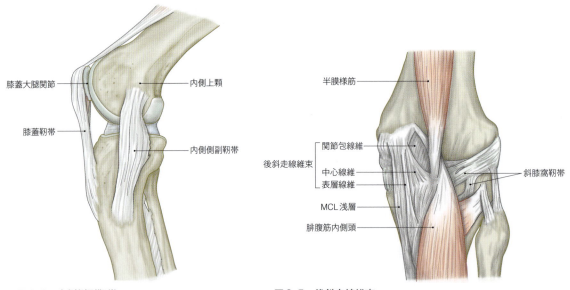

▶ 図2-3　内側側副靭帯

▶ 図2-5　後斜走線維束

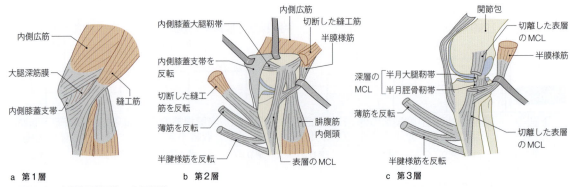

▶ 図2-4　内側側副靭帯の3層構造

これは**巻き込み現象**と言われ，表層のMCLの下に後斜走線維束が潜り込むように巻き込まれることで起こる．そのため最大屈曲位で大腿骨内側上顆に疼痛が出現することも多い．

MCLは下腿の外旋制動機能も有している．膝関節屈曲運動において，下腿の内旋運動が少ない症例では，屈曲最終域での内側上顆近傍の疼痛が生じることがある．

● 内側側副靱帯の触診（図2-6）

MCLは膝関節内側に広く存在しているため，体表から触知できる．しかし，その厚みは 2.1±0.6 mm 程度と報告されており[3]，丁寧に触知する必要がある．前方から後方に向かって膝関節内側裂隙を触知していくと，一度裂隙の触知が不明瞭になり，その後再び明瞭になる．その不明瞭なゾーンがMCLの幅である．関節裂隙部における圧痛の有無のみでは，その深層に存在する内側半月板との鑑別が困難なため，必ず大腿骨付着部と脛骨付着部での触知も行い，圧痛の有無を確認する必要がある．

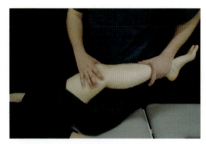
▶図2-6　内側側副靱帯の触診

● 内側側副靱帯損傷の整形外科テスト

内側側副靱帯の機能は，外反ストレステスト（➡p.273）でも評価できる．

ダイアルテスト（tibial external rotation test）（図2-7）

- **検査肢位**：背臥位または腹臥位にて膝関節屈曲30°，および90°．
- **把持する部位**：足部．
- **誘導する運動**：下腿外旋．
- **判定**：下腿外旋角度に左右差が存在する場合，陽性．
- **機能的意義**：MCL損傷により前内側回旋不安定性が出現することで陽性となる．
- **注意点**：靱帯による外旋制動機能を評価するため，筋緊張が高くなっていると正確に評価できない．また，本検査は後十字靱帯，前十字靱帯などの損傷においても陽性となるため，他の検査と併用する必要がある．

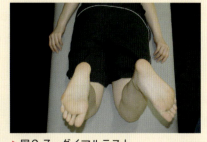
▶図2-7　ダイアルテスト

2）鵞足（図2-8）

> **縫工筋**
> 起　　始：上前腸骨棘
> 停　　止：脛骨粗面内側
> 神経支配：大腿神経
> 作　　用：股関節屈曲・外転・外旋
>
> **薄筋**
> 起　　始：恥骨結合から恥骨下枝
> 停　　止：脛骨粗面内側，下腿筋膜
> 神経支配：閉鎖神経
> 作　　用：股関節内転，膝関節屈曲，下腿内旋
>
> **半腱様筋**
> 起　　始：坐骨結節
> 停　　止：脛骨粗面内側，下腿筋膜
> 神経支配：脛骨神経
> 作　　用：股関節伸展・内転，膝関節屈曲，下腿内旋

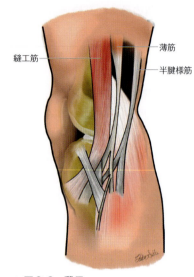

▶図2-8　鵞足

● 疼痛が発生する解剖学的要因

縫工筋腱，**薄筋腱**，**半腱様筋腱**の停止部は脛骨内側で腱膜様が扇状に広がり，その停止部の形状が鳥の足に似ていることから**鵞足**と呼ばれている．

縫工筋腱は，扁平な腱膜となって表層の筋膜層に付着し，薄筋腱と半腱様筋腱を上から包み込むように停止している．その構造から，膝関節外反や下腿外旋位のアライメントを呈すると，鵞足構成筋の過剰な筋収縮が起こり，付着部への伸張ストレスによる変性や，鵞足と脛骨の間に存在する鵞足部滑液包への摩擦ストレスにより，同部の疼痛が出現すると考えられる．

鵞足構成筋は**下腿筋膜**に付着しており，筋収縮により下腿筋膜の緊張を増加させる．そのため，腓腹筋の筋力が低下していると，鵞足構成筋が過剰に収縮して下腿筋膜の緊張を増強させて，腓腹筋の筋力低下を代償し[4]，鵞足炎を惹起すると考えられる．

また，戸田らは，鵞足部の圧痛は，女性でBMIの高い症例に多いと報告している[5]．肥満で荷重負荷が大きく，女性で筋力が弱いためと考えられる．

➤鵞足
　pes anserinus

➤下腿筋膜
　deep fascia of leg

● 鵞足の触診（図2-9）

鵞足は体表から，脛骨内側顆を指標にして触知できる．縫工筋，薄筋，半腱様筋の停止腱が扇状に広がって停止するため，丁寧に触知して圧痛が存在する筋を同定する必要がある．

縫工筋は，股関節屈曲，外転，外旋を自動運動で被検者に行わせ，筋収縮を伴

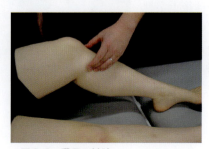

▶図2-9　鵞足の触診

➤縫工筋
　satorius m.

いながら実施する．

　薄筋は大腿の最内側に存在しているため，他動的に股関節外転位にすることで伸張する．その際の緊張を触知することで薄筋を同定する．

　半腱様筋は，膝窩の内側を走行する腱のうち最も後方かつ外側に存在する．膝関節を屈曲させ，最も後方へ突出する腱を触知する．

　鵞足部の触診のみでは，疼痛の原因筋がわからない場合もある．その際は必ず近位の筋腹まで触診を行い，各筋の圧痛を確認すると，疼痛の原因筋を鑑別しやすい．また，大腿骨内側顆の後方に圧痛が存在するケースも多い．

➡薄筋
gracilis m.

➡半腱様筋
semitendinosus m.

● 鵞足の疼痛誘発テスト

トリガー筋鑑別テスト（図2-10）[6]

- **検査肢位**：薄筋は背臥位で股関節外転・伸展位，半腱様筋は背臥位で股関節内転・屈曲位，縫工筋は側臥位で股関節内転・伸展位．
- **把持する部位**：大腿遠位部と下腿遠位部．
- **誘導する運動**：各肢位にて他動的に膝関節伸展．
- **判定**：膝関節他動伸展に伴い，疼痛が誘発されれば陽性．
- **機能的意義**：鵞足構成筋がそれぞれ伸張位となる股関節の肢位から膝関節を伸展することで，疼痛の原因となる筋を鑑別できる．赤羽根らは，鵞足炎50例に対して本テストを実施した結果，最も多く同定されたのは薄筋単独で68％，次いで縫工筋と薄筋の合併が16％，縫工筋単独8％となったと報告している[6]．

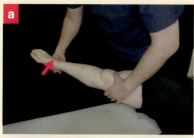
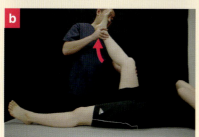
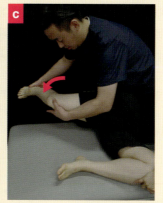

▶図2-10　トリガー筋鑑別テスト
a：薄筋，b：半腱様筋，c：縫工筋

3）半膜様筋・腓腹筋内側頭（図2-11）

半膜様筋
- 起　　始：坐骨結節
- 停　　止：脛骨内側顆，後斜靱帯，斜膝窩靱帯，膝窩筋
- 神経支配：脛骨神経
- 作　　用：股関節伸展・内転，膝関節屈曲，下腿内旋

腓腹筋内側頭
- 起　　始：大腿骨内側顆
- 停　　止：踵骨隆起
- 神経支配：脛骨神経
- 作　　用：下腿内旋，足関節底屈，膝関節屈曲

● **疼痛が発生する解剖学的要因**

　半膜様筋は，ハムストリングスを構成する筋群の1つであり，半腱様筋に覆われた扁平な腱で，坐骨結節から起始し，大腿中央部から筋腹の厚みを増しながら，半腱様筋の深層を大腿遠位に向かって走行する．停止腱は膝関節後内側を下行し，5束に分岐する．2束は脛骨の後内側の関節裂隙直下，3束は後斜靱帯，斜膝窩靱帯，膝窩筋の筋膜に停止する（**図2-12**）[7]．このように，半膜様筋の停止部は膝窩部で広く分岐し，安定性に関わる靱帯などに付着するため，**MCL・後斜靱帯・斜膝窩靱帯**などの損傷がある場合に，半膜様筋腱が張力を発生させると，損傷部に力学的ストレスが加わる．これらの靱帯の不安定性が生じると，安定性を補填するために過剰な筋収縮が起こる可能性がある．

　腓腹筋は，大腿骨内側顆から起始する**内側頭**と，大腿骨外側顆から起始する**外側頭**に分けられる．内側頭は下腿後面を外下方へ，外側頭は下腿後面を内下方へと走り，アキレス腱となって踵骨隆起に付着する．腓腹筋内側頭の起始部は，半膜様筋に覆われるように深層に存在する．そのため，半膜様筋や腓腹筋

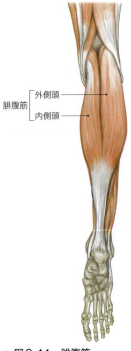

▶図2-11　腓腹筋

➡半膜様筋
semimembranosus m.

➡後斜靱帯
posterior oblique ligament

➡斜膝窩靱帯
oblique popliteal ligament

➡腓腹筋
gastrocnemius m.

➡内側頭
medial head

➡外側頭
lateral head

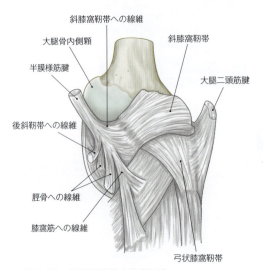

▶図2-12　半膜様筋停止部（後面）

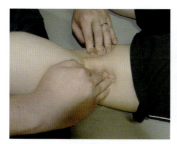
▶図2-13 半膜様筋の触診

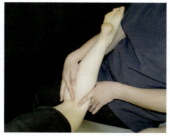
▶図2-14 腓腹筋内側頭の触診

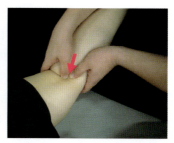
▶図2-15 半膜様筋・腓腹筋内側頭の筋間の触診

の筋緊張の異常や短縮などが存在すると，両筋の筋間で滑走不全が生じ，**筋スパズム**などが起こると考えられる．また腓腹筋内側頭の深層には後内側の関節包が位置しており，疎性結合組織性に連結している．腓腹筋内側頭の滑走性の低下は，同部分の疎性結合組織の動きを減らす．コラーゲン線維の増加や細胞外基質の変化が生じると，関節包の伸張性が低下し，屈曲拘縮が生じると考えられる．

● 半膜様筋・腓腹筋内側頭の触診

　半膜様筋は，膝関節を自動屈曲させながら触知していく．膝関節自動屈曲にて半腱様筋腱が明確に観察できる．その停止腱のすぐ内側で1横指ほどの幅の半膜様筋腱を触知する（図2-13）．停止腱を触知したら，その腱を近位へたどっていく．半膜様筋の内側は，大腿骨の中央付近まで薄筋と隣接している．

　腓腹筋内側頭を触知するには，足関節を自動底屈させる．触知は遠位部から行うとわかりやすい．足関節を自動底屈すると，下腿中央内側で腓腹筋内側頭の遠位縁が確認できる（図2-14）．その遠位縁から近位に向かって前縁を触知していく．膝窩部で半膜様筋の深層に存在する部位は，膝関節を屈曲位にすることで半膜様筋の緊張を取り除くと触知しやすい．

　それぞれの筋が触知できたら，2筋の筋間も丁寧に触診する（図2-15）．両筋間で滑走不全が存在する場合には，この部位に圧痛が存在することが多い．

● 半膜様筋・腓腹筋内側頭の整形外科テスト

　半膜様筋や腓腹筋内側頭での疼痛を鑑別するには，丁寧な触診と，筋収縮による収縮時痛や伸張による伸張時痛が再現できるかを確認する必要がある．また，半膜様筋・腓腹筋内側頭に対するDTTT（p.275）を実施する必要がある．

● 触診と検査結果から何が考えられるのか？

　以上の検査によって，伸張ストレスにより，膝内側に疼痛を発生させる部位の評価が可能になる．

　次に，なぜこの部位に機能障害が起こったのかを考察する．膝内側に伸張ストレスが加わる原因は，動作において膝関節外反，下腿外旋運動が生じた場合である．膝関節外反，下腿外旋は股関節の内転・内旋を伴うことが多く，この現象を**メディアル・コラプス**と呼ぶ（図2-16）．そのため，股関節内転・内旋

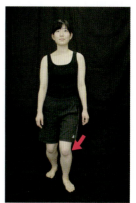
▶図2-16 メディアル・コラプス

➔メディアル・コラプス
medial collapse

に抗する股関節外転筋・外旋筋の筋力が重要となる．また，膝関節の屈曲拘縮などにより伸展角度が減少した場合には，膝関節の主要な静的安定化機構である靭帯は弛緩し，不安定性が増大する．変形性膝関節症の患者では，膝関節の不安定性を代償するために，<u>半膜様筋と腓腹筋内側頭の同時収縮</u>が報告されている[8,9)]．この同時収縮の増大は，過剰な筋緊張の亢進を惹起し，筋性疼痛の要因となる．そのため，膝関節の不安定性と，不安定性を増大する屈曲拘縮の評価が重要となる．

膝内側への伸張ストレスが出現する原因として，以下の5つの運動学的要因が考えられる．

①下腿の回旋異常 ➡ step 3 p.270

膝関節内側に存在するMCL・鵞足・半膜様筋・腓腹筋内側頭などは，下腿外旋制動作用を有している．そのため<u>下腿過外旋のアライメント</u>を呈することで，これらの組織への伸張ストレスが増大する．

②膝関節の外反不安定性 ➡ step 3 p.273

膝関節外反の主要な静的安定化機構であるMCLが損傷すると，動的安定化機構である半膜様筋・腓腹筋内側頭などの筋による制動が必要となり，筋性疼痛を惹起することが考えられる．

③膝関節の屈曲拘縮 ➡ step 3 p.274

膝関節の屈曲拘縮などにより伸展角度が減少した場合，膝関節の主要な静的安定化機構である靭帯は弛緩し，不安定性が増大する．膝関節の不安定性を代償するために，半膜様筋や腓腹筋内側頭の同時収縮が過剰に出現し，筋性疼痛を惹起することが考えられる．

④股関節外転筋の筋力低下 ➡ step 3 p.227

歩行や走行など単脚支持となる動作では，股関節の回転中心である大腿骨頭に対して，身体重心が内側に位置することとなる（図2-17）．そのため，股関節では外転・外旋モーメントが必要となる．これらの筋群の筋力低下により股関節外転・外旋位保持が困難になると，股関節は内転・内旋位を呈する．この股関節のアライメント異常によりメディアル・コラプスが出現し，膝関節内側に伸張ストレスが加わる．そのため，股関節外転筋の筋力評価が必要となる．

⑤下腿三頭筋の筋力低下 ➡ step 3 p.319

鵞足構成筋は下腿筋膜に付着しており，腓腹筋の筋力低下が存在していると鵞足構成筋の過剰な収縮により下腿筋膜の緊張を増強させて，腓腹筋の筋力低下を代償する[4)]．そのため，鵞足構成筋の機能低下や鵞足付着部への伸張ストレスが増強し，鵞足炎が生じる．また，下腿三頭筋は半膜様筋と共同して，膝関節の過伸展制動に作用する．そのため，下腿三頭筋の筋力低下は半膜様筋の過剰な収縮を生じさせ，筋性疼痛の要因となる．

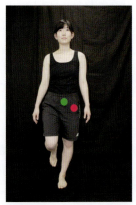

▶図2-17 単脚支持期の股関節回転中心（●）と身体重心（●）の位置関係

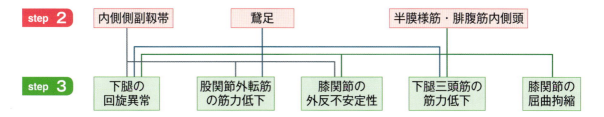

フローチャート 膝内側へ伸張ストレスが加わる運動学的要因

4）内側半月板（図2-18）

● 疼痛が発生する解剖学的要因

内側半月板は，3層のコラーゲン線維から構成されており，剪断ストレスや圧縮ストレスに抗する構造となっている[10]．また，侵害受容器である自由神経終末，機械受容器であるルフィニ小体，パチニ小体，ゴルジ腱器官が内側半月板の辺縁部1/3に存在している[11]．そのため，辺縁部での内側半月板損傷により，膝内側痛が出現すると考えられる．

半月板には，大腿脛骨関節の適合性を高める作用がある．適合性を高めるために，半月板は膝関節屈伸運動に伴って前後方向へ移動する．膝関節運動時の

➡内側半月板
medial meniscus：MM

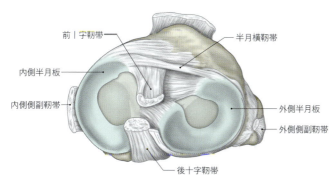

▶図2-18 半月板

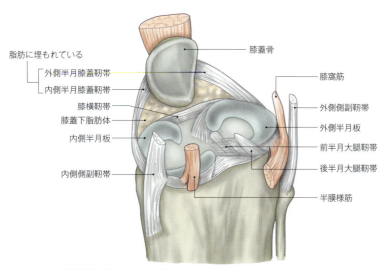

▶図2-19 半月板と結合する組織

半月板の動きを表に示す(表2-1).半月板の移動には,付着するさまざまな軟部組織が関与する(図2-19).内側半月板の後角には,**半膜様筋腱**が**後斜靱帯**や**後方関節包**を介して付着する[12].そのため,これらの軟部組織の短縮や筋力低下などの機能不全が生じることで内側半月板の移動が制限され,半月板の損傷が惹起されると考えられる.

また,半月板には,大腿脛骨関節の圧縮応力を減少させる緩衝作用がある.半月板を損傷すると,その衝撃を吸収できず,大腿脛骨関節への負担が増大し,関節の不安定性を助長することになる.また,半月板自体の可動性が低下し,膝関節屈曲時に後方で圧縮ストレスを受けて,疼痛が出現することも考えられる.

●表2-1 膝関節運動時の半月板の動態

	屈曲	伸展	内旋	外旋
内側半月板	後方	前方	前方	後方
外側半月板	後方	前方	後方	前方

● **内側半月板の触診**(図2-20)

内側半月板は,大腿脛骨関節の裂隙に存在し,緩衝作用などを担っている.そのため大腿脛骨関節裂隙に沿って触診する.大腿脛骨関節裂隙を広げることにより,触診がしやすくなる.半月板の前節の触診する場合は膝関節屈曲位,後節を触診する場合は伸展位にすると触知しやすい.

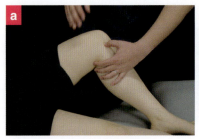 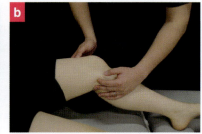

▶図2-20 内側半月板の触診
a:前節.b:後節.

● **内側半月板損傷の整形外科テスト**

McMurray test(図2-21)

・**検査肢位**:背臥位.
・**把持する部位**:膝関節裂隙と下腿遠位部.
・**誘導する運動**:膝関節伸展と内旋・外旋の複合運動.
・**判定**:疼痛やクリック音が出現すると陽性.
・**機能的意義**:膝関節の回旋を加えながら伸展することで,半月板に対して圧縮ストレスと剪断ストレスが加わる.

- **注意点**：膝関節の屈曲角度により半月板に圧縮ストレスが加わる部位が変化するため，屈曲角度を変えながら実施する．また，感度や特異度の報告にばらつきがみられるため，圧痛所見など他の所見を含めて判断する必要がある．

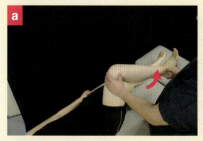 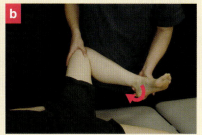

▶図2-21　McMurray test
a：外側半月板．b：内側半月板．

Thessaly test（図2-22）

- **検査肢位**：膝関節軽度屈曲位の片側立位．
- **把持する部位**：両上肢．
- **誘導する運動**：体幹の回旋に伴う膝関節回旋．
- **判定**：関節裂隙の不快感，ロッキング，キャッチングを訴えると陽性．
- **機能的意義**：荷重位で膝関節に回旋を加えることで，半月板に対して圧縮と剪断ストレスが加わる．
- **注意点**：膝関節角度を20°屈曲位で行うと，評価の感度と特異度が高いと報告されている[13]．そのため，屈曲20°で実施することが推奨される．また，荷重位でのテストであるため，患部の評価を行い，損傷を悪化させないよう留意する必要がある．

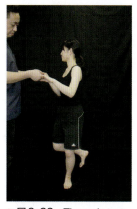

▶図2-22　Thessaly test

> **知っ得！**
> **ロッキング**
> 疼痛とともに急に膝の屈伸ができなくなる現象．
> **キャッチング**
> 引っかかるような違和感．

● 触診と検査結果から何が考えられるのか？

　以上の検査によって，内側半月板の損傷について評価する．次になぜ内側半月板が損傷したかを考える必要がある．

　内側半月板は膝関節内側への圧縮（＋剪断）ストレスにより損傷をきたす．膝関節内側への圧縮ストレスが増大する原因として，膝関節の内反が考えられる．さらに，膝関節の屈曲拘縮などにより膝関節軽度屈曲位となると，膝関節の側方不安定性が出現し，膝関節内側への圧縮ストレスが増大する．

　また，半月板は大腿脛骨関節の適合性を高めるために前後方向に移動するが，この移動には付着する筋などの軟部組織が関与する．そのため，半月板に付着する軟部組織の機能低下により半月板の移動が制限され，損傷や疼痛を惹起することが考えられる．

　これらのことから，内側半月板への圧縮ストレスが出現する原因として，以下の4つの運動学的要因が考えられる．

①膝関節の屈曲拘縮 ➡ step 3 p.274

膝関節屈曲位では，静的安定化機構である各種靱帯の緊張が低下して，側方不安定性が増大する．そのような状態になることで，膝関節の適合性を高める半月板には，圧縮ストレスや剪断ストレスが加わる．

②半膜様筋の収縮不全 ➡ step 3 p.275

半膜様筋はハムストリングスを構成する筋群の1つであり，広範囲に停止部をもっている．なかでも後斜靱帯の線維が半月板に付着していることから，半膜様筋が収縮することで半月板を後方へ移動させる働きがある．そのため，半膜様筋の収縮不全により半月板の後方移動が制限されると，膝関節屈曲時に半月板に対して圧縮ストレスが加わると考えられる．また，半膜様筋の収縮不全が下腿外旋のアライメント異常と関連していることも多いため，下腿の回旋異常の評価も同時に行う．

③大腿四頭筋の筋力低下 ➡ step 3 p.279

大腿四頭筋は，膝関節の強力な伸展筋であり，大腿直筋，中間広筋，内側広筋，外側広筋からなる．停止部は膝蓋骨を介して膝蓋靱帯となり，脛骨粗面に付着する．膝関節伸展に伴い，膝蓋骨は上方へ移動する．それにより膝蓋靱帯と横靱帯を連結する膝蓋下脂肪体や，半月板と膝蓋骨を結ぶ半月膝蓋靱帯が緊張し，半月板を前方へ移動させる．この半月板の移動が制限されると，大腿脛骨関節に半月板が挟み込まれ，疼痛を惹起することが考えられる．

④膝蓋下脂肪体の拘縮 ➡ step 3 p.277

膝蓋下脂肪体は，膝蓋靱帯の深層に存在する脂肪組織であり，膝蓋靱帯と横靱帯との間に存在する．半月板の前方に横靱帯を介して付着するため，膝関節屈伸に伴いその形態を変化させながら，半月板の前方移動の誘導や後方移動の制動に作用する．そのため，膝蓋下脂肪体が拘縮し，形態変化に異常を生じると，半月板の後方移動を阻害し，膝関節屈曲時の半月板後節にインピンジメントが起こると考えられる．

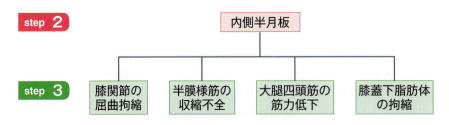

フローチャート　膝内側へ圧縮ストレスが加わる運動学的要因

2 膝外側の痛み

本項では，stepごとにまとめて述べる．特に step 3 は，膝関節全体で重複するため，章末にまとめて「4 膝関節の運動学的評価」として述べる．

step 1　どう動かすと痛むのか？：力学的ストレスの明確化

膝外側に加わるのは，**伸張ストレス**，**摩擦ストレス**，**圧縮ストレス**である．

1）伸張ストレス

膝外側に**伸張ストレス**が加わるのは，膝関節内反が強制されたときである．膝外側に存在する組織は下腿外旋作用を有しているものが多い．そのため，下腿外旋位のアライメントを呈すると，膝外側の組織の伸張性が低下し，疼痛を惹起することが考えられる．そのため，膝関節内反や下腿外旋強制により疼痛が再現できるかを確認する．

伸張ストレスによって疼痛が生じる場合は，後外側支持機構（PLS）に問題があると考えられる．

2）摩擦ストレス

膝外側に**摩擦ストレス**が生じる際には，外側に存在する組織の伸張性低下や，下腿過外旋を生じていることが考えられる．

そこで，**摩擦ストレスによって疼痛が生じる場合は，大腿二頭筋に問題がある**と考える．

3）圧縮ストレス

膝外側に**圧縮ストレス**が加わるのは，伸張ストレスと同様，膝関節が内反強制された場合である．

圧縮ストレスによって疼痛が生じる場合は，腸脛靱帯に問題があると考えられる．

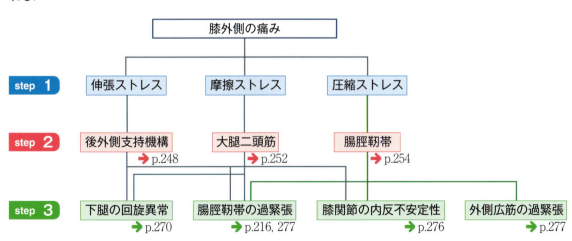

（フローチャート）　膝外側の痛みに対する評価戦略

step 2 どこが痛むのか？：解剖学的評価

1）後外側支持機構(PLS)（図2-23）

●静的支持機構

外側側副靱帯(LCL)
- 起　始：大腿骨外側顆
- 停　止：腓骨頭
- 作　用：膝関節内反制動，外旋制動

弓状靱帯(AL)
ファベラ腓骨靱帯(FFL)
膝窩腓骨靱帯(PFL)
外側後方関節包

●動的支持機構

膝窩筋
- 起　始：脛骨ヒラメ筋線の上方
- 停　止：大腿骨外側上顆
- 神経支配：脛骨神経
- 作　用：下腿内旋，膝関節屈曲（伸展）

→後外側支持機構
　posterior lateral structure：PLS

→外側側副靱帯
　lateral collateral ligament：LCL

→弓状靱帯
　arcuate ligament：AL

→ファベラ腓骨靱帯
　fabellofibular ligament：FFL

→膝窩腓骨靱帯
　popliteofibular ligament：PFL

→膝窩筋
　popliteus m.

●疼痛が発生する解剖学的要因

①後外側支持機構(PLS)

　外側側副靱帯(LCL)は大腿骨の外側上顆と腓骨頭を結ぶ靱帯で，主として膝関節の内反制動をしている．また，大腿骨に対して下腿の後方制動および外旋制動をしている．冨士川は後外側支持機構の解剖学的研究の結果，弓状靱帯(AL)やファベラ腓骨靱帯(FFL)が膝関節後外側の安定性に関与することは少

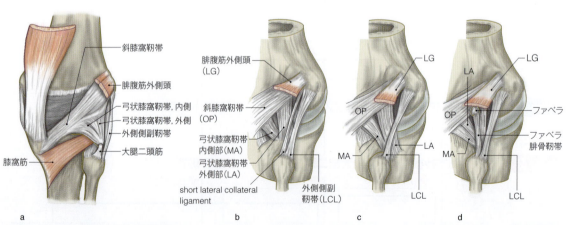

▶図2-23　後外側支持機構の個体差

a：典型例．
b：外側側副靱帯の深層に short lateral collateral ligament が存在する．
c：short lateral collateral ligament が欠損すると，弓状膝窩靱帯の外側部が発達する．
d：腓腹筋外側頭の深層に，ファベラが存在すると，ファベラ腓骨靱帯が発達する．

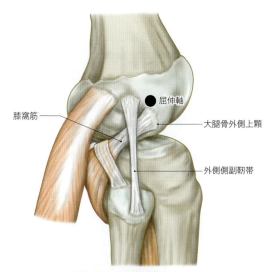

▶図2-24　膝窩筋の大腿骨付着部

なく，膝窩腓骨靱帯（PFL）が重要な役割をしていると述べている[14]．しかし，後外側支持機構はファベラが欠損している例やALの発達している例などがある．つまり，いずれかの組織の欠損や未発達な状態を，他の組織の発達により代償していることが考えられる．これらの組織は共同で下腿の外旋を制動する機能を有している[15〜17]．そのため，下腿外旋が過剰となることで，これらの組織には伸張ストレスが生じることになり，疼痛の原因となる．

②**動的支持機構**

　膝窩筋は，脛骨ヒラメ筋線の上方から起始し，外側半月板と関節包の間にある膝窩筋腱溝を通過し，大腿骨外側上顆に付着する．その走行から下腿内旋作用をもち，下腿が外旋することで膝窩筋に伸張ストレスが加わる．また，膝窩筋腱の大腿骨付着部は，LCL付着部の前下方・下方・後方に付着することが知られている[15]（図2-24）．日本人においては，江玉らが外側側副靱帯の下方に位置する例（下方型）が56％，LCLの前下方に位置する例（前下方型）が44％であったと報告している[18]．

　また，膝窩筋の伸張度合いは膝関節運動によって変化し，伸展0°から屈曲に伴って大腿骨外側顆の転がり運動にて起始部が後方移動すること，さらに，屈曲角度が増加するにつれて脛骨関節面に対して長軸方向に垂直位となり，屈曲130°付近から大腿骨外側顆の前方で膝窩筋溝にはまりながら垂直方向に伸張されることを報告している[18]．膝窩筋の屈曲伸展機能については，一般的には屈曲作用が知られるが，伸展作用と記載される[19]ものもある．いずれも運動軸に近いことから，大きなトルクを発生させるとは考えられない．特に深屈曲においては伸張される可能性もあることを念頭において，評価する必要がある．

● 後外側支持機構(PLS)の触診

PLSの中でも触診可能なのは、外側側副靱帯(LCL)と膝窩筋である.

①**外側側副靱帯(LCL)**（図2-25）

LCLは大腿二頭筋と似た走行をしているため、膝関節伸展位では触れにくい. 膝関節屈曲位にすると両者の走行に違いが出るため、触診しやすくなる.

②**膝窩筋**（図2-26）

膝窩筋は腓腹筋の深層に位置しているため、そのほとんどが体表から触れることができない. 触知できるのは、脛骨内側縁でヒラメ筋の近位で、腓腹筋が覆っていない唯一の領域である.

脛骨の内側縁に沿って指を進め、腓腹筋をよけて脛骨近位に指を置いたまま下腿の内旋をさせると、深層で膝窩筋の収縮を感じることができる.

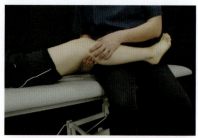
▶図2-25 外側側副靱帯の触診

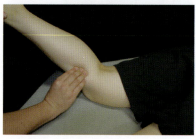
▶図2-26 膝窩筋の触診

● 後外側支持機構(PLS)の疼痛誘発テスト

➡後外側回旋不安定性テスト
posterolateral rotatory instability test：PLRI test

後外側回旋不安定性テスト(PLRIテスト)（図2-27）

・**検査肢位**：背臥位で膝関節90°屈曲位.
・**把持する部位**：脛骨の上端を把持する.
・**誘導する運動**：脛骨を後外側方向へ押し込む.
・**判定基準**：健側と比較して、脛骨が過度に後外側へ落ち込んだら陽性.
・**機能的意義**：膝を90°屈曲位にすることで後外側への不安定性が増す. 内旋作用をもつ膝窩筋が損傷している場合は、さらに過外旋する.

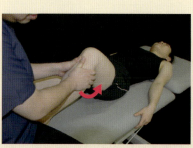
▶図2-27 後外側回旋不安定性テスト(PLRIテスト)

●触診と検査結果から何が考えられるのか？

　以上の検査により，PLS損傷の有無を評価できる．PLS損傷により後外側回旋不安定性が存在すると，下腿の回旋異常が生じる．そのため，下腿回旋異常に対する評価が必要となる．また，下腿の回旋異常を惹起する腸脛靭帯の過緊張も評価する．

　その他，膝関節外側に伸張ストレスが加わるアライメントに，膝関節内反がある．歩行中の膝関節内反は**ラテラル・スラスト**といわれ，変形性膝関節症などでよくみられる．

➡ラテラル・スラスト
lateral thrust

　これらのことから，後外側支持機構（PLS）に伸張ストレスが生じる原因として，以下の3つの運動学的要因が考えられる．

①下腿の回旋異常 ➡ step 3 p.270

　下腿過外旋のアライメント異常により，後外側支持機構（PLS）への伸張ストレスが加わる．また，下腿過外旋のアライメント異常は，内旋作用を有する半膜様筋や膝窩筋の機能低下を惹起することも考えられる．

②腸脛靭帯の過緊張 ➡ step 3 p.216, 277

　股関節外転筋の主動作筋である中殿筋と大腿筋膜張筋は，遠位で腸脛靭帯と連結する．そのため，これらの筋の短縮は，腸脛靭帯の過緊張を生じさせる．腸脛靭帯の過緊張は下腿を外旋位にする．下腿外旋位が続くと，腸脛靭帯の緊張はさらに亢進する．このような悪循環が起こることで，下腿外旋制動作用を有するPLSに伸張ストレスが加わると考えられる．

③膝関節の内反不安定性 ➡ step 3 p.276

　膝関節を内反強制されると，膝外側には伸張ストレスが加わる．そのため，膝関節内反不安定性の存在は，膝関節外側の主要な静的安定化機構であるPLSへの伸張ストレスを増大させる．

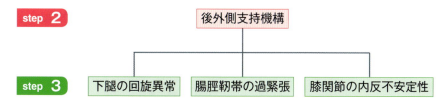

フローチャート　膝外側に伸張ストレスが加わっている場合

2) 大腿二頭筋（図2-28）

> **大腿二頭筋**
> 起　　始：長頭：坐骨結節
> 　　　　　短頭：大腿骨粗線外側唇
> 停　　止：長頭・短頭：腓骨頭
> 神経支配：長頭：坐骨神経（脛骨神経成分）
> 　　　　　短頭：坐骨神経（総腓骨神経成分）
> 作　　用：長頭：膝関節屈曲，下腿外旋，股関節伸展
> 　　　　　短頭：膝関節屈曲，下腿外旋

→大腿二頭筋
biceps femoris m.

● 疼痛が発生する解剖学的要因

　大腿二頭筋は，長頭と短頭からなる．**長頭**は，坐骨結節で半腱様筋との共同腱から起始し，大腿後面を外側に向かって走行する．**短頭**は，大腿骨粗線外側唇から起始する．その後，両筋は合して強い共同腱となり，膝窩の外側を通る．その後，外側側副靭帯の後外側から腓骨頭に停止する．

　この走行から，大腿二頭筋と外側側副靭帯の間には，摩擦ストレスが加わりやすい．そのため，同部には摩擦ストレスを和らげる働きをもつ**大腿二頭筋下滑液包**が存在する（図2-29）[20]．この大腿二頭筋下滑液包への摩擦ストレスは，大腿二頭筋や外側側副靭帯の緊張が亢進すると増大すると考えられる．

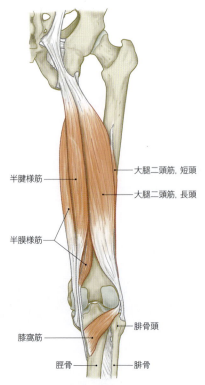

▶図2-28　大腿二頭筋

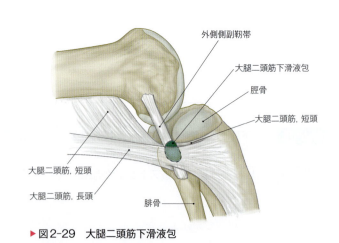

▶図2-29　大腿二頭筋下滑液包

● 大腿二頭筋の触診

　大腿二頭筋は，起始部で半腱様筋と共同腱をもつ．そのため，触診の際には触知が容易な遠位部である腓骨頭から行うとよい．誘導する運動は膝関節屈曲であるが，下腿の内旋が出現すると半腱様筋・半膜様筋の筋収縮が過剰となるため，下腿外旋位で膝関節屈曲を行わせるようにする．停止腱を触知できたら，そのまま収縮弛緩を繰り返しながら，近位まで触診を進める（図2-30）．

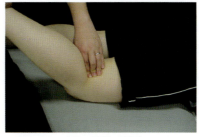

▶図2-30　大腿二頭筋の触診

● 大腿二頭筋の整形外科テスト

　大腿二頭筋の摩擦ストレスによる疼痛を鑑別する整形外科テストはない．そのため，丁寧な触診を行い，圧痛の部位や筋緊張の亢進などの所見から判断する．

● 触診と検査結果から何が考えられるのか？

　丁寧な触診により圧痛や大腿二頭筋の筋緊張の亢進などを確認することで，膝外側に疼痛を発生させる部位の評価が可能になる．大腿二頭筋の緊張を亢進させるのは，下腿過外旋が生じたときである．下腿過外旋は，腸脛靱帯の過緊張などによって増大する．

　以上のことから，大腿二頭筋に摩擦ストレスが生じる原因として，2つの運動学的要因が考えられる．

①下腿の回旋異常 ➡ step 3 p.270

　下腿過外旋のアライメントが定着すると，下腿外旋作用を有する大腿二頭筋の短縮が生じ，大腿二頭筋下滑液包への摩擦ストレスが増大する．

②腸脛靱帯の過緊張 ➡ step 3 p.216, 277

　股関節外転筋である中殿筋や大腿筋膜張筋は，腸脛靱帯に合流する．そのため，これらの股関節外転筋が短縮すると腸脛靱帯の緊張が亢進する．腸脛靱帯の過緊張は，下腿の過外旋を惹起し，大腿二頭筋による大腿外側への摩擦ストレスの増大を生む．

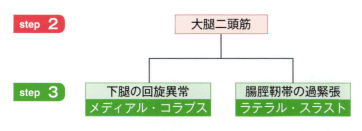

フローチャート　膝外側に摩擦ストレスが加わっている場合

3)腸脛靭帯(図2-31)

> **腸脛靭帯**
> 近位付着部:上前腸骨棘,腸骨稜,大殿筋前上部,大腿筋膜張筋
> 遠位付着部:脛骨上端の前外側面(Gerdy結節),下腿筋膜
> 機　　能:股関節内転,膝関節内反,下腿内旋制動

● 疼痛が発生する解剖学的要因

腸脛靭帯は,大腿筋全体を包む大腿筋膜最外側の肥厚部である.その線維束は腸骨と脛骨Gerdy結節を結び,大腿骨外側上顆の表層を走行する.そのため,膝関節の屈伸運動に伴い,腸脛靭帯は外側上顆によって外側に押し上げられることになる.そこで大腿骨外側上顆の近傍で,腸脛靭帯およびその深層の滑液包に炎症が生じると考えられる.

→腸脛靭帯
iliotibial tract

しかし近年,腸脛靭帯と大腿骨外側上顆の間には滑液包は存在せず,代わりに脂肪組織があり,そこには神経終末や血管が多く存在すると報告されている[21].同部は膝関節屈曲位で大腿四頭筋を収縮させる際に,最もスペースが狭くなる.それにより脂肪体に圧縮ストレスが加わり,脂肪体炎が出現すると報告されている[21].そのため,同部の疼痛は摩擦ストレスによる滑液包炎ではなく,脂**肪体への圧縮ストレス**による**脂肪体炎**が主症状である可能性が考えられる.

● 腸脛靭帯の触診

腸脛靭帯の触診は,股関節内転による緊張の亢進を触れるようにすると触知しやすい(図2-32).肢位は側臥位とし,大腿外側の上方に指を当てておくと,股関節内転に伴い,徐々に緊張を強める腸脛靭帯が触知できる.

● 腸脛靭帯の整形外科テスト

腸脛靭帯の過緊張を評価するテストにOber testがある(→p.216).このテ

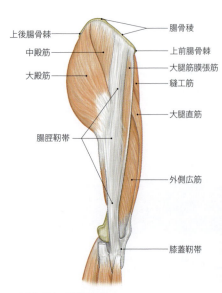

▶図2-31　腸脛靭帯

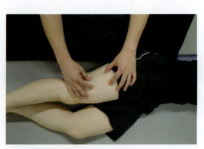

▶図2-32　腸脛靭帯の触診

ストが陽性の場合，膝関節外側部に加わる圧縮ストレスは増大し，疼痛を惹起することが考えられる．また，疼痛の出現部位に対して圧痛の有無などの評価を含めて判断する．

● 触診と検査結果から何が考えられるのか？

Ober test により，腸脛靱帯の過緊張を評価できる．次に腸脛靱帯が過緊張となる要因について考察する．

腸脛靱帯は，大腿筋膜最外側の肥厚部であり，外側広筋を覆っている．その近位付着部には中殿筋や大腿筋膜張筋，大殿筋などの筋が合流する．これらの筋が短縮すると，腸脛靱帯は過緊張となる．また，腸脛靱帯は膝関節内反制動作用を有する．そのため，膝関節の内反不安定性により腸脛靱帯の緊張はさらに亢進すると考えられる．

以上のことから，腸脛靱帯に圧縮ストレスが生じる原因として，3つの運動学的要因が考えられる．

①腸脛靱帯の過緊張 ➡ step 3 p.216, 277

股関節外転作用を有する**大殿筋・大腿筋膜張筋・中殿筋**は，腸脛靱帯の近位付着部である．そのため，これらの筋の短縮により，腸脛靱帯の緊張が増大する．腸脛靱帯の過緊張は，大腿骨外側上顆近傍の脂肪体への圧縮ストレスを増大させ，疼痛を惹起する．

また，腸脛靱帯の過緊張は，下腿の過外旋を誘発することがあるため，下腿の回旋異常も計測する必要がある．

②膝関節の内反不安定性 ➡ step 3 p.276

腸脛靱帯は膝関節内反制動作用を有する．そのため，膝関節の内反不安定性により腸脛靱帯の緊張が亢進し，膝関節外側での圧縮ストレスが増大する．

③外側広筋の過緊張 ➡ step 3 p.277

腸脛靱帯は大腿筋膜の最外側部である．外側広筋は大腿外側部を広く覆う大きな筋であり，大腿筋膜に覆われている．そのため，外側広筋が短縮すると，大腿筋膜と腸脛靱帯の緊張が亢進する．また，腸脛靱帯炎の要因とされている脂肪体は，外側を腸脛靱帯，内側を大腿骨外側上顆，近位部を外側広筋で構成される空間内に存在する．外側広筋が短縮すると，この空間は狭くなり，脂肪体への圧縮ストレスが増大し，疼痛が生じると考えられる．

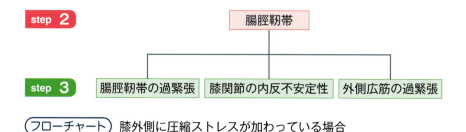

（フローチャート）膝外側に圧縮ストレスが加わっている場合

3 膝前面の痛み

　本項では，stepごとにまとめて述べる．特に step 3 は，膝関節全体で重複するため，章末にまとめて「4 膝関節の運動学的評価」として述べる．

step 1 どう動かすと痛むのか？：力学的ストレスの明確化

　膝関節前面の疼痛を，力学的ストレスから考えると，**伸張ストレス**と**圧縮ストレス**の2つに大別できる．

1）伸張ストレス

　膝関節は伸展位で動作をすることは少なく，屈曲位で姿勢を保持する課題が要求されることが多い．膝関節屈曲位での動作は，床反力が膝関節の後方を通過するため，膝関節には内部伸展モーメントが働く．この時の姿勢が後方重心になると，膝関節に対して床反力がさらに後方を通過することになり，より大きな伸展モーメントが必要になる．この伸展モーメントが過剰になると，大腿四頭筋の過剰な収縮によって，膝関節前面の組織には**伸張ストレス**が生じることになる．

　スクワットやしゃがむ動作時に疼痛が出現した場合は，脛骨粗面，膝蓋靱帯・膝蓋支帯，膝蓋下脂肪体に由来する機能障害を疑う．

2）圧縮ストレス

　膝関節前面に生じる**圧縮ストレス**は，伸張ストレスと同様に荷重位で生じやすい．圧縮ストレスは矢状面で生じる圧縮ストレスと，前額面で生じる圧縮ストレスに分けて考える必要がある．

　矢状面では，大腿四頭筋の収縮する方向と膝蓋靱帯の合成ベクトルは，大腿骨に対して膝蓋骨を圧迫する方向へ作用する．後方重心になると，膝関節伸展モーメントが大きくなり，大腿四頭筋の張力も大きくなる．その結果，合成ベクトルも増大し，膝蓋大腿関節に対して大きな圧縮ストレスが生じる．

　前額面では，膝関節は生理的外反を有しているため，大腿四頭筋の収縮によって膝蓋骨は外方へ引かれやすい．そのため，動作時に膝関節の外反が強くなると，膝蓋骨を外側へ牽引する力が強くなる．その結果，大腿骨に対して膝蓋骨の外側関節面への大きな圧縮ストレスが生じる．

　しゃがみ込みや階段の下り動作で疼痛が出現した場合は，膝蓋大腿関節に由来する機能障害を疑う．

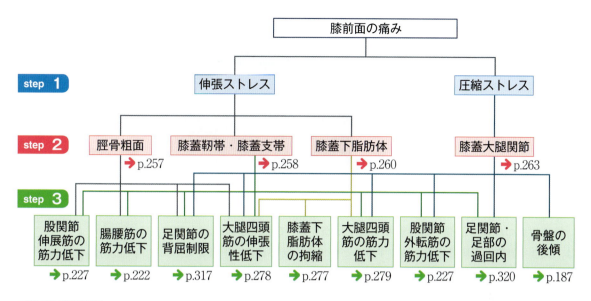

フローチャート 膝前面の痛みに対する評価戦略

step 2 どこが痛むのか？：解剖学的評価

1）脛骨粗面

脛骨粗面（大腿四頭筋の停止部）
脛骨の上端にある骨の隆起を脛骨粗面という．

➡脛骨粗面
tibial tuberosity

● 疼痛が発生する解剖学的要因

　脛骨粗面は，成長期の時に**骨化核**として出現する．そして成長にしたがって脛骨近位の**骨端核**と癒合して，骨化する．Ehrenborgらは，脛骨粗面の発達を，骨化核が出現する前のcartilaginous stage（0〜11歳），舌部に骨化核が出現する時期のapophyseal stage（11〜14歳），脛骨粗面の骨化核と脛骨骨端部がまだ完全に癒合していないepiphyseal stage（14〜18歳），完全に骨化したbony stage（18歳以上）に分類している[22]．なかでも骨端核が癒合するまでのapophyseal stageは，軟骨結合しかしていないため，大腿四頭筋収縮に伴う張力による力学的ストレスを受けやすい時期となる[23]．

　また，apophyseal stageは身長増加が著しい**身長発育スパート年齢（PHA）**の時期にあたるため，力学的なストレスに加えて，身長の急激な増加も脛骨粗面にストレスを与える要因となる[24]．apophyseal stage以降は脛骨粗面が脛骨近位と癒合して骨化するため，脛骨粗面での障害は起こらない．つまり，成長期の脛骨粗面は力学的に脆弱であり，繰り返される力学的なストレスによって障害を受けやすい状態である．

知っ得！

骨化核と骨端核
骨の発達過程で出現する．どちらも二次性骨化中心で，脛骨粗面にあるものを骨化核，脛骨の骨端にあるものを骨端核と呼ぶ．

知っ得！

身長発育スパート年齢（peak height age：PHA）
身長が最大に発育する年齢のこと．小学校高学年から中学生の時期に相当するが，個人差が大きい．

● 脛骨粗面の触診（図2-33）

脛骨粗面は，脛骨近位の中央に位置する膨隆部位であり，脛骨の前縁から近位に指を進めていくと，容易に触知できる．

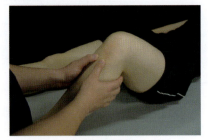

▶図2-33　脛骨粗面の触診

● 脛骨粗面の疼痛誘発テスト

脛骨粗面の疼痛を誘発する特別なテストはないが，Osgood-Schlatter病では，大きく膨隆した脛骨粗面を触知することができ，同時に強い圧痛と炎症所見を認めることが多いため，障害を判断するうえで有益な情報となる．

> **知っ得！**
>
> **Osgood-Schlatter病**
> 脛骨粗面の圧痛と運動時痛を主症状とする，成長期の脛骨近位端に生じる骨端症である．主に10〜14歳の発育期の男子スポーツ選手に多く発症する．

2）膝蓋靱帯・膝蓋支帯

> **膝蓋靱帯（大腿四頭筋の停止部）**
> 大腿四頭筋が膝蓋骨を介して延長した線維束を，**膝蓋靱帯**という．
> **膝蓋支帯**
> 内側広筋の線維が膝蓋骨を介さずに脛骨へ付着する線維を**内側膝蓋支帯**，外側広筋の線維が膝蓋骨を介さずに脛骨へ付着する線維を**外側膝蓋支帯**という．

➡膝蓋靱帯
　patellar ligament

➡内側膝蓋支帯
　medial patellar retinaculum

➡外側膝蓋支帯
　lateral patellar retinaculum

● 疼痛が発生する解剖学的要因

膝蓋靱帯は，大腿四頭筋の腱が膝蓋骨に付着し，そこからさらに遠位に線維を伸ばして脛骨粗面に付着する．東山らは，膝蓋靱帯の骨付着部における骨梁構造と組織学的所見を検討した結果，膝蓋骨の近位には内側・中間・外側で力の作用方向と機械的ストレスのかかり方が異なり，外側と比べて，内側・中間のほうが大きな力がかかることを報告している[25]．また，動作時に膝関節の外反が増大すると，膝蓋靱帯の内側が伸張される．これらのことから膝蓋靱帯の中でも内側部に伸張ストレスが生じやすくなっている．炎症を起こした膝蓋靱帯では，ムコイド変性やフィブリノイド変性，新生血管を伴うコラーゲン線維の配列の乱れなどが生じると言われており[26]，一度炎症を起こすと，その後も容易に炎症や疼痛を引き起こしやすい状態となる．

膝蓋支帯は，外側広筋の遠位に伸びた線維が腸脛靱帯と合流して構成される**外側膝蓋支帯**[27]と，内側広筋の遠位に伸びた線維から構成される**内側膝蓋支帯**がある．これらの組織は関節鏡手術時の侵襲部位となっているため，術後の拘縮を引き起こしやすい部位である．膝蓋支帯の伸張性が低下すると，膝蓋骨の運動が阻害され，膝蓋骨周囲の軟部組織の疼痛を引き起こす．

● 膝蓋靱帯・膝蓋支帯の触診

①膝蓋靱帯（図2-34）

膝関節を屈曲位にすると，膝蓋骨下部から脛骨粗面までの間で，緊張した膝蓋靱帯を触診できる．

②膝蓋支帯（図2-35）

膝蓋支帯は，膝蓋靱帯の両側に指を置き，大腿四頭筋を収縮させると，大腿四頭筋の張力を受けて膨隆するため，その緊張を指の下で感じ取ることができる．

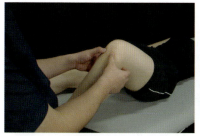
▶図2-34　膝蓋靱帯の触診

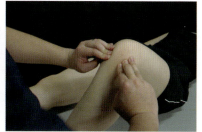
▶図2-35　膝蓋支帯の触診

● 膝蓋靱帯・膝蓋支帯の疼痛誘発テスト

膝蓋靱帯や膝蓋支帯の疼痛を単独で鑑別する検査法はない．しかし，膝蓋靱帯炎の場合，好発しやすい部位がある．そこで圧痛所見をとる際，膝蓋骨を上方から下方に向かって押し，膝蓋骨下極と膝蓋靱帯の近位内側の圧痛所見を確認することで，膝蓋靱帯炎の所見を確認できる．

squatting test（図2-36）[28]

- **肢位**：立位．
- **把持する部位**：検査側の下腿近位．
- **誘導する運動**：検査側の下腿を前傾させる．
- **判定**：痛みの有無や不安感を評価する．
- **機能的意義**：立位で，つま先の方向に対する膝の方向を3方向に分けて，それぞれ屈曲させる．

  つま先の向きと膝関節の方向が同じものを neutral test という（図2-36a，b）．

  つま先に対して膝関節が外側を向く knee out-toe in test では，膝関節外側の組織に伸張ストレスをかけることができる（図2-36c）．

  つま先に対して膝関節が内側を向く knee in-toe out test では，膝関節内側の組織に伸張ストレスをかけることができる（図2-36d）．
- **注意点**：回旋の影響を知るため，足底部全体は地面に接地していること．

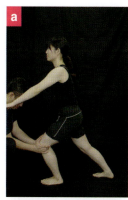
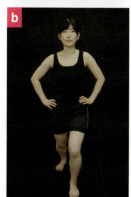
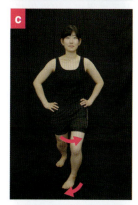
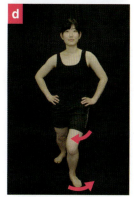

▶図2-36　squatting test

a・b：neutral test
c：knee out-toe in test
d：knee in-toe out test

3）膝蓋下脂肪体（図2-37）

➡膝蓋下脂肪体
infrapatellar fat pad：IFP

> **膝蓋下脂肪体（IFP）**
> 前方は膝蓋靭帯，後方は大腿骨顆部，上方は膝蓋骨下極，下方は脛骨前面・横靭帯・深膝蓋下包に囲まれた空間を埋める脂肪体である．

● 疼痛が発生する解剖学的要因

膝蓋下脂肪体（IFP）は，膝蓋靭帯の裏側に存在する脂肪組織で，大腿神経，閉鎖神経，坐骨神経など豊富な神経支配を受ける．また自由神経終末といった疼痛受容器も豊富に存在するため，痛みの原因組織となる[29]．Bohnsackらは，膝蓋下脂肪体の炎症が生じると，サブスタンスPの増加を伴う神経原性炎症が疼痛に関与すると報告している[30]．つまり，伸張ストレスによって膝蓋下脂肪体に炎症が生じると，膝の前面に疼痛を引き起こす原因となる．

また，膝蓋下脂肪体は，膝関節の運動に伴ってその形態を変化させる[31]．そして，膝関節屈曲角度が増していくにしたがい，膝蓋下脂肪体の内圧も上昇する．小野らは，超音波画像診断装置を用いて，膝前面痛を有する症例と健常者の膝蓋下脂肪体の組織弾性を計測した．その結果，安静時に有意差はないが，膝関節屈曲角度の増加に伴い，膝前面痛を有する症例で有意に高値を示したことを報告している[31]．つまり，繰り返される機械的ストレスが膝蓋下脂肪体に加わって炎症・線維化が生じると，関節運動に伴う膝蓋下脂肪体の形態変化がスムーズに行われなくなり，内圧の上昇が疼痛の発生に関与すると考えられる．

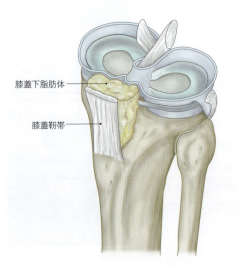
a 前外側面

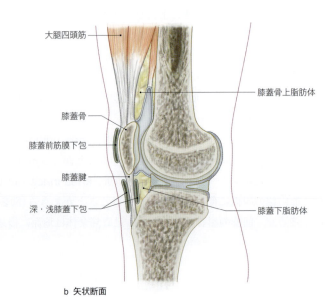
b 矢状断面

▶ 図2-37 膝蓋下脂肪体の解剖

● 膝蓋下脂肪体の触診（図2-38）

膝関節屈曲位では膝蓋靭帯・膝蓋支帯の緊張によって触診が困難となるため，触診は膝関節伸展位で行い，内側・外側それぞれを触診する．

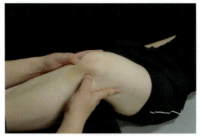

▶図2-38　膝蓋下脂肪体の触診

● 膝蓋下脂肪体の疼痛誘発テスト

Hoffa test（図2-39）[32]

- 肢位：背臥位．
- 把持する部位：下腿遠位．
- 誘導する運動：膝関節伸展．
- 方法：下腿の遠位を把持して膝関節を30°〜60°屈曲位にする．もう一方の手は膝蓋靭帯を避けて，脂肪体を圧迫する．膝関節を伸展していくと痛みが出現する．
- 判定：痛みが出れば陽性となる．
- 機能的意義：膝蓋下脂肪体が線維化などによって形態変化しにくい状態になっていると，膝関節伸展に伴い圧迫され，疼痛が出現する．

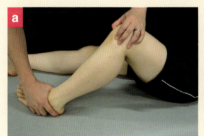 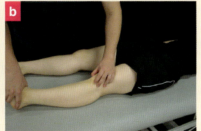

▶図2-39　Hoffa test
a：開始肢位．b：終了肢位．

● 触診と検査結果から何が考えられるのか？

以上の検査によって，伸張ストレスにより，膝関節前面に疼痛を発生させる部位の評価が可能となる．次に，なぜこれらの部位に機能障害が加わったのかを推察する．伸張ストレスが生じる原因の多くは，動作中の過剰な膝関節伸展モーメントである．その要因は動作時の**後方重心**であり，①股関節伸展筋の筋力低下，②腸腰筋の筋力低下に由来する股関節の影響，③足関節の背屈制限が影響している．また，局所的な影響として，大腿四頭筋の伸張性低下（④）と筋力低下（⑤），⑥膝蓋下脂肪体の拘縮が関与していることが多い．

①股関節伸展筋の筋力低下 → step 3 p.227

大殿筋は，スクワットなどの動作時に股関節の伸展モーメントを生み出すため，動作中の外部股関節屈曲モーメントに抗して骨盤の前傾位を保持する．同筋の筋力が低下すると，骨盤の後傾を招く．骨盤の後傾は後方重心となりやすいため，膝関節伸展モーメントが増大し，膝前面に伸張ストレスが生じる．

②腸腰筋の筋力低下 → step 3 p.222

腸腰筋は，腰椎・骨盤から起始して大腿骨に付着するため，腰椎の前弯位保持と骨盤の前傾位保持に重要になる．腸腰筋の筋力低下によって，スクワット動作時の腰椎および骨盤の前傾位が保持できなくなると，腰椎の後弯・骨盤の後傾が生まれ，後方重心となる．

③足関節の背屈制限 → step 3 p.317

足関節の背屈可動域が制限されると，荷重時の下腿の前傾が制限される．そのため，荷重時に重心の前方移動が困難となり，後方重心となる．

④大腿四頭筋の伸張性低下 → step 3 p.278

大腿四頭筋の伸張性低下は，脛骨粗面や膝蓋靭帯・膝蓋支帯，膝蓋下脂肪体への伸張ストレスを直接的に増加させるため，疼痛が引き起こされる．

⑤大腿四頭筋の筋力低下 → step 3 p.279

大腿四頭筋の筋力が不十分な状態での動作は，大腿四頭筋の伸張性低下を招く．また，膝伸展モーメントは大腿四頭筋による張力のみではなく，靭帯や支帯，筋膜などの非収縮組織が発生する張力の総和でもある．筋力が不足した状態での動作は，これら非収縮組織に対するストレスを増加させることにもなるため，疼痛が発生する．

⑥膝蓋下脂肪体の拘縮 → step 3 p.277

膝蓋下脂肪体は膝蓋骨や半月板に付着しているため，膝蓋下脂肪体の拘縮が生じると，大腿四頭筋の収縮に伴う膝蓋骨の上方への動きや半月板の前方への動きを阻害する．その結果，大腿四頭筋のより高い活動が求められ，膝前面に伸張ストレスが生じやすくなる．

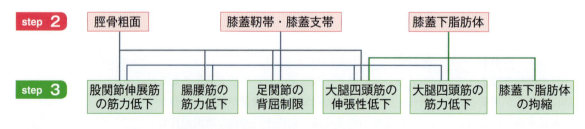

フローチャート　膝前面に伸張ストレスが加わっている場合

4）膝蓋大腿関節

→膝蓋大腿関節
patellofemoral joint

> **膝蓋大腿関節**
> 膝蓋骨と大腿骨の顆部から形成された関節である．
> ・**膝蓋骨**：逆三角形の形状をした人体最大の種子骨であり，大腿骨顆部に対して凸の形状をしている．
> ・**大腿骨顆部**：大腿骨の顆部は内側顆と外側顆でそれぞれ大きさが異なり，形態は外側顆のほうが大きいが，関節面は内側顆のほうが広くなっている．

→膝蓋骨
patella

● **疼痛が発生する解剖学的要因**

　膝蓋大腿関節は，膝蓋骨と大腿骨顆部から構成される関節である．膝蓋骨は大腿骨の上に乗っている状態であり，非常に不安定である．そのため，膝蓋骨の安定化には大腿四頭筋の働きが重要になる．なかでも内側広筋と外側広筋がバランスをとりながら引き合うことで正常な運動が生まれる．しかし，内側広筋の機能不全や外側広筋の過緊張によって膝蓋骨が外上方へ牽引されると，膝蓋骨外側面への圧迫ストレスが増大し，疼痛を引き起こす[33]．

　また，膝蓋大腿関節の痛みには，膝蓋骨のアライメント異常だけではなく，**大腿脛骨関節**のアライメント異常も影響を及ぼす．Lee らは，Q-angle が増大すると，大腿四頭筋の収縮ベクトルが膝蓋骨をより外方へ引く力が強くなるため，膝蓋骨外側関節面への圧迫力が強くなると報告している[34]．

　以上のことから，膝蓋骨のアライメント異常だけではなく，大腿脛骨関節のアライメント異常が存在すると，膝蓋骨の大腿骨への圧縮ストレスが増大し，疼痛が出現することになる．

→大腿脛骨関節
femorotibial joints

● **膝蓋大腿関節の触診**（図2-40）

　被検者を背臥位，膝関節完全伸展位とする．膝蓋骨を内側へ動かすと，膝蓋骨の内側が浮き上がり，膝蓋骨内側関節面が触診できる．膝蓋骨を外側へ動かすと，膝蓋骨の外側が浮き上がり，膝蓋骨外側関節面が触診できる．

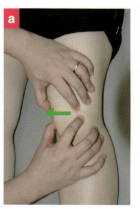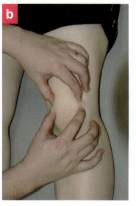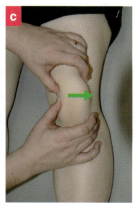

▶図2-40　膝蓋大腿関節の触診
a：膝蓋骨を両手の母指・示指で確認する．
b：膝蓋骨外側関節面の触診．
c：膝蓋骨内側関節面の触診．

● 膝蓋大腿関節の疼痛誘発テスト

patella compression test（図2-41）

・肢位：背臥位．
・把持する部位：膝蓋骨を把持する．
・誘導する運動：膝蓋骨を圧迫して，内側または外側へ誘導する．
・判定：誘導した方向で疼痛が出た場合陽性とする．
・機能的意義：圧迫に加えて，内側または外側へ動かすため，より強い圧迫ストレスをかけることができ，膝蓋大腿関節の内側・外側どちらの痛みが出現しているのか判断することができる．

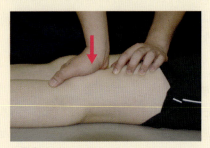

▶図2-41　patella compression test

● 触診と検査結果から何が考えられるのか？

　以上の検査によって，圧縮ストレスにより，膝関節前面に疼痛を発生させる部位の評価が可能となる．次に，なぜこの部位に機能障害が加わったのかを推察する．膝蓋大腿関節における圧縮ストレスを考える場合，矢状面の問題と前額面の問題を分けて考える．

　矢状面の問題として，①大腿四頭筋の伸張性低下，②大腿四頭筋の筋力低下によって，膝蓋骨の異常な動きが誘発され，疼痛を引き起こすと考えられる．また，③足関節の背屈制限や，④骨盤の後傾による後方重心も，膝蓋大腿関節への圧縮ストレスを増強する．

　前額面の問題では，⑤股関節外転筋の筋力低下，⑥足関節・足部の過回内によって膝関節が外反することで，膝蓋骨の外方への圧縮ストレスが増大し，疼痛を引き起こすと考えられる．

①**大腿四頭筋の伸張性低下** ➡ step 3 p.278

　大腿四頭筋の伸張性が低下すると，膝関節屈曲時に膝蓋骨の下方への動きを制限する．そのため，膝蓋骨関節面と大腿骨関節面の接触面が変化し，圧の集中を招くことで疼痛が出現すると考えられる．

②**大腿四頭筋の筋力低下** ➡ step 3 p.279

　特に内側広筋の筋力低下によって内側広筋と外側広筋の収縮のバランスが崩れると，筋収縮時の膝蓋骨関節面と大腿骨関節面の接触面が変化し，圧の集中を招く．特に**膝蓋大腿関節症**では，外側広筋に比べて内側広筋の活動の遅延が生じ，それによって膝蓋骨の運動に影響を与える[35]ことが知られており，外側広筋の収縮によって膝蓋骨が外上方へ変位しやすくなるため，疼痛を引き起こしていると考えられる．

③**足関節の背屈制限** ➡ step 3 p.317

　足関節の背屈制限が存在すると，踏み込み動作や着地動作において，下腿の前傾が不足するため，後方重心となる．そのため，膝蓋大腿関節への圧縮スト

レスが増強する．また，足関節の背屈を代償するように，距骨下関節の回内や外転運動が生じることで，前額面上での外側への圧縮ストレスも強くなる．

④骨盤の後傾 ➡ step 3 p.187

骨盤の後傾は後方重心となるため，膝蓋大腿関節の圧縮ストレスが増強する．骨盤の後傾を起こす股関節機能はさまざまであるが，とりわけ，股関節の動的安定性の低下による屈曲可動域制限や腸腰筋の筋力低下が多い印象をうける．

⑤股関節外転筋の筋力低下 ➡ step 3 p.227

股関節の外転筋力が低下していると，荷重時に大腿骨が骨盤に対して内転・内旋してしまい，膝関節が外反してしまう．膝蓋大腿関節症では，中殿筋の筋力低下および活動の遅延による前額面上の骨盤および大腿骨の制御が不十分な状態であることが指摘されており[36]，中殿筋の筋力低下が膝前面の疼痛に影響を及ぼすことが考えられる．

⑥足関節・足部の過回内 ➡ step 3 p.320

足関節・足部が過回内していると，足関節に対して下腿が内旋・内方傾斜してしまい，膝関節が外反してしまう．Bartonらは，健常者と膝蓋大腿関節症患者の足部アライメント計測を行った結果，膝蓋大腿関節症患者では健常群と比較して足部が回内位であった[37]ことを報告しており，足部のアライメント異常が膝関節に影響を及ぼす可能性が考えられる．

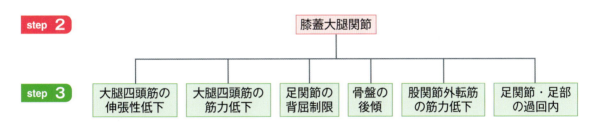

フローチャート　膝前面に圧縮ストレスが加わっている場合

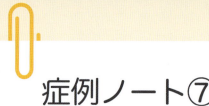

症例ノート⑦

症　例	30歳代，女性．
診断名	左膝蓋大腿関節症
現病歴	学生時代からバレーボールをしており，現在も週に1~2回，地域のチームで練習をしている．大会1か月前で練習回数が増え，徐々に膝に痛みが出現した．練習を中断して湿布を貼ったところ，翌日には治まっていたため，練習を続けていた．しかし，2週間前からジャンプの踏み切りや着地の際に強い疼痛が出現し，現在は階段の下りでも痛みが出現している．

step 1　どう動かすと痛むのか？：力学的ストレスの明確化

- **疼痛の再現性**　スクワット姿勢を行わせると疼痛が再現できた．また，階段の下りで右足から降りるときに左膝に疼痛が再現できた．

　　→ 膝関節前面への圧縮ストレスが疼痛を惹起する！

step 2　どこが痛むのか？：解剖学的評価

- **視診・触診**　熱感（−）　発赤（−）　腫脹（−）　内側広筋の萎縮（＋）
- **圧痛所見**　膝蓋骨外側関節面（＋）　膝蓋骨内側関節面（−）　膝蓋下脂肪体（−）
　　　　　　膝蓋靭帯（−）　　　　　　膝蓋支帯（−）
- **ストレス検査**　patella compression test：外側への圧迫（＋）

　　→ 膝蓋大腿関節由来の疼痛の可能性あり！

step 3　なぜ，痛むのか？：運動学的評価

- **圧痛所見**　外側広筋（＋）
- **Ely test**　患側（＋：3横指）　　健側（−）
- **squatting test**　neutral test（＋）　　knee in-toe out test（＋＋）　　knee out-toe in test（−）
- **関節可動域**

		左（患側）	右
膝関節	伸展	0°	0°
	屈曲	150°	158°

- **MMT**

		左（患側）	右
膝関節	伸展	4p	5
	屈曲	4	5
股関節	外転	4	5

p：大転子後方

　　→ 股関節外転筋力の低下によって動作時に膝関節が外反位となり，膝蓋骨の外側へ圧縮ストレスが増大した．また，外側広筋の過緊張があり，内側広筋とのインバランスによって外側への圧縮ストレスが増大している．

実際の運動療法

1. 外側広筋のリラクセーション
① 外側広筋を把持する．
② 膝関節屈曲運動に伴い，外側広筋を後内側へ誘導する．

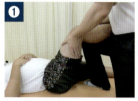 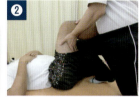

2. ニーエクステンション
① 下腿の遠位にチューブをつける．
② 体幹の伸展による代償に注意しながら膝関節を伸展させる．

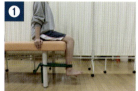 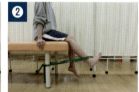

3. スクワット
① 膝関節外反方向への負荷をかけるために大腿部にチューブを巻く．
② 股関節外転・外旋方向へ力を入れ，膝とつま先の向きを揃えてスクワットを行う．チューブの抵抗に負けて膝が外反しないように注意する．

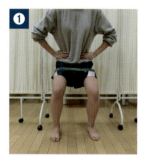 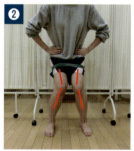

検査と治療　表と裏　外側広筋の柔軟性

　外側広筋は，膝関節疾患において過緊張を認める症例が多い．同筋の柔軟性の低下は，膝蓋骨の運動を阻害し，膝前面痛の原因となるため，治療対象となることが多い．著者らは，超音波画像診断装置を用いて膝関節屈曲運動時の外側広筋の動態を観察した結果，運動に伴い，後内側へ移動していることを報告した．また，この動きを，健常者のEly test陽性例と陰性例で比較したところ，陽性例では減少していた．そこで，柔軟性の改善を目的に，膝関節屈曲運動に合わせて外側広筋を後内側方向へ誘導した結果，筋の動態や関節可動域，筋硬度の改善が得られた．そのため，筋の柔軟性は長軸方向だけでなく，横断方向への柔軟性が重要になるといえる．

● 外側広筋の横断方向への柔軟性を高めるリラクセーション
　背臥位にて膝関節屈曲運動を自動介助で行う．その際，外側広筋の後内側への移動を誘導する．

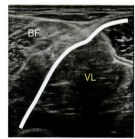 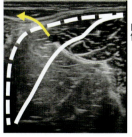 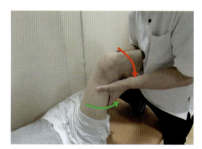

BF：大腿二頭筋　VL：外側広筋
矢印は外側広筋の移動を示す．

外側広筋のリラクセーション

2 膝関節 | 267

症例ノート⑧

|症　例| 60歳代，女性．
|診断名| 左変形性膝関節症
|現病歴| 数年前から膝に違和感が生じていた．2週間前に膝をひねって転び，それから膝に痛みが出現した．現在は，掃除で深くしゃがみ込む動きや正座をしようとすると，膝の裏に痛みが出現する．

step 1　どう動かすと痛むのか？：力学的ストレスの明確化

- **疼痛の再現性**　他動的に膝関節を屈曲させていくと，膝窩部内側の疼痛が再現できた．また，しゃがみ込む動作を下腿外旋位で行っており，この動作でも膝窩部内側の疼痛が再現できた．

　→ 膝関節後面への圧縮ストレスが疼痛を惹起する！

step 2　どこが痛むのか？：解剖学的評価

- **視診・触診**　熱感（−）　発赤（−）　腫脹（−）
- **圧痛所見**　内側半月板後節：（＋）　外側半月板：（−）　膝蓋下脂肪体（−）
- **ストレス検査**　McMurray test：（＋）　Apley compression test：（−）

　→ 半月板由来の疼痛の可能性あり！

step 3　なぜ，痛むのか？：運動学的評価

- **圧痛所見**　半膜様筋（＋）　膝窩筋（＋）
- **Q-angle**　患側 19°　健側 15°
- **関節可動域**

		左（患側）	右
膝関節	伸展	−5°	0°
	屈曲	140°	150°

- **MMT**

		左（患側）	右
膝関節	伸展	5	5
	屈曲	4	5

　→ Q-angleが増大していることから下腿外旋位となっており，内側半月板が安静時から後方へ移動している．膝関節屈曲時に下腿の内旋が減少するため，内側半月板の後節に圧縮ストレスが生じている．また，半膜様筋の筋力が低下しているため，半月板の移動を減少させ，圧縮ストレスが増大した．

実際の運動療法

1. ハムストリングスのストレッチ
①一側下肢を屈曲させ，両手で抱える．
②胸部を大腿骨に付けたまま，徐々に膝関節を伸展してストレッチする．

2. ヒールスライドエクササイズ
①一側膝関節を屈曲位にし，両手で大腿部を把持する．
②踵を軸に下腿を内旋させ，自動屈曲運動を行う．

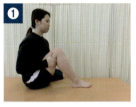 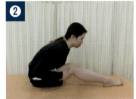 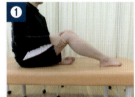 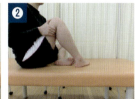

3. 膝窩筋の収縮トレーニング
①椅座位となり，膝関節90°屈曲位にする．
②足にチューブをかけ，チューブの抵抗に対して踵を軸にして下腿の内旋運動を行う．

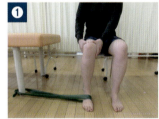 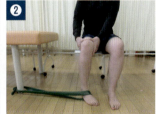

検査と治療 表と裏 半膜様筋に対するDTTT

　半膜様筋は，膝関節後面の広範囲にわたって停止部を有している．なかでも後斜靱帯の線維が半月板に付着していることから，半膜様筋が収縮することにより半月板を後方へ移動させる働きがある．そのため，半膜様筋の過緊張が存在する症例では，半月板に由来する膝窩部内側の疼痛や下腿回旋運動が制限されている可能性がある．そこで半膜様筋のリラクセーションを行い，リラクセーション前後での疼痛や下腿回旋運動が変化するかを評価する．

①背臥位にて膝関節屈曲運動を自動介助で行う．
②その際，半膜様筋の収縮に伴う外側方向への移動を誘導する．

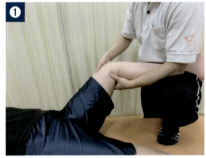 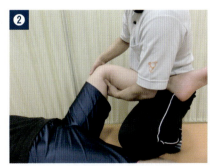

半膜様筋のリラクセーション

4 膝関節の運動学的評価

本項では，膝関節の step 3 運動学的評価について，まとめて述べる．

step 3 なぜ，痛むのか？：運動学的評価

1）下腿の回旋異常

メディアル・コラプスが出現する際には，下腿過外旋のアライメントを呈していることが多い．しかし，下腿の回旋運動もしくは回旋肢位の定義は困難である．Q-angleによる評価は簡便だが，下腿の回旋のみを評価しているわけではない．さらに下腿が外旋していたとして，その原因はさまざまである（図2-42）．たとえば，下腿の内旋に作用する鵞足筋や腓腹筋内側頭，半膜様筋の収縮不全は下腿を内旋させることができないため，下腿の外旋を誘発する．また下腿の外旋に作用する大腿二頭筋や腓腹筋外側頭の伸張性の低下は，下腿を後外側に引くため過外旋位になりやすい．さらに内反変形や靭帯損傷を基盤に，膝関節屈曲拘縮がある例では，不安定性と拘縮があいまって複雑になる．

そのため，回旋不安定性を細かく評価し，原因となる組織を鑑別する必要がある．その鑑別には**前内側回旋不安定性テスト**（→p.271）や**後外側回旋不安定性テスト**（→p.250）などを用いる．また，**ダイアルテスト**（→p.237）により回旋不安定性の程度も評価する．

下腿に回旋異常が生じると，外旋を制動するために膝窩筋は過剰な収縮を強いられ，過緊張となる．また，膝窩筋と同じく下腿外旋制動作用をもつ半膜様筋も，同様に過剰な収縮により過緊張となることがある．そのため，膝窩筋や半膜様筋の関与を考慮して評価する必要がある．

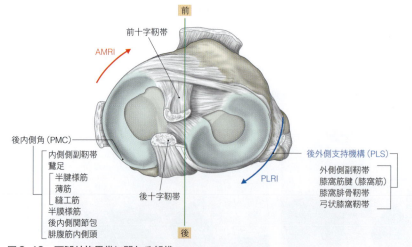

▶図2-42　下腿外旋異常に関わる組織
中央の緑の線より内側の組織の機能低下では前内側回旋不安定性（AMRI）が，外側の組織の機能低下では後外側回旋不安定性（PLRI）が出現することが多い．

Q-angle(図2-43)

- **肢位**:背臥位もしくは立位.
- **方法**:上前腸骨棘～膝蓋骨中央を結ぶ線と,脛骨粗面～膝蓋骨中央を結ぶ線のなす角度をゴニオメーターで測定する.
- **判定**:正常値は男性が11.2±3.0°,女性が15.8±4.5°である[38].
- **機能的意義**:下腿外旋位となると脛骨粗面が外側に変位するため,Q-angleが増加する.
- **注意点**:Q-angleは検者内信頼性が0.63,検者間信頼性が0.23という報告があり[39],信頼性が十分とはいえない.そのため,さまざまな評価を組み合わせて判断する必要がある.

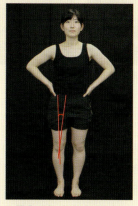

▶図2-43 Q-angle

前内側回旋不安定性テスト(AMRIテスト)(図2-44)

→前内側回旋不安定性テスト
anteromedial rotatory instability test

- **検査肢位**:背臥位で膝関節90°屈曲位.
- **把持する部位**:脛骨の上端を把持する.
- **誘導する運動**:脛骨を前内側方向へ引き出す.
- **判定基準**:健側と比較して脛骨が過度に前内側へ引き出せたら陽性.
- **機能的意義**:Hughstonらは,本テストの陽性例ではMCLの後斜走線維束損傷を生じていたと報告している[40].そのため,前内側回旋不安定性テストが陽性の場合は,MCLの中でも後斜走線維束の損傷を疑う.

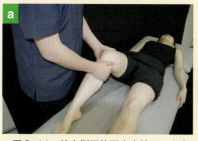 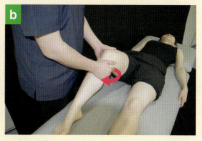

▶図2-44 前内側回旋不安定性テスト(AMRIテスト)
a:開始肢位. b:終了肢位.

運動療法のポイント

膝関節伸展位にすると膝関節の回旋は起こりにくくなる.そのため,屈曲位で下腿内旋の抵抗運動を行うとよい(図2-45).その際,足関節背屈位とすることで,足関節内返しによる代償運動が起こりにくくなり,下腿内旋運動を行いやすくなる.

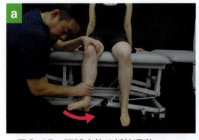 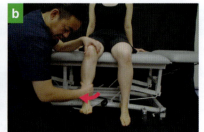

▶図2-45　下腿内旋の抵抗運動
a：開始肢位．b：終了肢位．

● 半膜様筋に対するDTTT

半膜様筋や膝窩筋の過緊張に対しては，触診以外の検査が存在しない．そこで，著者らは半膜様筋・膝窩筋に対して以下のDTTTを行い，疼痛や回旋運動異常の軽減を確認する評価を行っている．

トリガーとなる組織	半膜様筋
対象とする症状	膝窩内側の痛み，膝関節伸展制限．
方法	背臥位にて膝関節屈曲運動を自動介助で行う．その際，半膜様筋の収縮に伴う外側方向への移動を誘導する．
判定	半膜様筋の圧痛が消失し，伸展制限が変化すれば，半膜様筋の過緊張による膝窩内側の疼痛や下腿回旋異常への影響が考えられる．
機能的意義	半膜様筋の停止腱は，膝関節後内側を下行したあと，膝窩部で広く分岐し，安定性に関わる靭帯などに付着する．そのため，半膜様筋の過緊張が存在すると膝窩内側の痛みや下腿回旋異常が出現する可能性がある．そこで半膜様筋のリラクセーションを行い，リラクセーション前後での疼痛や下腿回旋運動の変化を確認する．
注意点	膝窩内側の痛み，下腿回旋異常には内側半月板の損傷や腓腹筋内側頭，鵞足などの影響も考えられる．そのため，種々の疼痛誘発テストを併用して評価する．

> **運動療法のポイント**
>
> 半膜様筋の収縮不全を有していると，膝関節屈曲に共同で作用する大腿二頭筋の緊張が亢進しているケースが多い．そのような場合では下腿の外旋が増強し，膝関節屈曲運動を実施しても半膜様筋の収縮は乏しくなる．そのため，下腿を内旋位にして運動を指導する必要がある．

● 膝窩筋に対するDTTT

トリガーとなる組織	膝窩筋
対象とする症状	膝窩外側の痛み，膝関節伸展制限．
方法	腹臥位にて下腿内旋運動を自動介助で行う．その際，膝窩筋の収縮に伴う筋腹中央への移動を誘導する．
判定	膝窩筋の圧痛が消失し，下腿回旋運動が変化すれば，膝窩筋の過緊張による膝窩外側の疼痛や下腿回旋異常への影響が考えられる．
機能的意義	膝窩筋は，脛骨ヒラメ筋線の近位から起始し，外側半月板と関節包の間にある膝窩筋腱溝を通過し，大腿骨外側顆に付着する．膝窩筋の過緊張が存在すると，膝窩外側の痛みや下腿回旋異常が出現する可能性がある．そこで膝窩筋のリラクセーションを行い，リラクセーション前後での疼痛や下腿回旋異常の変化を確認する．

注意点	膝窩外側の痛み，下腿回旋異常には外側半月板の損傷や大腿二頭筋，腸脛靭帯などの影響も考えられる．そのため，種々の疼痛誘発テストを併用して評価する．

運動療法のポイント

膝窩筋のリラクセーションを実施する際には，下腿内旋運動を行うとよい．膝窩筋は収縮時，筋腹中央に収束するような動態を呈する．そのため，筋腹中央を圧迫しないように操作すると収縮を促しやすい（図2-46）．

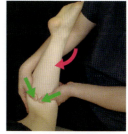

▶図2-46 膝窩筋のリラクセーション

2）膝関節の外反不安定性

膝関節の外反不安定性の評価は外反ストレステストにより行う．Battagliaらの屍体膝を用いた報告では，膝関節30°屈曲位で不安定性が増大したとしている[41]（表2-2）．膝関節30°屈曲位では前十字靭帯の張力の影響が小さくなるため，MCLの不安定性が正しく評価できると考えられる．また，膝関節後内側関節包を切除すると，膝関節伸展位での不安定性が増大すると報告されている[42]．そのため，外反ストレステストを実施する際には膝関節の屈曲角度に留意し，膝関節30°屈曲位でMCL損傷，膝関節伸展位では前十字靭帯や膝関節後内側関節包の損傷を疑う．

また，外反ストレステストを実施する際にはend feelのみでなく，その開大感も評価する必要がある．Harilainenによると外反ストレステストの感度は82.6％，特異度は96.7％と報告されている[43]．

●表2-2 外反ストレスによる膝関節内側裂隙の開大距離　　（単位：mm）

屈曲角度	正常	Ⅱ度損傷	Ⅲ度損傷
0°	3.08±0.94	5.36±2.33	7.80±2.45
30°	2.84±0.85	7.52±1.06	11.12±2.58

外反ストレステスト（図2-47）

- **検査肢位**：背臥位．
- **把持する部位**：膝関節外側と下腿遠位部．
- **誘導する運動**：膝関節外反．
- **判定**：疼痛や不安定性が出現すると陽性．
- **機能的意義**：外反制動機能を有するMCLに対して外反強制することで伸張ストレスを加える．
- **注意点**：靭帯による外反制動機能を評価するため，筋緊張が高くなっていると正確に評価できない．そのため，筋緊張をできるだけ低下させる必要がある．また，膝関節の屈曲角度によりストレスが加わる部位が変化するため，屈曲角度を変えながら実施する．

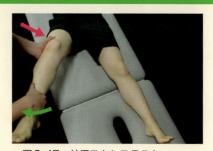

▶図2-47 外反ストレステスト

> **運動療法のポイント**
>
> 　静的安定化機構であるMCLの損傷による外反不安定性を，理学療法により再獲得させることは不可能である．しかし，動的安定化機構である筋による制動力は，理学療法で改善することができる．そのため，鵞足構成筋や半膜様筋・腓腹筋内側頭の筋力強化が重要となる．
>
> 　また，メディアル・コラプスは荷重位で出現するため，股関節や足関節，身体重心の位置など全体をとらえ，膝関節外反が出現しにくい動作の獲得が必要である．

3）膝関節の屈曲拘縮

　視覚的に膝関節の屈曲拘縮の有無を判断する評価に，flexion contracture sign がある[44]．この徴候が確認される場合，他動的に伸展最終域を確認する必要がある．伸展最終域での屈曲拘縮の評価は，関節可動域（ROM）測定法に準じて行う．その際，end feel の評価も必ず行う．また，ゴニオメーターによる検出が困難な1°～5°程度の比較的小さな伸展制限については heel height difference により計測するとよいと報告されている[45]．

　膝関節伸展の制限因子として，屈伸軸後方に存在する組織の短縮および伸張性低下が疑われるが，屈伸軸前方の影響も考えて評価をする必要がある．たとえば，膝関節伸展機構の1つである膝蓋骨の可動性が低下していると，正常な膝関節の伸展は妨げられる．

> **flexion contracture sign**（図2-48）
>
> - **検査肢位**：背臥位．
> - **誘導する運動**：下肢の脱力．
> - **判定**：股関節の外旋が出現すると膝関節伸展制限が生じている可能性がある．
> - **機能的意義**：膝関節伸展制限が存在することで，背臥位で脱力した際に股関節外旋位となる．

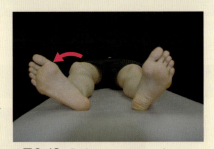

▶図2-48　flexion contracture sign

heel height difference（図2-49）

- **検査肢位**：ベッド端から足部を出した腹臥位.
- **誘導する運動**：膝関節伸展位で脱力させる.
- **判定**：左右の踵の高さの差をcm単位で測定し，踵の高さが高いほうに屈曲拘縮が存在する．1cmの差は約1°の屈曲拘縮を示す[45]．
- **機能的意義**：膝関節伸展可動域制限が存在すると，腹臥位で脱力した際に踵の高さが高くなる．
- **注意点**：股関節の内旋/外旋が起こると，腹臥位での踵の高さが変化することが考えられるため，代償動作に注意する．

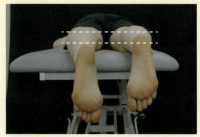

▶図2-49　heel height difference

● 半膜様筋・腓腹筋内側頭に対するDTTT

膝関節の屈曲拘縮の原因となる膝関節後方の筋として，半膜様筋・腓腹筋内側頭が考えられる．そこで以下のDTTTを行い，鑑別している．

トリガーとなる組織	半膜様筋・腓腹筋内側頭
対象とする症状	膝関節の屈曲拘縮
方法	半膜様筋：背臥位にて膝関節屈曲運動を自動介助で行う．その際，半膜様筋の収縮に伴う外側方向への移動を誘導する（図2-50）． 腓腹筋内側頭：腹臥位にて足関節底屈運動を行う．その際，腓腹筋内側頭の収縮に伴い，膝窩内側で半膜様筋の深層に入っていく動きを誘導する（図2-51）．
判定	半膜様筋・腓腹筋内側頭の圧痛が消失し，膝関節伸展角度が変化すれば，半膜様筋・腓腹筋内側頭の過緊張の影響が考えられる．
機能的意義	腓腹筋内側頭の停止部は，膝窩内側で半膜様筋の深層に入り込み，大腿骨内側顆へと至る．そのため，半膜様筋と腓腹筋内側頭の間に滑走性低下が存在すると，膝関節伸展可動域の制限が生じる．そこで半膜様筋・腓腹筋内側頭のリラクセーションを行い，リラクセーション前後での屈曲拘縮の変化を確認する．
注意点	膝関節の屈曲拘縮の存在する膝で下腿外旋のアライメント異常が定着していると，外側に存在する大腿二頭筋などの影響が大きくなる．そのため，膝関節のアライメントを評価して実施する必要がある．

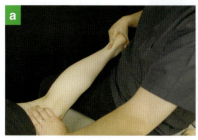
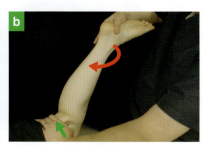
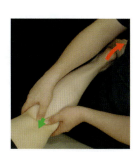

▶図2-50　半膜様筋のDTTT
a：開始肢位．b：終了肢位．赤矢印：運動方向．緑矢印：誘導方向．

▶図2-51　腓腹筋内側頭のDTTT
赤矢印：運動方向．
緑矢印：誘導方向．

> **運動療法のポイント**
>
> 関節拘縮の責任病巣は，不動4週間では40%ほどが筋性の要素であると報告されている[46]．膝関節の屈曲拘縮では，膝関節屈曲筋の中でも膝窩に広く停止部をもつ半膜様筋の影響が大きいと考えられる．そのため，半膜様筋のストレッチやリラクセーションを行い，屈曲角度の改善を図る必要がある．

4）膝関節の内反不安定性

膝関節の内反不安定性の評価は，内反ストレステストにより行う．外反ストレステストと同様に，膝関節屈曲角度に留意して評価を実施する．膝関節内反強制の主要な静的安定化機構であるLCL損傷を評価するためには，前十字靭帯や後十字靭帯の張力が反映されにくい30°屈曲位で実施することが望ましいと報告されている[47]．LCL損傷に対する内反ストレステストの感度・特異度などは，Harilainenらにより報告されている[48]（表2-3）．また，膝窩筋腱・膝窩腓骨靭帯の損傷では，膝関節60°〜90°屈曲位で内反不安定性が増大し，120°屈曲位で内反角度が増大すると報告されている[16, 49]．そのため，膝関節60°〜120°で内反不安定性が増大する場合には，膝窩筋腱や膝窩腓骨靭帯の損傷が疑われる．

● 表2-3 内反ストレステストの感度・特異度

重症度	感度	特異度	陽性的中率	陰性的中率
None	100%	60%	99%	—
Slight	40%	99%	50%	99%
Obvious	40%	—	100%	99%

> **内反ストレステスト**（図2-52）
>
> - 検査肢位：背臥位．
> - 把持する部位：膝関節内側と下腿遠位部．
> - 誘導する運動：膝関節内反．
> - 判定：疼痛や不安定性が出現すると陽性．
> - 機能的意義：内反制動機能を有するPLSに対して，内反強制することで伸張ストレスを加える．
> - 注意点：LCL損傷を確認する場合，膝伸展位では前十字靭帯や後十字靭帯の張力が反映されるため，30°屈曲位で行うことが望ましい．

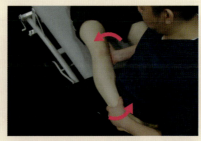

▶図2-52 内反ストレステスト

> **運動療法のポイント**
>
> 　静的安定化機構である靭帯損傷による膝関節内反不安定性は，理学療法では治療不可能である．理学療法においては，動的安定化機構である筋による制動を獲得する必要がある．そのため，膝関節内反制動作用を有する大腿二頭筋や膝窩筋の筋力強化を行う．

5）外側広筋の過緊張

　外側広筋の評価は，触診により行う．また，外側広筋のうち外側筋間中隔から起始する一部の線維（外側斜広筋）は，薄い腱膜となって，外側膝蓋支帯や腸脛靭帯に合流する[50]．外側広筋の過緊張により膝蓋骨外側に付着する外側膝蓋支帯の緊張が亢進し，膝蓋骨の外側変位が起こる可能性がある．そのため，膝蓋骨のアライメント評価も行うとよい．

● 外側広筋に対する DTTT

　外側広筋の過緊張は，触診以外の検査が存在しない．そこで，著者らは外側広筋に対して以下のDTTTを行い，腸脛靭帯の緊張の軽減を確認する評価をしている．

トリガーとなる組織	外側広筋
対象とする症状	腸脛靭帯の過緊張
方法	背臥位にて膝関節屈曲運動に伴い，徒手的に外側広筋を後内側方向へ誘導し，筋の短軸方向への動きを促す．
判定	外側広筋の圧痛が消失し，腸脛靭帯の過緊張が軽減すれば，外側広筋の過緊張が問題と考えられる．
機能的意義	外側広筋の緊張が低下することにより，外側広筋を覆っている大腿筋膜の緊張が低下する．
注意点	腸脛靭帯の過緊張には，中殿筋や大腿筋膜張筋などの股関節周囲筋の影響も大きい．そのため，外側広筋へのリラクセーションを行っても腸脛靭帯の緊張が変化しない場合には，股関節を含めた評価を行う（→p.229）．

> **運動療法のポイント**
>
> 　外側広筋の過緊張に対しては，膝関節の自動屈曲運動を行わせながら，大腿部前外側面から大腿後面に向かって，外側広筋の滑走を促すように誘導するとよい．また，腸脛靭帯の緊張が亢進すると，外側広筋を包む区画の内圧が上昇し，外側広筋の過緊張を生じるため，同時に腸脛靭帯の緊張も評価するとよい（→p.216）．

6）膝蓋下脂肪体の拘縮

　膝蓋下脂肪体が拘縮すると，膝蓋骨の動きを阻害し，動作時の大腿四頭筋の過活動が生じることになる．膝蓋下脂肪体の病変の存在は，膝蓋骨の特に近位への移動を制限すると言われており[32]，大腿四頭筋を収縮させた際の膨隆の有無や，膝蓋骨の上方への動きの左右差を比較しながら評価を行う必要がある．

● 膝蓋下脂肪体に対するDTTT

膝蓋下脂肪体の拘縮を鑑別する検査は存在しない．そこで，以下のDTTTを行い，膝蓋下脂肪体の拘縮が疼痛の原因として関与しているかを判断している．

トリガーとなる組織	膝蓋下脂肪体
対象とする症状	膝関節伸展（自動）運動時，膝関節屈曲（他動）運動時の膝蓋下の疼痛
方法	膝関節軽度屈曲位（10°程度）にて，膝蓋骨下部で膝蓋靱帯の深層に位置する脂肪体を深層へ押し込むように指を入れ，近位・遠位方向，表層に動かす．
判定	脂肪体の軟らかさが改善し，対象とする症状が消失すれば，膝蓋下脂肪体の拘縮が問題と考えられる．
機能的意義	膝蓋下脂肪体の柔軟性を獲得することで，膝蓋骨の運動を正常化し，疼痛軽減を図っている．
注意点	膝蓋支帯や皮膚の硬さが存在すると，膝蓋下脂肪体に対して十分に刺激できない可能性がある．また，関節鏡手術や外科的手術で膝蓋下脂肪体に侵襲を加えた後などは，特に実施する必要がある．

> **運動療法のポイント**
>
> 膝蓋下脂肪体の柔軟性改善には，直接的な徒手誘導や，膝関節軽度屈曲位で脂肪体を徒手的に内外側いずれかに圧迫したまま大腿四頭筋の収縮を促すと，脂肪体の動きが誘導されて柔軟性や滑走性が改善しやすい．

7）大腿四頭筋の伸張性低下

大腿四頭筋の伸張性低下は，膝蓋骨の下方への動きを阻害し，膝蓋大腿関節の接触面が変化する．そのため，圧縮ストレスによって疼痛が生じやすいため，柔軟性の評価が必要になる．大腿四頭筋の柔軟性の評価は腹臥位で他動的に膝関節を屈曲させ，その際の踵と殿部の距離をテープメジャーでの計測や膝関節の角度を測定して評価する．Pivaらは，膝蓋大腿関節症患者に対して，大腿四頭筋の伸張性の評価に，腹臥位で他動的に膝関節を屈曲させた際の角度を計測し，**カッパ係数**が0.91，95%CIが0.8〜0.96と高い信頼性があったことを報告している[51]．

> **知っ得！**
>
> **カッパ係数**
> （kappa coefficient）
> 検者間の評価の信頼性（一致度）を評価する指標の1つ．カッパ係数は0〜1の範囲で表され，値が高いほど一致度が高い．

● 大腿四頭筋に対するDTTT

大腿四頭筋の伸張性を個別に評価することはできない．そこで，以下のDTTTを行い，大腿四頭筋の中でも伸張性が低下しやすい大腿直筋・外側広筋が疼痛の原因として関与しているかを判断している．

トリガーとなる組織	大腿直筋・外側広筋
対象とする症状	膝屈伸（自動・他動）運動時の膝蓋骨周囲の軋音 膝深屈曲（他動）運動時の膝蓋骨周囲の疼痛
方法	大腿直筋の場合，筋に対して直接圧迫して伸張刺激を加える． 外側広筋の場合，膝関節屈曲運動に伴い，徒手的に外側広筋を後内側方向へ誘導し，筋の短軸方向への動きを促す．
判定	大腿直筋または外側広筋の伸張性が改善し，対象とする症状が消失すれば，大腿直筋・外側広筋の伸張性の低下が問題と考えられる．

機能的意義	大腿直筋および外側広筋の伸張性を獲得することで，膝蓋骨の運動を正常化し，疼痛軽減を図る．
注意点	大腿直筋は，股関節を伸展位に保持し，膝関節を屈曲することで，他の広筋群より伸張されるが，外側広筋においては他の広筋群と鑑別が難しい．そのため，1つずつ徒手的に介入して，どの筋の影響が大きかったのか確認して実施する必要がある．

> **運動療法のポイント**
>
> 大腿四頭筋の伸張性の改善にはストレッチングが効果的である．Siatrasらは，健常者を対象に，ストレッチング時間を10，20，30，60秒の4種類に設定して，大腿四頭筋のスタティック・ストレッチングを行った結果，介入前と比較して，膝関節屈曲可動域は30，60秒で有意に増加したと報告している[52]．そのため，ストレッチングを行う際には30秒以上が望ましい．

> **知っ得！**
>
> **スタティック・ストレッチング**
> 反動をつけずにゆっくり筋を伸張させるストレッチのこと．筋の限界を超えて伸張することがないため，安全に遂行することができる．

8) 大腿四頭筋の筋力低下

> **内側広筋**
> 起　始：長頭（VML）：大腿骨粗線内側唇
> 　　　　短頭（VMO）：広筋内転筋板
> 停　止：膝蓋骨を介して脛骨粗面
> 神経支配：大腿神経
> 作　用：膝関節伸展
>
> **外側広筋**
> 起　始：大腿骨粗線外側唇
> 　　　　大転子の後面および下面
> 停　止：膝蓋骨を介して脛骨粗面
> 神経支配：大腿神経
> 作　用：膝関節伸展

➡内側広筋
vastus medialis m.

➡長頭
vastus medialis longus：VML

➡短頭
vastus medialis oblique：VMO

➡外側広筋
vastus lateralis m.

　大腿四頭筋の中でも，膝蓋骨の安定化に重要なのが，内側広筋と外側広筋のバランスである．しかし，これらの筋力を個別に評価することは困難であるため，一般的には徒手筋力検査法（MMT）を用いて筋力評価を行う．

　MMTの注意すべき点として，伸展肢位で抵抗をかけるbreak testでは，伸展肢位の筋力しか反映していないという点がある．ADL動作やスポーツ動作では，膝関節屈曲位保持が重要になり，その際の大腿四頭筋の筋力が非常に重要になる．市橋らは，closed kinetic chain（CKC）としての膝伸展筋力と，open kinetic chain（OKC）としての膝伸展筋力の違いを検討した結果，CKCでは膝関節屈曲45°・60°で最大に，OKCでは膝関節屈曲60°・75°で最大となり，両者とも膝が伸展するにしたがって伸展筋力が低下することを報告している[53]．つまり，膝関節伸展位の筋力評価だけでは実際の動作時の筋力を反映できていない可能性があるため，膝関節の屈曲域の筋力評価を合わせて行う必要がある．

> **知っ得！**
>
> **閉運動連鎖（closed kinetic chain：CKC）**
> 四肢の末梢が床面や座面に固定された状態での運動．中枢部が末梢部に対して運動する．
>
> **開運動連鎖（open kinetic chain：OKC）**
> 四肢の末梢が床面や座面に固定されていない運動．末梢部が中枢部に対して運動する．

運動療法のポイント

　大腿四頭筋の筋力低下，特に内側広筋の筋力低下が著明な場合，いきなり屈曲位から強い負荷をかけて膝関節伸展運動を行うと，膝蓋大腿関節へのストレスを助長することになるため，運動負荷には注意が必要である．そこで内側広筋に対する収縮トレーニングとして，**大腿四頭筋セッティング**が有効である．内側広筋の選択的な収縮方法については議論されており，一定の見解が得られていない．そのため，症例に応じて股関節肢位を変化させて収縮が入りやすい肢位で行う．

> **知っ得！**
>
> **大腿四頭筋セッティング**
> 大腿四頭筋の等尺性収縮を利用した筋力増強訓練のことを指す．特に，膝蓋骨の操作を加えるものをパテラセッティングと呼ぶこともあるが，本書では大腿四頭筋セッティングと総称する．

文献

1) 冨士川恭輔，松本秀男，小林龍生，他：膝関節障害に対する新しい評価法　膝関節のバイオメカニクス．関節外科 16：310-319，1997
2) Griffith CJ, Wijdicks CA, LaPrade RF, et al：Force measurements on the posterior oblique ligament and superficial medial collateral ligament proximal and distal divisions to applied loads. Am J Sports Med 37：140-148，2009
3) Wilson WT, Deakin AH, Payne AP, et al：Comparative analysis of the structural properties of the collateral ligaments of the human knee. J Orthop Sports Phys Ther 42：345-351，2012
4) 工藤慎太郎：運動療法の「なぜ？」がわかる超音波解剖．pp157-162，医学書院，2014
5) 戸田佳孝，月村規子：変形性膝関節症で鵞足に圧痛のある患者の頻度とその特徴．整形外科 60：320-323，2009
6) 赤羽根良和，林典雄：鵞足炎におけるトリガー筋の鑑別検査．理学療法ジャーナル 46：175-179，2012
7) Robinson JR, Sanchez-Ballester J, Bull AM, et al：The posteromedial corner revisited：An anatomical description of the passive restraining structures of the medial aspect of the human knee. J Bone Joint Surg Br 86：674-681，2004
8) Schmitt LC, Rudolph KS：Muscle stabilization strategies in people with medial knee osteoarthritis：the effect of instability. J Orthop Res 26：1180-1185，2008
9) Childs JD, Sparto PJ, Fitzgerald GK, et al：Alterations in lower extremity movement and muscle activation patterns in individuals with knee osteoarthritis. Clin Biomech 19：44-49，2004
10) Petersen W, Tillman B：Collagenous fibril texture of the human knee joint menisci. Anat Embryol（Berl）197：317-324，1998
11) Gray JC：Neural and vascular anatomy of the menisci of the human knee. J Orthop Sports Phys Ther 29：23-30，1999
12) Sims WF, Jacobson KE：The posteromedial corner of the knee：medial-sided injury patterns revisited. Am J Sports Med 32：337-345，2004
13) Karachalios T, Hantes M, Zibis AH, et al：Diagnostic accuracy of a new clinical test（the Thessaly test）for early detection of meniscal tears. J Bone Joint Surg Am 87：955-962，2005
14) 冨士川恭輔：靱帯損傷による膝関節不安定性の病態と診断．日本整形外科スポーツ医学会誌 21：279-290，2001
15) Zeng SX, Wu GS, Dang RS, et al：Anatomic Study of Popliteus Complex of the Knee in a Chinese Population. Anat Sci Int 86：213-218，2011
16) Pasque C, Noyes FR, Gibbons M, et al：The role of the popliteofibular ligament and the tendon of popliteus in providing stability in the human knee. J Bone Joint Surg Br 85：292-298，2003
17) Lasmar RC, Marques de Almeida A, Serbino JW Jr, et al：Importance of the different posterolateral knee static stabilizers：biomechanical study. Clinics（Sao Paulo）65：433-440，2010
18) 江玉睦明，大西秀明，影山幾男，他：膝窩筋機能の肉眼解剖学的検討．スポーツ傷害 18：47-49，2013
19) 国中優治：機能解剖学的に捉えた膝関節の運動学．理学療法 24：733-743，2007
20) LaPrade RF, Hamilton CD：The fibular collateral ligament-biceps femoris bursa. An anatomic study. AM J Sports Med 25：439-443，1997

21) Fairclough J, Hayashi K, Toumi H, et al：The functional anatomy of the iliotibial band during flexion and extension of the knee：implications for understanding iliotibial band syndrome. J Anat 208：309-316, 2006
22) Ehrenborg G, Lagergren C：Roentgenologic changes in the Osgood-Schlatter lesion. Acta Chir Scand 121：315-327, 1961
23) 平野篤：Osgood-Schlatter病のMRIによる画像診断. 臨床スポーツ医学 23：1021-1027, 2006
24) 広瀬統一：スポーツ選手の骨成長と膝痛. 臨床スポーツ医学 23：1005-1012, 2006
25) 東山一郎, 熊井司：ジャンパー膝の病態 骨梁構造, 組織学的検討. 臨床スポーツ医学 27：1063-1071, 2010
26) Fredberg U, Bolvig L：Jumper's knee. Review of the literature. Scand J Med Sci Sports 9：66-73, 1999
27) Merican AM, Amis AA：Anatomy of the lateral retinaculum of the knee. J Bone Joint Surg Br 90：527-534, 2008
28) 川野哲英：ファンクショナル・テーピング. pp32-33, Book House HD, 1988
29) Mace J, Bhatti W, Anand S：Infrapatellar fat pad syndrome：a review of anatomy, function, treatment and dynamics. Acta Orthop Belg 82：94-101, 2016
30) Bohnsack M, Meier F, Walter GF, et al：Distribution of substance-P nerves inside the infrapatellar fat pad and the adjacent synovial tissue：a neurohistological approach to anterior knee pain syndrome. Arch Orthop Trauma Surg 125：592-597, 2005
31) 小野哲矢, 福吉正樹, 永井教生, 他：膝蓋下脂肪体の組織弾性が膝前部痛に与える影響. 東海スポーツ傷害研究会会誌 31：1-3, 2013
32) Dragoo JL, Johnson C, McConnell J：Evaluation and Treatment of Disorders of the Infrapatellar Fat Pad. Sports Med 42：51-67, 2012
33) Thomeé R, Augustsson J, Karlsson J：Patellofemoral pain syndrome：a review of current issues. Sports Med 28：245-262, 1999
34) Lee TQ, Morris G, Csintalan RP：The influence of tibial and femoral rotation on patellofemoral contact area and pressure. J Orthop Sports Phys Ther 33：686-693, 2003
35) Halabchi F, Mazaheri R, Seif-Barghi T：Patellofemoral pain syndrome and modifiable intrinsic risk factors; how to assess and address?. Asian J Sports Med 4：85-100, 2013
36) Barton CJ, Lack S, Malliaras P, et al：Gluteal muscle activity and patellofemoral pain syndrome：a systematic review. Br J Sports Med 47：207-214, 2013
37) Barton CJ, Bonanno D, Levinger P, et al：Foot and ankle characteristics in patellofemoral pain syndrome：a case control and reliability study. J Orthop Sports Phys Ther 40：286-296, 2010
38) Horton MG, Hall TL：Quadriceps femoris muscle angle：normal values and relationships with gender and selected skeletal measures. Phys Ther 69：897-901, 1989
39) Tomsich DA, Nitz AJ, Threlkeld AJ, et al：Patellofemoral alignment：reliability. J Orthop Sports Phys Ther 23：200-208, 1996
40) Hughston JC, Barrett GR：Acute anteromedial rotatory instability. Long-term results of surgical repair. J Bone Joint Surg Am 65：145-153, 1983
41) Battaglia MJ 2nd, Lenhoff MW, Ehteshami JR, et al：Medial Collateral Ligament Injuries and Subsequent Load on the Anterior Cruciate Ligament：A Biomechanical Evaluation in a Cadaveric Model. Am J Sports Med 37：305-311, 2009
42) Robinson JR, Bull AM, Thomas RR, et al：The role of the medial collateral ligament and posteromedial capsule in controlling knee laxity. Am J Sports Med 34：1815-1823, 2006
43) Harilainen A：Evaluation of knee instability in acute ligamentous injuries. Ann Chir Gynaecol 76：269-273, 1987
44) Shelbourne KD, Biggs A, Gray T：Deconditioned knee：the effectiveness of a rehabilitation program that restores normal knee motion to improve symptoms and function. N Am J Sports Phys Ther 2：81-89, 2007
45) Sachs RA, Daniel DM, Stone ML, et al：Patellofemoral problems after anterior cruciate ligament reconstruction. Am J Sports Med 17：760-765, 1989
46) Trudel G, Uhthoff HK：Contractures secondary to immobility：is the restriction articular or muscular? An experimental longitudinal study in the rat knee. Arch Phys Med Rehabil 81：6-13, 2000
47) LaPrade RF, Terry GC：Injuries to the posterolateral aspect of the knee. Association of anatomic injury patterns with clinical instability. Am J Sports Med 25：433-438, 1997

48) Harilainen A：Evaluation of knee instability in acute ligamentous injuries．Ann Chir Gynaecol 76：269-273，1987
49) Gadikota HR, Seon JK, Wu JL, et al：The effect of isolated popliteus tendon complex injury on graft force in anterior cruciate ligament reconstructed knees．Int Orthop 35：1403-1408，2011
50) Bevilaqua-Grossi D, Monteiro-Pedro V, Sousa GC, et al：Contribution to the Anatomical Study of The Oblique Portion of the Vastus lateralis Muscle．Braz J morphol Sci 21：47-52，2004
51) Piva SR, Fitzgerald K, Irrgang JJ, et al：Reliability of measures of impairments associated with patellofemoral pain syndrome．BMC Musculoskelet Disord 7：33，2006
52) Siatras TA, Mittas VP, Mameletzi DN, et al：The duration of the inhibitory effects with static stretching on quadriceps peak torque production．J Strength Cond Res 22：40-46，2008
53) 市橋則明，日高正己，浦野由紀子，他：脚伸展動作と膝伸展動作の運動学的分析―Close kinetic chain と Open Kinetic chain の違い．理学療法学 24：341-346，1997

3 足関節・足部

足関節・足部の構造と機能（図3-1）

　足関節は距腿関節と距骨下関節からなり，足部は7つの足根骨と5本の中足骨，14本の趾骨で構成される．

　距腿関節では，おもに底屈/背屈運動が生じ，わずかに回内/回外，外転/内転運動が生じる．**距骨下関節**では，回内/回外，外転/内転運動と，わずかな底屈/背屈運動が生じる．

　足部の関節においても，回内/回外運動と外転/内転運動が生じている．足部には3つのアーチ構造が存在し，足部に加わる力を緩衝している．

➡距腿関節
ankle joint

➡距骨下関節
subtalar joint

A. 足関節・足部に生じやすい機能障害

　足関節は，床面に固定された足部の直上において下腿の運動が生じる関節である．大きな荷重を支えつつ，下腿の運動を行うため，強い筋力と可動域が必要になる．

　足部は，直立二足歩行において唯一地面に接している部位で，歩行中には体重以上の力が加わる．

　荷重位での足関節・足部の可動域の低下は，隣接する足部や下腿の運動だけでなく，膝や股関節の運動にも大きな影響を与える．つまり，足関節周囲の筋力低下や可動域制限は，足関節より近位の体節や遠位の足部の異常を惹起し，足関節・足部の疼痛はもとより，膝や腰部の疼痛の原因になることもある．

➡足関節
ankle joint

➡足部
foot region

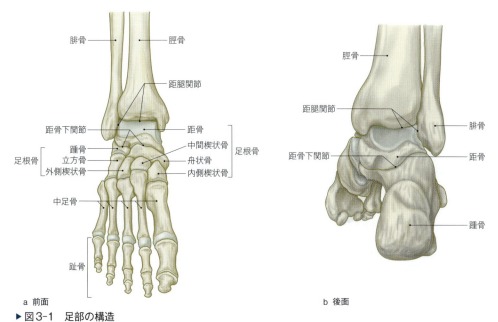

a 前面　　b 後面

▶図3-1　足部の構造
足関節は距腿関節と距骨下関節から構成され，足部は7つの足根骨と5本の中足骨，14本の趾骨から構成される．

B. 足関節・足部の安定化機構

● 静的安定化機構（図3-2）

- 靭帯；
  - 足関節：外側側副靭帯（前距腓靭帯，踵腓靭帯，後距腓靭帯）；足関節の内反制動
    内側側副靭帯（前脛距靭帯，前脛舟靭帯，脛踵靭帯，後脛距靭帯）；足関節の外反制動
    骨間距踵靭帯；距骨の内旋制動
  - 足部：底側踵舟靭帯；内側縦アーチの支持
    長足底靭帯；外側縦アーチの支持
    深横中足靭帯；横アーチの支持

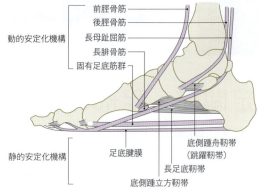

▶図3-2 足関節・足部の安定化機構
足部アーチ構造を支持する靭帯と筋組織を示す．

● 動的安定化機構

- **距腿関節・距骨下関節**：後脛骨筋，長腓骨筋
- **内側縦アーチ**：母趾外転筋，後脛骨筋，前脛骨筋，長腓骨筋，短趾屈筋，短母趾屈筋
- **外側縦アーチ**：長腓骨筋，短腓骨筋，小趾外転筋
- **横アーチ**：母趾内転筋，長腓骨筋

C. 足関節・足部の運動

距腿関節は，背屈時に距骨が上方に転がり，後方に滑る（図3-3a）．底屈時には，距骨が下方に転がり，前方に滑る（図3-3b）．

距骨下関節の運動軸は，前額面にも水平面にも矢状面にも一致しないため，距骨には底屈/背屈，回内/回外，外転/内転運動が複合的に生じる．

足部の内側縦アーチは，荷重により足部の回内・外転を伴って，アーチ上部が下降する（図3-4）．

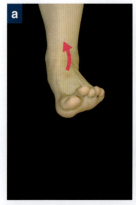

▶図3-3 足関節・足部の複合運動
a：背屈．b：底屈．

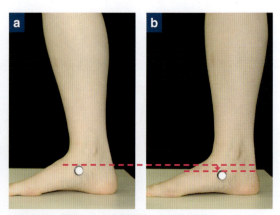

▶図3-4 荷重による内側縦アーチの低下
a：非荷重位．b：荷重位
荷重により舟状骨が沈降する．

1 足関節後方の痛み

本項ではstepごとにまとめて述べる．特に step 3 は，足関節・足部全体で重複するため，章末にまとめて「4 足関節・足部の運動学的評価」として述べる．

step 1 どう動かすと痛むのか？：力学的ストレスの明確化

足関節後方に加わる力学的ストレスを考えると，歩行・ランニングなどで踏み込む際やジャンプの着地時には，下腿が前傾し足関節は背屈する．この背屈により，足関節後方には**伸張ストレス**が加わる．

歩行・ランニングなどで蹴り出す際やジャンプで跳び上がる際には，踵が持ち上がり，足関節は底屈する．この底屈により，足関節後方には**圧縮ストレス**が発生する．

問診の際，疼痛が発生する動作について，「踏み込む時に痛いか，跳び上がる時に痛いか」を聞くと，対象者にとっても理解しやすい．

伸張ストレスが加わっている場合は，後脛骨筋腱や長・短腓骨筋腱，アキレス腱のいずれかに問題があると考える．

圧縮ストレスが加わっている場合は，アキレス腱の深層に位置する脂肪体（Kager's fat pad），三角骨や長母趾屈筋腱に問題があると考える．

特に，足関節後方の痛みは，背屈時にも底屈時にも発生することがある．そのような場合はアキレス腱およびその周囲組織を疑う．

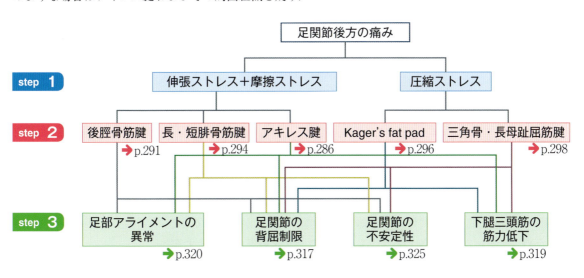

フローチャート 足関節後方の痛みに対する評価戦略

step 2 どこが痛むのか？：解剖学的評価

1) アキレス腱（図3-5）

> **アキレス腱（下腿三頭筋の停止腱）**
> **腓腹筋**
> 起　始：内側頭；大腿骨内側上顆
> 　　　　外側頭；大腿骨外側上顆
> 停　止：アキレス腱となり踵骨隆起
> 神経支配：脛骨神経
> 作　用：膝関節屈曲，足関節底屈
>
> **ヒラメ筋**
> 起　始：脛骨ヒラメ筋線，腓骨頭と腓骨頸の後面
> 停　止：アキレス腱となり踵骨隆起
> 神経支配：脛骨神経
> 作　用：足関節底屈

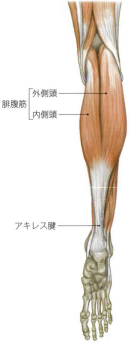

▶ 図3-5　アキレス腱
アキレス腱は外側から内側へねじれ構造をもって走行している．

● **疼痛が発生する解剖学的要因**

　アキレス腱は，長さが平均20～25 cm，断面積は中央部で約70～80 mm² であり，1 mm² あたり6～10 kgの張力に耐えられるため，本来ならば，1 t近い張力に耐えられる強靭な腱である．このようなアキレス腱が損傷するには，慢性的なストレスによる腱の変性や硬度変化が関与していると考えられる．

　アキレス腱には，ヒラメ筋と腓腹筋が付着する．**ヒラメ筋**は，typeⅠ線維が多く，立位姿勢において前方への回転モーメントを制御する姿勢保持筋としての役割が強い[1]．一方，**腓腹筋**は，typeⅡb線維が多く，ダッシュやジャンプなどの推進力を生み出す役割が強い．ランニング中のアキレス腱には，体重の7倍程度の張力が加わることが知られている[2]．この強い張力を受ける部分は，**アキレス腱部**と**アキレス腱付着部**に大別できる．

①アキレス腱部

　アキレス腱自体は，近位部で広く，中央部で細くなり，その後付着部で再び広がるという形態をしている．ランニングやジャンプの着地などで距骨下関節の回内/回外運動が加わることで，アキレス腱部の内側・外側には，強い張力が加わる（図3-6）．アキレス腱部を細かく解剖すると，アキレス腱は，遠位に下行した下腿深筋膜に続く結合組織性の被膜に覆われている．この結合組織性の被膜を**パラテノン**と呼ぶ．パラテノンには，血行と神経が豊富に存在している（図3-7）．また腱の滑走に伴い，2～3cm 伸張されることが知られている[3]．そのため，アキレス腱部に加わるストレスがパラテノンの炎症を誘発すると，アキレス腱部に疼痛が発生することが考えられる．また，アキレス腱の栄養血管は後脛骨動脈であり，パラテノンに走行する血管から栄養を受ける．アキレス腱の中央部は血行が不良で，これは踵骨隆起から2～6 cmの部位で断裂しやすいという脆弱性とも関係している[4,5]．

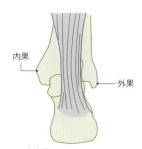

a　直立位

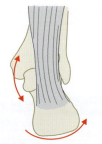

b　回内位

▶ 図3-6　アキレス腱と距骨下関節の回内
回内するとアキレス腱内側に伸張ストレスが加わる．

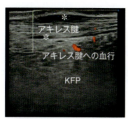

▶図3-7 アキレス腱の炎症と血流

アキレス腱を包むパラテノンの腫脹(*)とアキレス腱への血流を認める.
KFP：Kager's fat pad

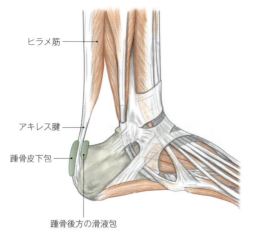

▶図3-8 足関節の滑液包と腱鞘

アキレス腱の表層と深層に滑液包が存在する.

②アキレス腱付着部

　アキレス腱は，踵骨後方2/3に長方形の形状で付着する．付着部は，内側寄りに存在している．アキレス腱の踵骨付着部には，2つの滑液包が存在する（図3-8）．1つはアキレス腱と皮膚の間に存在し，皮下でアキレス腱の滑走性を維持している．もう1つは，腱と踵骨隆起の上部に存在する**retrocalcaneal bursa（踵骨後方の滑液包）**である．retrocalcaneal bursaは，Kager's fat padの遠位端に存在し[6]，ヒラメ筋からくるアキレス腱の線維が付着する[7]こともある．

　付着部の組織学的構造は，**線維軟骨性付着部**と呼ばれる4層構造をしている．腱側から順に，①線維層，②非石灰化線維軟骨層，③石灰化線維軟骨層，④骨層である．関節運動により，骨と骨の位置関係が変化すると，腱が骨を引っ張る方向が変化する．腱のような軟らかいものが，骨のような硬い組織に結合する際に，直接，付着していると，関節運動により腱は折れ曲がるようなストレスを大きく受けることになる．そこで線維軟骨性付着部は，腱より硬く，骨より軟らかい組織を介在することで，腱に加わるストレスを減らしていると考えられている．この線維軟骨性付着部の非石灰化線維軟骨層には，軟骨細胞の集積や縦断裂といった変形性関節症のような変化が生じることが知られている[8]（図3-9）．

➡線維軟骨性付着部
fibrocartilage enthesis

　つまり，アキレス腱付着部とその周囲の滑液包や脂肪体などの組織（enthesis organ）が，退行性変化や過度なストレスに対して変性することで，アキレス腱付着部に疼痛が生じると考えられる．

● アキレス腱の触診（図3-10）

　アキレス腱は足関節後方で体表面に位置し，足関節背屈により硬くなるため，容易に触診できる．アキレス腱付着部の触診は，アキレス腱の表層，内側，外側，深層と触り分ける．

　下腿三頭筋の構造は，深層にヒラメ筋，表層内側に腓腹筋内側頭，表層外側に腓腹筋外側頭が位置する．そのままアキレス腱が下行するのであれば，アキ

➡アキレス腱
Achilles tendon

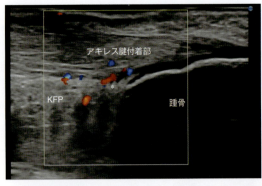

▶図3-9 アキレス腱踵骨付着部の炎症（青色と赤色の部分）
＊はアキレス腱踵骨付着部を示す．
KFP：Kager's fat pad

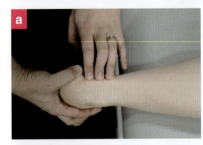
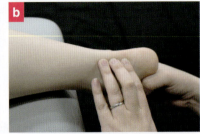
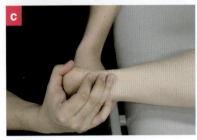
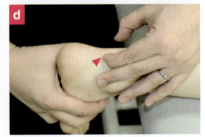

▶図3-10 アキレス腱の触診
a：表層，b：内側，c：外側，d：深層

レス腱も深層がヒラメ筋，表層内側が腓腹筋内側頭，表層外側が腓腹筋外側頭となるが，アキレス腱には**ねじれ構造**が存在している．Edama ら[7,9]は，アキレス腱の深層に位置する筋束のねじれ構造を3つに分類し，日本人における出現頻度を調査している．すなわち，ヒラメ筋のみが位置する**ほとんどねじれていないタイプ**（type1）の出現率は24％，腓腹筋外側頭とヒラメ筋が位置する**中等度ねじれタイプ**（type2）は67％，腓腹筋外側頭のみが位置する**重度ねじれタイプ**（type3）は9％である．この分類では性差を認めないことも確認している．また，疼痛が生じやすい踵骨付着部前方（アキレス腱深層部分）には，個体差があるものの，腓腹筋外側頭とヒラメ筋が存在することが多いと報告している．アキレス腱深層部分には，retrocalcaneal bursa も存在する．

● **下腿三頭筋の触診**（図3-11）
①腓腹筋

　腓腹筋は，下腿後面で表層に位置する．膝窩にて膝窩動脈を触れ，その内側・外側に位置する筋腹が，それぞれ腓腹筋内側頭・外側頭である．腓腹筋の作用は足関節底屈と膝関節屈曲であるが，膝関節屈曲を行わせると，ハムスト

➡腓腹筋
gastrocnemius m.

リングスの収縮が生じるため，足関節の底屈運動を行わせ，収縮に伴い硬くなる腓腹筋を触知する．

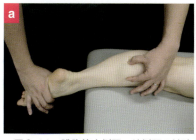
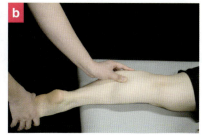

▶図3-11　腓腹筋内側頭・外側頭の触診
a：内側頭の筋腹の触診．b：外側頭の筋腹の触診．

②ヒラメ筋（図3-12）

　ヒラメ筋は，腓腹筋の深層に位置し，足関節底屈に作用する単関節筋である．腓腹筋より遠位まで筋腹が存在するため，足関節遠位部から触診を進めることで，ヒラメ筋の筋腹を触り分けることができる．特に，脛骨内側縁から触診すると，筋腹中央部では腓腹筋内側頭の存在しない部分を触診できる．

➡ヒラメ筋
soleus m.

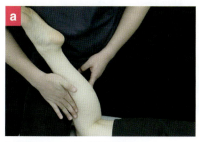

▶図3-12　ヒラメ筋の触診
a：筋腹の触診．b：遠位部の触診．

● アキレス腱のテスト

Thompson squeeze test

- **検査肢位**：腹臥位にて他動的に膝屈曲位とする．
- **操作**：下腿三頭筋の筋腹を把持する．
- **判定**：検査側の足関節が底屈しなければ陽性．
- **機能的意義**：筋腹を握ることで，腓腹筋とヒラメ筋を短縮させる．この筋の短縮がアキレス腱を介して足関節が底屈する．しかし，アキレス腱が断裂していると，張力が足部に伝わらないため，底屈しない．
- **注意点**：部分断裂の場合は，わずかに底屈することがある．左右差を比較することが重要になる．またアキレス腱炎やアキレス腱付着部の障害では，Thompson squeeze testが陽性になることは少なく，丁寧な圧痛所見をとることが重要になる．

● 触診と検査結果から何が考えられるのか？

　Thompson squeeze testが陽性の場合は，アキレス腱断裂の可能性がある．臨床では，アキレス腱付着部に圧痛があるケースに遭遇することが多い．こうした場合には，アキレス腱自体に圧痛があるのか，アキレス腱付着部（retrocalcaneal bursa）に圧痛があるのかを確認する必要がある．

　アキレス腱に圧痛が生じている場合は，疼痛が伸張ストレスで出現するのか，圧縮ストレスで出現するのかを再度確認する．いずれの場合も①足関節の背屈制限，②下腿三頭筋の筋力低下が問題になる．また，伸張ストレスで疼痛が生じる場合には，さらに，③足部アライメントが問題になる可能性がある．

①足関節の背屈制限 ▶ step 3 p.317

　下腿三頭筋の伸張性低下は，足関節の背屈制限を招く．また，下腿三頭筋の伸張性が低下していなくても，足関節の背屈が制限された状態でランニングやジャンプなど，足関節の背屈を強いられる動作を行うことで，アキレス腱はより強い伸張ストレスを受けることになる．また，足関節の背屈が制限された状態でより強い伸び上がりをしようとすると，筋を素早く伸張することができない．筋は伸張された状態から戻るときに，強い張力を発揮できる（stretch-shortening cycle：SSC）．背屈制限が存在するとSSCが効率的に利用できないため，より強い下腿三頭筋の活動が必要になり，アキレス腱に対する力学的ストレスが増加する．

②下腿三頭筋の筋力低下 ▶ step 3 p.319

　下腿三頭筋（足関節底屈筋）の筋力が低下すると，荷重位で下腿を前傾できなくなる．そのため，関節可動域制限がなくても，動作中には足関節の背屈が制限される．さらに，下腿三頭筋の筋力が低下しているため，より強い収縮活動が必要になり，アキレス腱部には強い伸張ストレスが生じる．

③足部アライメントの異常 ▶ step 3 p.320

　足部アライメントの中でも，足部が回内し，内側縦アーチの低下した状態が問題になる．内側縦アーチが低下すると足部の剛性が低下するため，蹴り出し時に床反力を有効に受けることができない．より強い力で床を蹴ることになるため，アキレス腱には強い伸張ストレスが加わる．

> **知っ得！**
>
> **stretch shortening cycle（SSC）**
> 動かしたい方向とは逆方向に動かし，反動をつけることで，筋・腱複合体が伸張（stretch）されてから筋短縮（shortening）が生じるため，より大きな力が発揮される．

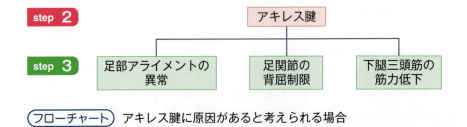

フローチャート アキレス腱に原因があると考えられる場合

2)後脛骨筋腱(図3-13)

後脛骨筋
- 起　　始：下腿骨間膜の上半，脛骨と腓骨の骨間膜側
- 停　　止：舟状骨粗面，内側・中間・外側楔状骨，第2〜4中足骨底
- 神経支配：脛骨神経
- 作　　用：足関節内返し(距腿関節底屈＋足部回外・内転)

長趾屈筋
- 起　　始：脛骨後面の中央1/3
- 停　　止：第2〜5末節骨底
- 神経支配：脛骨神経
- 作　　用：足関節内返し(距腿関節底屈＋足部回外・内転)，第2〜5趾屈曲(中足趾節関節，趾節間関節)

長母趾屈筋
- 起　　始：脛骨後面の下部2/3，下腿骨間膜の腓骨側
- 停　　止：母趾末節骨底*
- 神経支配：脛骨神経
- 作　　用：足関節内返し(距腿関節底屈＋足部回外・内転)，第2〜5趾屈曲(中足趾節関節，趾節間関節)

*長母趾屈筋が母趾のみに停止する例は少なく，多くの例で第2・3趾の末節骨にも停止する．

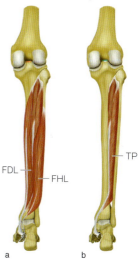

→後脛骨筋(TP) tibialis posterior m.
→長趾屈筋(FDL) flexor digitorum longus m.
→長母趾屈筋(FHL) flexor hallucis longus m.

▶図3-13　後脛骨筋
後脛骨筋は長趾屈筋，長母趾屈筋の深層に位置し，下腿深層屈筋の最深層に位置する筋である．

● 疼痛が発生する解剖学的要因

後脛骨筋は，下腿骨間膜，脛骨と腓骨の隣接面から起始し，舟状骨にいったん停止した後，載距突起，第2・3楔状骨，立方骨と第2〜4中足骨基底部の足底面に腱線維が分岐して停止する．作用は，足関節の底屈，足部の回外・内転運動である．

歩行中には，長腓骨筋とともに立脚終期でピークを迎える[10]．立脚終期では，踵が床面から離れて，前足部で体重を支持しながら，身体重心を前方に移動する機能が求められる．前方への推進力を制動するためには，下腿三頭筋の強い筋活動と，足底腱膜の緊張によるwindlass機構が重要になると考えられている．**長腓骨筋**は第1中足骨と内側楔状骨の底屈・外返しに作用するため，後脛骨筋と長腓骨筋が同時に収縮することで，リスフラン関節のレベルで横アーチが高まり，足部の剛性が高まると考えられている[11](図3-14)．

つまり，歩行中，特に立脚終期において，後脛骨筋は，足関節の底屈/背屈に必要な滑走性が求められるとともに，伸張された肢位から強い張力を発揮することが求められる．このような力学的要求に対して後脛骨筋が機能する際に，強い力学的ストレスが加わる部分が，内果後方部と舟状骨付着部の2か所である．

①**内果後方部**(図3-15)

後脛骨筋腱は，下腿後面を下行した後，内果後方部で大きく走行を変える．

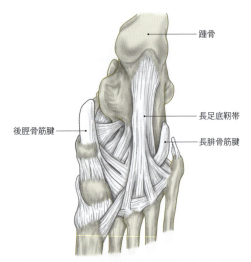

▶図3-14 後脛骨筋腱と長腓骨筋腱の安定化機構
後脛骨筋と長腓骨筋の腱は互いに足底部に回り込んで中足部から前足部の横アーチの保持にも関与している.

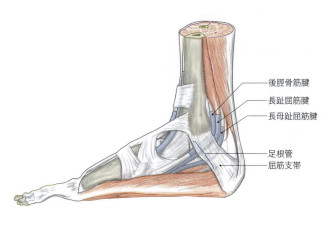

▶図3-15 内果後方部の後脛骨筋腱
後脛骨筋の腱は内果の後方で走行を変えるため,腱鞘に包まれている.

この部分では腱鞘に覆われている.後脛骨筋腱は,後脛骨筋の筋腹,腱周囲の結合組織の動脈網,後脛骨動脈からの分枝,腱の骨膜付着部の血管から栄養を受けるが,内果後方部は虚血領域として知られている[12].そのため,摩擦ストレスの大きく加わる内果後方部に腱実質の損傷が生じると,治癒しにくい構造となっている.

②舟状骨付着部(外脛骨部)(図3-16)

　外脛骨は,足部の過剰骨もしくは種子骨の1つであり,舟状骨の内側後下方に存在する.健常者の15%前後に認められるが,無症候性のものがほとんどで,10～30%くらいが症候性であるとされている[13].外脛骨は,舟状骨と離れて後脛骨筋腱内に存在するVeitch Ⅰ型,**軟骨結合**を有するVeitch Ⅱ型,Veitch Ⅱ型の外脛骨が舟状骨と骨性に癒合した(cornuate navicular) Veitch Ⅲ型に分類される[14].軟骨結合部は**滑膜性関節**で,そこに関節症変化が生じることも指摘されている[15].さらに外脛骨の存在が**底側踵舟靱帯**の変性断裂を生じさせるとの報告もある[16].

　後脛骨筋の舟状骨付着部はenthesis organであり,強い張力が加わる部位である[17].また,Veitch Ⅱ型においては,後脛骨筋腱はいったん外脛骨に停止し,さらに外脛骨を起始部として足底の各部位に向かうという解剖学的特徴[18,19]がある.そのため,外脛骨の軟骨結合部では,後脛骨筋の収縮による強い張力が加わるたびに,強い伸張ストレスが働き,疼痛が誘発される.

➡外脛骨
os tibiale externum

➡軟骨結合
synchondrosis

➡滑膜性関節
synovial joint

➡底側踵舟靱帯
spring ligament

● 下腿深層屈筋群の触診
①後脛骨筋(図3-17)

　後脛骨筋は,足関節の内返し運動に作用する.内果の後方で,下腿深層屈筋腱の中で最も内側に位置し,収縮に伴い,腱の浮き上がる様子が後方から視覚的に確認できる.また,同部で腱を触知し,舟状骨粗面まで触診できる.

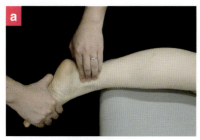 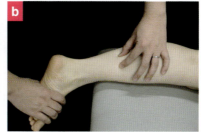

▶図3-17 後脛骨筋腱の触診

②舟状骨(外脛骨)(図3-18)

内果の下端から2横指程度前方にある骨隆起が舟状骨粗面となる．ここには後脛骨筋が停止する．舟状骨は，近位の距骨とショパール関節を構成している．そこで距骨を把持して，舟状骨の底背側への滑り運動を他動的に起こすことで，関節面に触れられる．同様に遠位においては楔舟関節を構成するため，舟状骨を把持して，内側楔状骨の底背側への滑り運動を他動的に操作し，関節面に触れる．

③長趾屈筋(図3-19)

長趾屈筋腱は，後脛骨筋の外側かつ後脛骨動脈より内側に位置する．そのため，後脛骨筋と後脛骨動脈をランドマークにして，その間に指を置く．長趾屈筋のみを収縮することは難しいため，第4・5趾を伸展させることで，滑走する長趾屈筋腱を触知する．第2・3趾は長母趾屈筋腱が停止することが多く，第2・3趾が伸展すると，長母趾屈筋腱も滑走するため，長母趾屈筋と長趾屈筋は鑑別できない．

④長母趾屈筋(腱)(図3-20)

長母趾屈筋腱は，下腿深層屈筋群の中で最外側に位置し，内果の後方に置いた指からは最も深層に位置する腱である．後脛骨動脈より外側に位置するため，後脛骨動脈を触れて，さらに深層に指を深く入れた状態で，母趾を伸展させることで，長母趾屈筋腱の滑走を触れることができる．

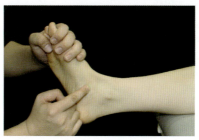

▶図3-18 舟状骨の触診

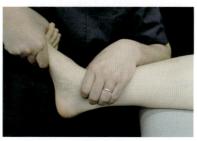

▶図3-19 長趾屈筋の触診

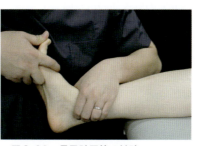

▶図3-20 長母趾屈筋の触診

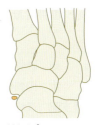

Veitch Ⅰ

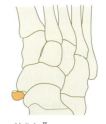

Veitch Ⅱ

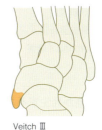

Veitch Ⅲ

▶図3-16 外脛骨の分類

Veitch Ⅰ：外脛骨が後脛骨筋腱内にあり，舟状骨から分離している．
Veitch Ⅱ：外脛骨は舟状骨粗面と線維性あるいは線維軟骨性に結合し，後脛骨筋腱付着部の一部になっている．
Veitch Ⅲ：外脛骨は舟状骨と骨性に癒合しており，この部分が突出している．

3 足関節・足部

3) 長・短腓骨筋腱（図3-21）

長腓骨筋
- 起　　始：腓骨頭および腓骨外側上2/3
- 停　　止：内側楔状骨および第1中足骨底
- 神経支配：浅腓骨神経
- 作　　用：足関節底屈，足部外転・回内

短腓骨筋
- 起　　始：腓骨外側下1/2
- 停　　止：第5中足骨粗面
- 神経支配：浅腓骨神経
- 作　　用：足関節底屈，足部外転

●表3-1　腓骨筋腱の障害と理学所見

	疼痛部位	特徴的な理学所見
腓骨筋腱炎	外果後方部	腓骨筋収縮時の疼痛
腓骨筋腱脱臼	外果後方部	腓骨筋の脱臼・snapping
短腓骨筋腱断裂	外果後方部	（−）
os peroneum 障害	立方骨部	荷重時の疼痛

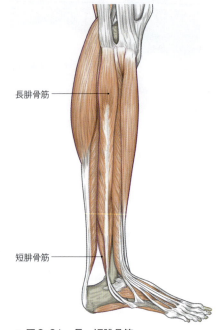

▶図3-21　長・短腓骨筋

➡長腓骨筋
peroneus longus m.

➡短腓骨筋
peroneus brevis m.

● 疼痛が発生する解剖学的要因

長腓骨筋・短腓骨筋ともに足関節の底屈と外転に作用し，長腓骨筋はさらに足部の回内にも作用する．外果後面には腓骨筋腱溝が存在して，腱の脱臼を防いでいる．外果後面で1つの腱鞘内を通過した両腱は，踵骨の外側面に存在する腓骨筋滑車部により，分かれて走行することになる．腓骨筋滑車の前上方を通過するのが短腓骨筋で，後下方を通過するのが長腓骨筋である．長腓骨筋腱はさらに立方骨の下面を通過し，足底に回り込む．このように，長腓骨筋は起始から停止までの間に急激に走行を変え，さらに狭窄部分を通過する．そのため，炎症性変化（腓骨筋腱炎）や，外傷に伴う脱臼（腓骨筋腱脱臼）を起こすことがある．その他にも腓骨筋腱が疼痛の原因になることがある（表3-1）．

①腓骨筋腱炎
腓骨筋腱炎は，外果後方部分での腓骨筋の滑走障害である．足関節の不安定性を制御するために腓骨筋腱の活動性が高まり，摩擦ストレスが増加し，狭窄性の腱鞘炎を発生することが多い．

②腓骨筋腱脱臼
腓骨筋腱脱臼は比較的まれな疾患であるが，足関節背屈位での足部の内転強制や，足部が固定された状態での下腿外旋強制によって受傷する．

③短腓骨筋腱断裂
短腓骨筋腱は縦断裂を起こすことがある．これは，短腓骨筋が表層から長腓骨筋に，深層から外果によって圧迫されていることに起因する．つまり，長腓骨筋と外果の腱溝部分で圧迫された状態で短腓骨筋腱が滑走することで，縦断裂が生じる．

④os peroneum 障害

長腓骨筋腱は，立方骨直下で腱内に種子骨が存在する場合がある．この種子骨を os peroneum と呼び，この種子骨の骨折，疲労骨折，分離種子骨障害を生じることがある．

● 腓骨筋群の触診（図3-22）

長腓骨筋は，足関節底屈と足部の外転運動により，外果の後方で硬い腱として浮き上がるのが触知できる．長腓骨筋腱の深層に，短腓骨筋の筋腹が位置する．足部を外転位に保持し，第5中足骨底を底側に押し下げるように抵抗を加えることで，短腓骨筋の収縮が強調される．短腓骨筋は，外果の後方まで筋腹があるのに対して，長腓骨筋は外果の後方ではすでに腱となっている．

<u>外果後方で硬い腱を押して圧痛があれば長腓骨筋腱，腱より深層後方で圧痛があれば短腓骨筋の圧痛</u>と判断できる．

腓骨筋腱の障害には，特異的な検査が存在しない．そのため，画像所見や触診による圧痛の有無から判断する．

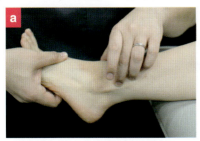

▶図3-22　長・短腓骨筋腱の触診
a：長腓骨筋腱．b：短腓骨筋腱．

● 触診と検査結果から何が考えられるのか？

後脛骨筋腱や舟状骨に圧痛があり，収縮時痛が足関節後内側に再現できれば，後脛骨筋腱や外脛骨に対する伸張ストレスや摩擦ストレスが増強して疼痛が発生したと考えられる．また，長・短腓骨筋腱の圧痛があり，収縮時痛が足関節後外側に存在すれば，長・短腓骨筋腱への摩擦ストレスや伸張ストレスが疼痛を誘発したと考えられる．

後脛骨筋腱や長・短腓骨筋腱に伸張ストレスが増強する要因として以下の3つが考えられる．特に後脛骨筋腱や外脛骨障害では，これらが複合して存在することで，疼痛発生機序を複雑にしている症例を多く経験する．また，腓骨筋腱障害は，足関節の不安定性が関与して発生することが多い．

①足関節の不安定性 ➡ step 3 p.325

足関節内反捻挫で損傷しやすい前距腓靭帯と走行が類似している長・短腓骨筋腱は，足関節内反制動に作用する．そのため，足関節内反捻挫に伴い，長・短腓骨筋腱にも伸張ストレスが加わり損傷することがある．また，後脛骨筋腱や外脛骨障害は，足関節内反捻挫に続発することがある．これは，足関節を内反した際に，足関節内側に圧縮ストレスが加わり，外脛骨部や後脛骨筋腱の微細損傷が起こるからである．このように，急性外傷で合併して微細損傷を受け

た後に，荷重を加えることで，長・短腓骨筋腱・後脛骨筋腱・外脛骨に伸張ストレスが加わり，疼痛が発生すると考えられる．

また，慢性的な足関節の不安定性に対して，長・短腓骨筋や後脛骨筋による安定化機構が過剰に働くことで，後脛骨筋や長・短腓骨筋への負荷が増強し，伸張ストレスが増強して疼痛が生じることもある．

②足関節の背屈制限 → step 3 p.317

足関節の背屈制限が生じると，足関節の底屈に作用する後脛骨筋腱や長・短腓骨筋腱には伸張ストレスが増強することになる．また，足関節背屈が制限された状態で，荷重位での下腿前傾を行うと，足部の回内が増強するため，回外に作用する後脛骨筋には特に伸張ストレスが増強する．

③足部アライメントの異常 → step 3 p.320

足部アライメントの異常，とりわけ内側縦アーチの低下と横アーチの低下が問題になる．後脛骨筋は足部の回外・内転に作用するため，内側縦アーチが低下すると，過度な伸張を受ける．また，舟状骨に停止した後は，内側・外側・中間楔状骨や2～4中足骨底に付着し，中足部横アーチの剛性にも関与する．そのため，内側縦アーチと横アーチの低下した足部では，後脛骨筋への負荷が強くなり，伸張ストレスが増強する．

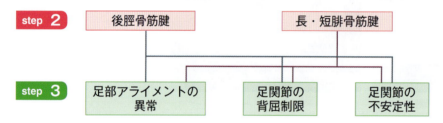

フローチャート 後脛骨筋腱と長・短腓骨筋腱に原因があると考えられる場合

4) Kager's fat pad（図3-23）

> **Kager's fat pad**
> アキレス腱の深層かつ長母趾屈筋の表層，踵骨近位部の空間を埋める脂肪体
> ①**アキレス腱パート(A)**：アキレス腱の深層部分
> ②**長母趾屈筋パート(F)**：長母趾屈筋
> ③**retrocalcaneal wedge パート(R)**：アキレス腱付着部の深層部分

●疼痛が発生する解剖学的要因

Kager's fat padとは，アキレス腱の深層かつ長母趾屈筋の表層，踵骨近位部の空間を埋める脂肪体である．この脂肪組織は，①**アキレス腱パート**，②**長母趾屈筋パート**，③**retrocalcaneal wedge パート**の3つに分けられる[20]．この周囲には後脛骨動静脈と脛骨神経が走行しており，足関節運動における筋腱

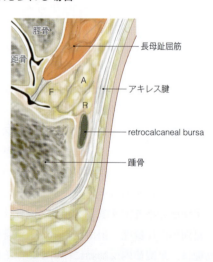

▶図3-23 Kager's fat pad

〔Theobald P, Bydder G, Dent C, et al：The functional anatomy of Kager's fat pad in relation to retrocalcaneal problems and other hindfoot disorders. J Anat 208：91-97, 2006をもとに作図〕

の滑走や骨運動による機械的ストレスから血管・神経を保護する機能があると考えられる．

また，アキレス腱下の滑走性，アキレス腱付着部の圧縮力の軽減，retrocalcaneal bursa の内圧調整の機能があるといわれている[21]．そのため足関節の外傷や over use により，この脂肪体が拘縮すると，足関節底屈/背屈運動時のアキレス腱の滑走性の低下や，アキレス腱付着部への応力集中，retrocalcaneal bursa の炎症などを惹起し，アキレス腱周囲に疼痛が生じる．特に足関節底屈運動時には，踵骨隆起とアキレス腱との間の部分に retrocalcaneal wedge パートが入り込む．この底屈/背屈運動における retrocalcaneal wedge パートの滑走性の障害は，疼痛の要因となる．この部分の滑走性には，長母趾屈筋パートの動態が影響している[22]．

● Kager's fat pad の触診（図3-24）

アキレス腱を触知し，アキレス腱の深層部分をつまむように把持する．他方の指で側方から圧迫し，反対側の指は圧迫を解放する．これにより脂肪組織の側方移動が生じる．これをアキレス腱の深層部分から長母趾屈筋の表層部分まで行い，移動量の左右差を比べる．retrocalcaneal wedge パートの滑走性を上げるためには，足関節を底屈させながら，アキレス腱下脂肪体の深層部分（アキレス腱パート）を表層遠位へ牽引するように操作する[22]．アキレス腱炎部分の疼痛を訴える症例において，アキレス腱の深層部分に圧痛があり，この操作を繰り返すことによって疼痛が軽減する場合は，retrocalcaneal wedge パートの疼痛と考えている．

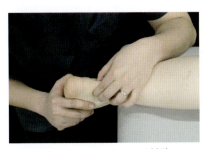

▶図3-24　Kager's fat pad の触診

● 触診と検査結果から何が考えられるのか？

Kager's fat pad に圧痛があり，側方移動量に左右差がある場合は，Kager's fat pad の拘縮があると判断している．特にアキレス腱の踵骨付着部の深層に疼痛があり，retrocalcaneal wedge パートの滑走性を改善する操作により疼痛が改善する場合も，Kager's fat pad の拘縮があると判断できる．Kager's fat pad 由来の疼痛が生じている場合には，以下の2つの運動学的要因を疑う．

①足関節の背屈制限　▶ step 3　p.317

Kager's fat pad は，アキレス腱と長母趾屈筋，retrocalcaneal bursa で作られたスペースに存在し，これらの組織間の滑走性の維持のほかに，retrocalcaneal bursa の内圧調整という役割を担っている．下腿三頭筋や長母趾屈筋の滑走性が障害され，足関節の背屈制限が生じ，Kager's fat pad の拘縮が存在すると，この内圧調整機構が破綻し，足関節背屈時に過剰な圧縮ストレスにさらされることになる．そのため，足関節の背屈制限の因子を評価する必要がある．

② **下腿三頭筋の筋力低下** → step 3 p.319

　下腿三頭筋の筋力低下が存在すると，歩行中など下腿三頭筋への負荷が相対的に高くなる．そのため，筋硬度が高まり，Kager's fat pad が存在するスペース内の圧力が高まる．また，下腿三頭筋の筋力低下を後脛骨筋や長母趾屈筋などの深層屈筋群で代償すると，Kager's fat pad 内の圧力が高まる．これにより，Kager's fat pad 内の圧縮ストレスが増強して，疼痛が発生する．そこで下腿三頭筋をはじめとした足関節底屈筋の触診とともに，筋力を評価する必要がある．

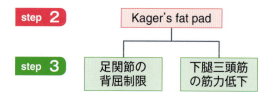

（フローチャート）Kager's fat pad に原因があると考えられる場合

5) 三角骨・長母趾屈筋腱

> **三角骨**（図3-25）
> 距腿関節後面に存在する過剰骨で，距骨後突起や長母趾屈筋の近くに存在することがある．

→ 三角骨
　triangular bone

● **疼痛が発生する解剖学的要因**

　足関節後方は，距骨後突起部によって，**距腿関節**と**距骨下関節**とに分割され

→ 距腿関節
　ankle joint

→ 距骨下関節
　subtalar joint

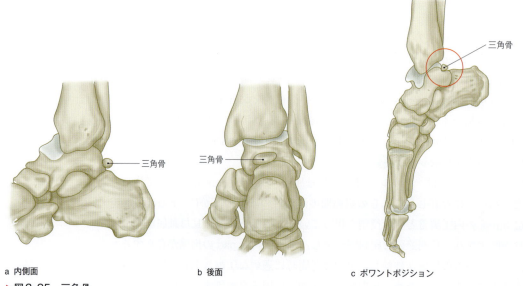

a 内側面　　　　　　　　b 後面　　　　　　　　c ポワントポジション

▶ 図3-25　三角骨

三角骨は，足関節底屈位でインピンジメントすることがある．

る．この部分の内側には長母趾屈筋腱が通過しており，サッカーのインステップキックやバレエのポワントポジションなどにおいて，足関節に繰り返しかかる底屈力により，足関節後方に圧縮ストレスが加わることで疼痛が生じる．これを**三角骨障害**や**足関節後方インピンジメント症候群**と呼ぶ．

足関節後方インピンジメント症候群は，繰り返される足関節の底屈により，距腿関節，距骨下関節，腱鞘といったさまざまな組織の炎症が混在した状態と考えられる．インピンジメントの原因により，骨性と軟部組織性に大別できる．

① **骨性インピンジメント**

頻度が高い骨性インピンジメントは，**三角骨**と**距骨後突起**のインピンジメントである．三角骨は，足部では外脛骨に次いで多い過剰骨で，日本人における出現割合は12.7％と報告されている[23]．また，割合は低いが，距骨後突起の骨折，骨棘，炎症性石灰化が挙げられる．

② **軟部組織性インピンジメント**

軟部組織性のインピンジメントには，長母趾屈筋腱鞘炎，滑膜炎などがあり，最近では果間靱帯（IML）やその破格などもインピンジメントの原因としての考えられている[24〜26]（図3-26）．**果間靱帯**（IML）は，後脛腓靱帯の深層線維である横脛腓靱帯と後距腓靱帯の間に存在する靱帯で，出現割合は81.8％である[27]．果間靱帯の外側は，後距腓靱帯とともに外果窩に付着する．内側は幅広く，2束以上に分かれて扇状の形態をとり，内果および長母趾屈筋腱の線維性トンネルの一部に付着する[28]．

また安田らによると，手術により切除した組織の組織学的検討により，切除組織は関節包や靱帯組織であり，線維化や粘液変性，石灰化，軟骨化などの変性所見を認めたとしている．さらに術中の肉眼所見と病理組織所見から，捻挫やスポーツ活動により損傷した関節包や靱帯が線維化，肥厚，変性して，足関節インピンジメントの原因になったと考えられると報告している[27]．

➡果間靱帯
intermalleolar ligament：IML

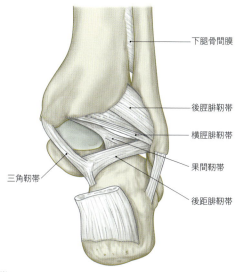

▶図3-26　果間靱帯

〔安田稔人，木下光雄：足関節後方・内側軟部組織インピンジメントの病態と治療．関節外科 29：815-820，2010より〕

つまり，足関節後方インピンジメント症候群は，足関節底屈による足関節後方への圧縮ストレスにより，骨性・軟部組織性に炎症が生じて疼痛が生じているものと考えられる．特に外傷による足関節の不安定性や可動域制限はインピンジメントを惹起しやすいため，足関節機能の評価とともに丁寧な触診と画像評価が重要になる．

● 三角骨の触診

三角骨が存在する例では，長母趾屈筋や距骨後突起の近傍に存在する．そのため，長母趾屈筋を触診した後（→p.293）に，その周囲で硬い骨の感触を探す．強い圧痛を示すときもある．三角骨の存在はX線や超音波画像による評価を行うことを勧める．また長母趾屈筋腱に圧痛が存在することもある．

● 触診と検査結果から何が考えられるのか？

三角骨が存在する場合や長母趾屈筋腱に圧痛がある場合において，足関節底屈により足関節後面に疼痛が生じる症例では，圧縮ストレスにより疼痛が生じると考えられ，以下の運動学的評価を行う．

①足関節の背屈制限 → step 3 p.317

足関節背屈時に長母趾屈筋腱の伸張性が不足すると，長母趾屈筋腱により強い伸張ストレスが加わることになる．この伸張ストレスにより長母趾屈筋腱が腱鞘炎のような状態になると，足関節底屈時に三角骨周囲での圧縮ストレスや摩擦ストレスが増強する．そのため，長母趾屈筋腱の伸張性を確認するためにも足関節の背屈可動域を評価する必要がある．

②下腿三頭筋の筋力低下 → step 3 p.319

足関節底屈筋の筋力低下を長母趾屈筋で代償すると，長母趾屈筋腱が腱鞘炎のような状態になる．そのような状態になると，足関節底屈時に三角骨周囲での圧縮ストレスや摩擦ストレスが増強する．そのため，足関節底屈筋，すなわち下腿三頭筋の筋力を評価する必要がある．

③足関節の不安定性 → step 3 p.325

足関節の前方不安定性が存在すると，足関節底屈時に距骨の運動が不安定になる．そのため，底屈運動において，距腿関節後方部分に圧縮ストレスが増強することがあり，前方不安定性の評価が重要になる．

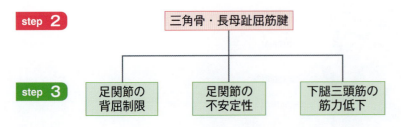

フローチャート 三角骨と長母趾屈筋腱に原因があると考えられる場合

2 足関節前方の痛み

本項では，stepごとにまとめて述べる．特に step 3 は，足関節・足部全体で重複するため，章末にまとめて「4 足関節・足部の運動学的評価」として述べる．

step 1 どう動かすと痛むのか？：力学的ストレスの明確化

足関節前方に加わる力学的ストレスを考えると，歩行・ランニングなどで踏み込む際やジャンプの着地時には，**圧縮ストレス**が加わる．また，歩行・ランニングなどで蹴り出す際やジャンプで跳び上がる際には，足関節前方に**伸張ストレス**が発生する．

臨床では，足関節背屈時に圧縮ストレスが加わって疼痛が発生するか，背屈時にも底屈時にも疼痛が発生する症例が多い印象を受ける．

圧縮ストレス・伸張ストレスいずれの場合も，距腿関節の前方関節包および前距腓靱帯に問題があると考える．

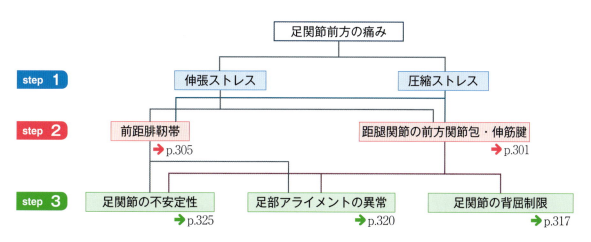

フローチャート 足関節前方の痛みに対する評価戦略

step 2 どこが痛むのか？：解剖学的評価

1）距腿関節の前方関節包・伸筋腱

前脛骨筋
- 起　始：脛骨上外側2/3，骨間膜，下腿筋膜
- 停　止：内側楔状骨と第1中足骨底内側
- 神経支配：深腓骨神経
- 作　用：足関節背屈・内返し

➡前脛骨筋
tibialis anterior m.

長趾伸筋

起　　始：脛骨外側顆，腓骨上部，下腿骨間膜，下腿筋膜
停　　止：第2～5趾指背腱膜
神経支配：深腓骨神経
作　　用：第2～5趾伸展，外返し

→ 長趾伸筋
　extensor digitorum longus m.

長母趾伸筋

起　　始：下腿骨間膜，腓骨中央
停　　止：母趾末節骨底，基節骨底
神経支配：深腓骨神経
作　　用：足関節背屈，母趾の伸展

→ 長母趾伸筋
　extensor hallucis longus m.

距腿関節の前方関節包と結合組織

距腿関節の前方関節包：脛骨・腓骨の関節面から距骨に付着
結合組織：足関節前方関節包の表層で伸筋腱との間には脂肪体や滑膜などの結合組織が存在

● 疼痛が発生する解剖学的要因

　足関節前方の疼痛として広く知られているのは，**足関節前方インピンジメント**である．その病態にはBassett's lesionとsoft tissue impingementがある[29,30]．

①Bassett's lesion（図3-27）

　Bassett's 靭帯（前脛腓靭帯の遠位線維束）が捻挫で損傷した場合に，治癒過程で肥厚・瘢痕化が生じ，足関節背屈時に，距骨滑車との間で衝突を繰り返すものである．

②soft tissue impingement（図3-28, 29）

　距腿関節前面に存在する疎性結合組織が肥厚・瘢痕化することで，距腿関節

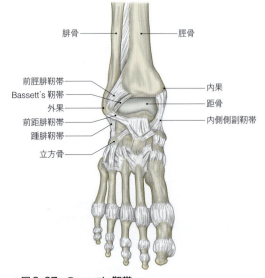

▶ 図3-27　Bassett's 靭帯
前脛腓靭帯の遠位に存在する過剰な線維束をBassett's 靭帯と呼ぶ．

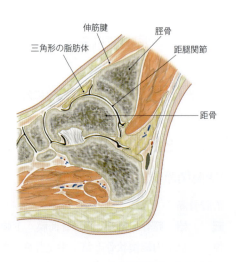

▶ 図3-28　距腿関節前面の軟部組織（側面）
距腿関節前面には三角形の脂肪体が伸筋腱の深層に存在している．

前面で挟み込まれるものである[31]．

　脛骨の関節軟骨の平均的な厚みは2.4 mm（1.6〜3.0 mm）で，脛骨と距骨の関節軟骨と関節包の距離はそれぞれ4.3 mm（0.6〜9.0 mm）と2.4 mm（1.8〜3.3 mm）であった．前方関節裂隙には，関節包表層にある三角形の軟部組織が存在している．この三角形の軟部組織は，滑膜と滑膜下に存在する脂肪と膠原線維から構成され，15°背屈位で脛骨と距骨の間に挟み込まれる．

　距腿関節前方には，**骨棘**が形成されることがある．この骨棘が生じる部位の近位部に前方関節包が停止するため，骨棘は関節包の伸張ストレスによるものとは考えにくい．この骨棘は，解剖学的には前方に位置する軟部組織がインピンジメントされた結果と考えられる．

　また，足趾の伸筋腱はこれらの結合組織と強くは結合していない．しかし，前脛骨筋や長趾伸筋の収縮により，距腿関節前面を通過する伸筋腱が浮き上がる．これにより，前方関節裂隙の前方部分のスペースが広がるため，結合組織が関節面から引っ張り出されると考えられる．

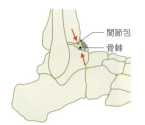

▶図3-29　前方骨棘と関節包の位置

距腿関節の関節包の付着部より深層に骨棘が形成される．
〔Cerezal L, Abascal F, Canga A, et al：MR imaging of ankle impingement syndromes. AJR Am J Roentgenol 181：551-559, 2003をもとに作成〕

● 前方関節包と伸筋腱下の結合組織の触診（図3-30）

　距腿関節前面では，伸筋腱の深層かつ関節包の表層に疎性結合組織が存在している．この部分は，伸筋腱（前脛骨筋・長母趾伸筋・長趾伸筋）がゆるむように距腿関節を背屈位に他動的に保持し，腱の深層部分に指を滑り込ませるようにすることで触診できる．通常は軟らかい疎性結合組織のため，特に硬さや疼痛は認めない．

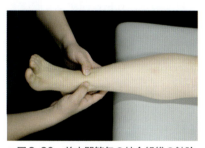

▶図3-30　前方関節包の結合組織の触診

● 前脛骨筋・長趾伸筋・長母趾伸筋の触診（図3-31）
① 前脛骨筋

　前脛骨筋は，足関節の背屈と足部の回外に作用する．そのため，被検者には足関節の背屈と足部の回外運動を行ってもらうことで，距腿関節前面の内側部に前脛骨筋腱の膨隆を触知できる．この腱から近位・遠位に触診を進めていくことで，前脛骨筋の触診が可能になる．前脛骨筋の筋腹は外側に長趾伸筋が位置する．この筋腹との境界を知るためには，足趾を屈曲位に固定し，足部の回外を強調した足関節の背屈を行うことで，長趾伸筋が収縮しにくくなるため，前脛骨筋の外側縁が触れやすくなる．

② 長趾伸筋・長母趾伸筋

　距腿関節前面では，前脛骨筋腱の外側に長母趾伸筋・長趾伸筋の順に位置している．距腿関節前面において，足趾の背屈を行うことで，両腱の同定は比較的容易である．そのまま，近位と遠位に向かって触診すると，長母趾伸筋の筋腹は前脛骨筋と長趾伸筋の筋腹の深層に位置するため，触診が困難になる．長母指伸筋を触診する前に，長趾伸筋に触れておいたほうがよい．

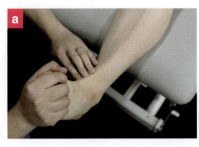
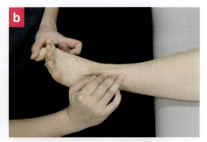
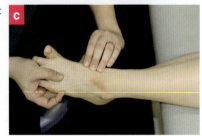

▶図3-31 前脛骨筋・長趾伸筋・長母趾伸筋の触診
a：前脛骨筋
b：長趾伸筋
c：長母趾伸筋

　長趾伸筋を触診する際には，母趾を屈曲位もしくは伸展位に固定した状態で2〜5趾の伸展運動を行うように指示する．このときの長趾伸筋（腱）の筋収縮を，距腿関節のレベルで見つけておき，近位に向かって触診を進める．

　長母趾伸筋は，第2〜5趾を屈曲位もしくは伸展位に固定し，母趾の伸展を行わせることで，筋腹を距腿関節レベルから近位に向かって触知できる．

● 触診と検査結果から何が考えられるのか？

　足関節背屈時に疼痛が生じ，距腿関節前面に圧痛を認めたら，結合組織のインピンジメントによる疼痛を疑う．また，各伸筋腱の収縮時痛も確認する必要がある．インピンジメントや伸筋腱の腱鞘炎が悪化すると，足関節底屈による伸張ストレスでも疼痛が生じることもある．そのような場合には以下の運動学的評価を行う．

①足関節の背屈制限 ➡ step 3 p.317

　足関節の背屈運動時には前方でインピンジメントが生じるため，背屈制限が生じる．背屈の制限因子として，インピンジメントは結果であり，原因となっていないことも多々ある．そこで，背屈制限の因子を確認するための評価が必要になる．

②足関節の不安定性 ➡ step 3 p.325

　Bassett's 靱帯（前脛腓靱帯の遠位線維束）が捻挫時に損傷すると，Bassett's lesion として，足関節前方の疼痛が生じる．そのため，捻挫による足関節の不安定性が生じていないかを確認する必要がある．また足関節の不安定性は，足関節周囲筋の過剰な同時収縮を誘発することもある．そのような場合は筋腱の over use により，腱鞘炎が生じることも考えられる．

③足部アライメントの異常 ➡ step 3 p.320

　距腿関節の背屈運動時に，距骨は上方に転がり，後方に滑る必要がある．足関節のアライメント，特に後足部が回内していると，踵骨が底屈・回内するため，距骨も底屈（下方に転がり，前方に滑る）した状態になる．このようなアラ

イメントで荷重位において足関節が背屈すると，距骨の後方滑りが障害され，前方にインピンジメントが生じることがある．そのため，足部アライメントの評価が必要になる．

また，このアライメント異常が疑われる場合は，足部アーチを徒手もしくは舟状骨パッドなどで物理的に支持することによって，前方インピンジメントが生じないかを確認することも重要になる．

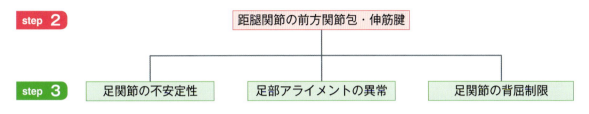

フローチャート　距腿関節の前方関節包・伸筋腱に原因がある場合

2）前距腓靱帯（図3-32）

→前距腓靱帯
anterior talofibular ligament

> **前距腓靱帯**
> 近位付着部：外果前下端
> 遠位付着部：距骨頸部外側
> 機　　能：足関節底屈位での内反制動，距骨の前方移動の制動

● 疼痛が発生する解剖学的要因

足関節外側側副靱帯のうち，最も脆弱な**前距腓靱帯**は，**足関節内反捻挫**によって損傷する頻度の高い靱帯である．この靱帯は底屈位の内反で緊張する．そのため，スポーツ活動中のジャンプの着地などで，他の選手の足に乗るなど，底屈位で内反強制された際に損傷する．またFongらは，方向転換動作などでは軽度背屈位であっても，距骨の内旋が強制されると前距腓靱帯が損傷することを報告している[32]．このような靱帯損傷の急性期や回復段階において，足関節の底屈や後外側への振り向き動作などで，前距腓靱帯に伸張ストレスが加わると疼痛が発生する．

また，足関節内反捻挫のうち，40〜70％程度が慢性的な足関節不安定症に移行することが知られている[33]．**慢性足関節不安定症**では，前距腓靱帯の損傷によって固有感覚が障害されたため不安定性が生じるという説[34]や，骨間距踵靱帯などの距骨下関節の損傷から足根洞症候群を併発しているためという説がある[35]．

足根洞症候群は，距骨下関節に存在する骨間距踵靱帯の損傷によって生じると考えられている．**足根洞**とは，足関節前外側部に存在する距骨と踵骨間のスペースである．骨間距踵靱帯は，距骨下関節の運動軸上に存在する靱帯で，その機能は十分に明らかになっていないが，膝前十字靱帯のように，関節軸を安定化させる役割を担っていると考えられている（図3-33）．そのため，骨間距踵靱帯の損傷により，距骨の動態が不安定化するといわれている[36]．慢性足関

→足根洞
tarsal sinus

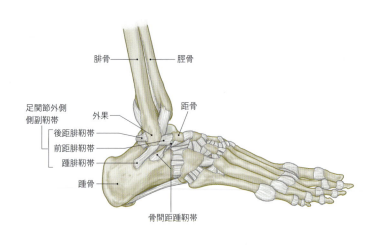

▶図3-32 足関節外側側副靭帯
足関節外側側副靭帯は前距腓靭帯，踵腓靭帯，後距腓靭帯の3つからなる．

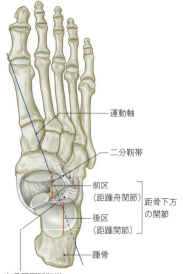

▶図3-33 骨間距踵靭帯
距骨下関節に存在する骨間距踵靭帯は，距骨下関節の運動軸付近を通過し，運動軸を安定させる．膝の前十字靭帯のような機能を果たしている．

節不安定症により，距骨下関節の運動に異常をきたすことで，足関節運動が正常から逸脱する．Chinnらは，慢性足関節不安定症を有するものは，トレッドミル走行中に足関節が過度に内反位になっていることを示している[33]．このように足関節底屈動作が強いられる場面で，内反位になることで，前距腓靭帯への伸張ストレスが増強するため，疼痛が誘発されると考えられる．

つまり，前距腓靭帯損傷後に生じる足関節前方の疼痛としては，①前距腓靭帯損傷による滑膜炎を含めた疼痛，②慢性足関節不安定症による足関節運動の異常による疼痛，③足根洞症候群による疼痛が考えられる．

● 前距腓靭帯の触診（図3-34）

前距腓靭帯は，足関節の前外側に位置する．外果と距骨頸部を結ぶ線上に指を置き，足関節を内反させることで，前距腓靭帯の緊張を触知できる．

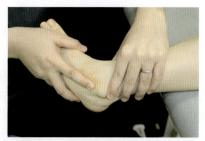

▶図3-34 前距腓靭帯の触診

● 前距腓靭帯のテスト

前方引き出しテスト（図3-35）

・検査肢位：座位または長座位で膝関節軽度屈曲位とする．
・操作：一方の手で下腿遠位部を把持し，もう一方の手で踵骨を把持し，踵骨を前方に引き出す．

- **判定**：踵骨の前方移動が大きく，前距腓靱帯のend feelが得られなければ陽性．もしくは前距腓靱帯部分に疼痛が生じれば，陽性．
- **機能的意義**：前距腓靱帯損傷があると，距骨の前方移動の制動ができないため，不安定性が生じる．
- **注意点**：距骨の前方移動は，前距腓靱帯と前脛距靱帯によって制動される．そのため，前距腓靱帯の損傷で前方引き出しテストを行う場合は，距骨の内旋を伴う前方引き出しを行うほうが，不安定性を誘発しやすい．

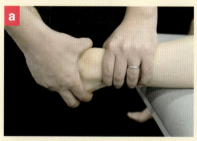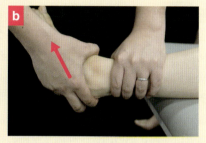

▶図3-35　前方引き出しテスト
a：開始肢位．
b：前方引き出し時．

内反ストレステスト（図3-36）

- **検査肢位**：座位または長座位で膝関節軽度屈曲位とする．
- **操作**：一方の手で下腿遠位部を把持し，もう一方の手で足背を把持し，足関節を内反させる．
- **判定**：足関節の内反の可動性が大きく，前距腓靱帯のend feelが得られなければ，陽性．もしくは前距腓靱帯部分に疼痛が生じれば，陽性．
- **機能的意義**：前距腓靱帯や踵腓靱帯が損傷していると，距骨の内反制動ができないため，不安定性が生じる．
- **注意点**：内反ストレステストは受傷肢位を強制するテストであるため，疼痛の発生に注意する．特に急性期には，内反ストレステストにより疼痛が増強する恐れがあるため，実施しない．

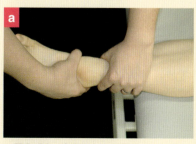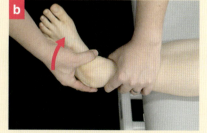

▶図3-36　内反ストレステスト
a：開始肢位．b：内反時．

● 触診と検査結果から何が考えられるのか？

不安定性検査の結果から，前距腓靱帯の損傷の有無とその状態を確認できる．

前距腓靱帯損傷の急性期においては足関節底屈により，前距腓靱帯に伸張ストレスが加わるため疼痛が生じる．このような場合は，底屈を制限し，前距腓靱帯の修復を待つべきである．

一方，前距腓靱帯損傷が慢性化した際にも，底屈運動で疼痛が生じる場合がある．このような場合は以下の運動学的要因を疑う．

①足関節の不安定性 ➡ step 3 p.325

足関節の内反不安定性を代償する長・短腓骨筋の機能が不十分な場合，足関節底屈運動時に足関節が内反し，前距腓靱帯に伸張ストレスが加わる．そのため，長・短腓骨筋の機能を検査する必要がある．

②足部アライメントの異常 ➡ step 3 p.320

距腿関節の内反の他に，距骨の内旋によっても，前距腓靱帯には伸張ストレスが加わる．踵骨の過度な回外に，前足部の内転・回内，足趾の屈曲が複合した**三日月様足部**は距骨の内旋が増強するため，問題になる（図3-37）．このような足部では，荷重位での足関節底屈を行うと，距骨は回外し，小趾球荷重となることが多い．また，距骨が回外したまま，母指球荷重を強調するように，前足部を回内している例も存在するため，注意が必要である．

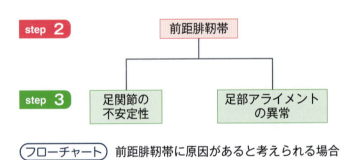

フローチャート　前距腓靱帯に原因があると考えられる場合

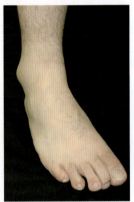

➡三日月様足部
boomerang foot

▶図3-37　三日月様足部

3 足底の痛み

本項では，step ごとにまとめて述べる．特に step 3 は，足関節・足部全体で重複するため，章末にまとめて「4 足関節・足部の運動学的評価」として述べる．

step 1 どう動かすと痛むのか？：力学的ストレスの明確化

足底に加わる疼痛の多くは，荷重下で生じる．そのため，荷重による**圧縮ストレス**が原因と考えやすいが，その他の力学的ストレスについても考慮する必要がある．特に，足底に存在する筋や腱，靱帯は足部のアーチ構造を保持するために強い張力を発揮し，荷重により**伸張ストレス**が加わる．純粋な圧縮ストレスで疼痛が生じるのは，歩行における初期接地などである．

伸張ストレスによって疼痛が生じる場合は，足底腱膜や脛骨神経などを疑う．
圧縮ストレスによって疼痛が生じる場合は，踵骨下脂肪体や足底腱膜，脛骨神経に問題があると考えられる．

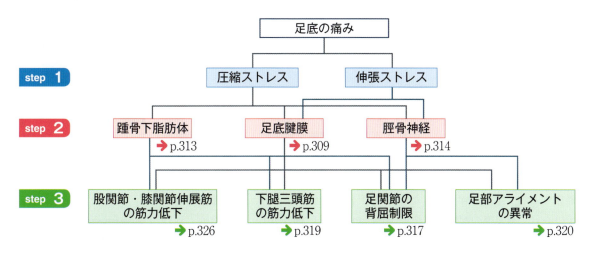

フローチャート 足底の痛みに対する評価戦略

step 2 どこが痛むのか？：解剖学的評価

1) 足底腱膜（図3-38）

足底腱膜
- 起　始：踵骨隆起・内側突起
- 停　止：第1～5趾基節骨，底側靱帯
- 作　用：足部アーチの保持

➡足底腱膜
plantar aponeurosis

➡短趾屈筋
flexor digitorum brevis m.

➡小趾外転筋
abductor digiti minimi m.

➡母趾外転筋
abductor hallucis m.

短趾屈筋

- 起　始：踵骨隆起下面
- 停　止：第2～5趾中節骨底
- 神経支配：内側足底神経
- 作　用：第2～5趾近位指節間（PIP）関節，中足趾節（MTP）関節屈曲

小趾外転筋

- 起　始：踵骨隆起外側突起，外側足底筋間中隔，足底腱膜
- 停　止：第5基節骨底（ときに第5中足骨底）
- 神経支配：外側足底神経
- 作　用：小趾PIP関節の外転と屈曲，小趾のMTP関節の外転と屈曲，外側縦アーチの支持

母趾外転筋

- 起　始：踵骨隆起の内側部，屈筋支帯，足底腱膜，舟状骨粗面
- 停　止：母趾の内側種子骨を介して母趾基節骨底内側
- 神経支配：外側足底神経
- 作　用：母趾の外転，母趾MTP関節屈曲

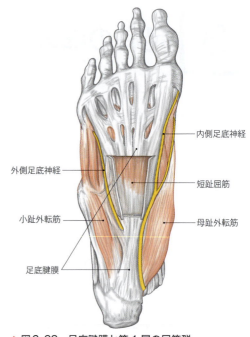

▶図3-38　足底腱膜と第1層の屈筋群

足底から踵骨下脂肪体の深層に足底腱膜が存在し，その深層に母趾外転筋，短趾屈筋，小趾外転筋が存在する．

● **疼痛が発生する解剖学的要因**

　足底の屈筋群を覆う中央部の厚い腱膜様組織を，**足底腱膜**と呼ぶ．足底腱膜は踵骨内側突起から起始し，中足趾節（MTP）関節を越えて，各足趾の基節骨底面に停止している．足底腱膜は，足部に体重が加わった際に，足部に存在する3つのアーチを保持する作用を有している．また，歩行の立脚期後半で踵が離床すると，足趾が伸展するため，MTP関節の伸展により，足底腱膜が巻き上げられ，前足部の剛性が高まる（**windlass機構**）（図3-39）．そのため，歩行や走行により，足底腱膜は強い伸張ストレスを受けることになり，疼痛が惹起される．このような状態を**足底腱膜炎**と呼ぶ．

　足底腱膜の踵骨付着部には，アキレス腱付着部などと同様に線維軟骨層を含む4層構造が観察される．病理組織像では，浅層は主として軟骨下骨板の破壊とそれに伴う血管の進入であるが，深層では軟骨細胞の集積像と軟骨性細胞外基質の増加，tidemarkと呼ばれる石灰化している層としていない層の境界が不明瞭な付着部線維軟骨の変性が主体であり，変形性関節症の変化と類似するものであった[37,38]．つまり，踵骨付着部には足底腱膜による牽引ストレスの他に，荷重による圧迫ストレスが加わっていることが推測される[39]．

　足底腱膜炎発症の危険因子として最も強く関与しているのは，①長時間の立ち仕事，②肥満（BMI＞30），③足関節の背屈制限と報告されている[40]．また，Patelらも，足底腱膜炎患者では足関節の背屈制限が高率にみられることを報

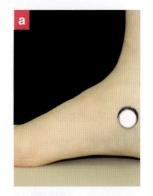

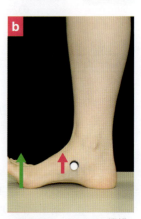

▶図3-39　windlass機構

静止立位（a）から足趾を伸展すると（b），舟状骨の位置が上昇する．

告している[41]．これは荷重位での足関節背屈時に，踵骨が前傾するためと考えられる．また著者らの研究においても，扁平足例では，荷重位での足関節背屈運動で踵骨の前傾が増強することを示している[42]．

つまり，**足底腱膜炎⇔扁平足⇔足関節の背屈制限**を1つのセットとしてとらえて，力学的ストレスから解放することを考慮しなくてはならない．

● 足底腱膜，短趾屈筋，小趾外転筋，母趾外転筋の触診（図3-40）

足底腱膜は，踵骨内側突起から第1～5趾に向かって走行する踵骨付着部では，幅約1cm程度である．踵骨下脂肪体を圧迫し，踵骨隆起の前端を足底から触知したら，足趾の伸展を他動的に行い，足底腱膜の深層を触れていく．足底腱膜の内側縁・外側縁をそれぞれたどっていくと，内側縁の内側に存在する筋腹が母趾外転筋，外側縁の外側に存在する筋が小趾外転筋である．また，足底腱膜の深層に位置する筋が短趾屈筋である．

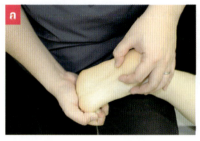
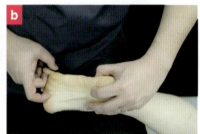
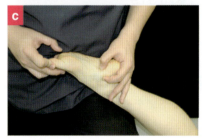

▶図3-40　足底腱膜，短趾屈筋，小趾外転筋，母趾外転筋の触診
 a：足底腱膜，短趾屈筋
 b：小趾外転筋
 c：母趾外転筋

● 足底腱膜の疼痛誘発テスト

windlass テスト（図3-41）

- **検査肢位**：長座位で膝関節軽度屈曲位，足関節底背屈0°とする．
- **操作**：一方の手で中足骨頭を把持し，もう一方の手で足趾の伸展を強制する．
- **判定**：中足趾節（MTP）関節の伸展に抵抗感が強く，足底腱膜の緊張が強ければ陽性．また，疼痛が生じる場合も陽性となる．
- **機能的意義**：MTP関節の伸展により，足底腱膜に伸張ストレスを加える．足底腱膜の緊張を把握する．
- **注意点**：中足骨頭を底側からしっかりと止めたうえで実施する．足底腱膜の緊張が高い場合は，中足骨の底屈が生じることもある．また母趾に

かぎっては，足趾の伸展可動域による定量化も可能なため，必要に応じて可動域を計測する．左右差を確認することが重要だが，両側性のことも多いため，正常な緊張が感じられるように十分な練習が必要になる．

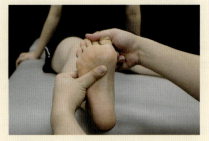

▶図3-41　windlassテスト

● 触診と検査結果から何が考えられるのか？

　windlassテストが陽性で，荷重時に足底腱膜の部分に疼痛が生じる場合は，足底腱膜への伸張ストレスにより疼痛が生じていると考えられる．足底腱膜への伸張ストレスを強める原因として，以下の運動学的要因を疑う．

①股関節・膝関節伸展筋の筋力低下 ➡ step 3 p.326

　ランニング動作やジャンプ動作で股関節・膝関節伸展筋の筋活動が低下すると，支持モーメント（＝股関節伸展モーメント＋膝関節伸展モーメント＋足関節底屈モーメント）を保つために，足関節底屈モーメントが増加する．足関節底屈モーメントは下腿三頭筋などの足関節底屈筋と足趾底屈筋が発揮するモーメントの総和であるため，足趾屈筋群の筋緊張が亢進することがある．それに伴い，足底腱膜の緊張も高まり，伸張ストレスが増強し，疼痛を発生させる．

②下腿三頭筋の筋力低下 ➡ step 3 p.319

　足関節底屈モーメントは下腿三頭筋などの足関節底屈筋と足趾底屈筋が発揮するモーメントの総和である．そのため，下腿三頭筋の筋力が低下すると，代償的に足底腱膜の緊張が高まり，伸張ストレスが増強し，疼痛を発生させる．

③足関節の背屈制限 ➡ step 3 p.317

　足関節の背屈制限が生じると，下腿を前傾させるために，代償的に足部のアーチを低下させて，下腿を前傾させる．そのため，アーチの低下により足底腱膜に伸張ストレスが発生する．

④足部アライメントの異常 ➡ step 3 p.320

　内側縦アーチの低下した扁平足では，足底腱膜が伸張される．そのため，足底腱膜への伸張ストレスが増強し，疼痛が生じる．

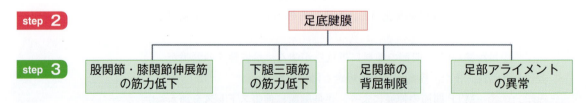

フローチャート　足底腱膜に原因があると考えられる場合

2) 踵骨下脂肪体
● 疼痛が発生する解剖学的要因
　heel pad（**踵骨下脂肪体**）は，踵骨の足底面を包みこむ結合組織である．heel padは皮下組織であるが，上肢や腹部の皮下組織とは異なり，蜂の巣状の脂肪組織で膠原線維性の密性結合組織からなる小腔と，それを満たす線維脂肪組織の集合によって構成される．小腔の隔壁（chamber）は足底腱膜および真皮に付着し，発達した血管網により栄養を供給されている．chamberは表層に位置する小さなmicrochamber（MIC）と，深層に位置する大きなmacrochamber（MAC）から構成される[43,44]．MICとMACはともに脂肪組織として，踵部に加わる力を緩衝する機能を担うが，荷重負荷に対する緩衝機能はMACのほうが高い[45]．一方でLinらは，1年以上踵部痛を自覚し，足底腱膜の肥厚を認める例では，MIC・MACともに健常者より硬度が上昇していたと報告している[46]．

　over useや繰り返される微細損傷，急性損傷によりheel pad構造が損傷を受け，圧緩衝機能やその深層組織の保護機能が低下すると，heel pad syndromeや足底腱膜炎，踵骨の疲労骨折が引き起こされる．

● heel padの触診
　heel padは，踵部を内側・外側・中央から圧迫しながら触診する．脂肪体の深層にある足底腱膜や母趾外転筋・小趾外転筋と鑑別するために，それらの組織が存在しない部分での圧痛を確認することが重要になる．

● heel padに対するDTTT
　heel padによる踵部痛を鑑別する検査は存在しない．踵部痛と足底腱膜炎を鑑別するために，以下のDTTTを行う．

トリガーとなる組織	heel pad
対象とする症状	踵部痛
方法	25 mm幅の伸縮性テーピングを使用する．母指球の外側から踵骨内側にかけてテープを引き伸ばして貼り付け，そのまま踵骨下脂肪体を踵の下面に集めるように踵の後方から外側へ向けて貼る．外側から踵骨前方を横断し，舟状骨へ向かって横走するようにテープを貼る．
判定	直立位での踵部痛が改善したら，踵骨下脂肪体の影響があったと考えられる．
機能的意義	このテーピングにより，heel padの厚みを増すことで，クッション性を高めることができる．
注意点	踵骨下脂肪体炎と足底腱膜炎が混在することもある．テーピングにより足底腱膜の疼痛も軽減することがあるが，足趾伸展時の疼痛があれば，足底腱膜由来の疼痛と考えている．

● 触診と検査結果から何が考えられるのか？
　触診により踵部の圧痛があること，荷重により疼痛が増強すること，足底腱膜の伸張などで疼痛が発生しないこと，以上の3つがあてはまる場合は，踵骨下脂肪体への圧縮ストレスにより疼痛が生じていると考え，以下の運動学的要因を疑う．

①足関節の背屈制限 → step 3 p.317

　足関節の背屈が制限されると，下腿の前傾が不足するため，後方重心となり，踵部に加わる圧縮ストレスが増強する．また，踵離れが遅れる歩行になることも，踵部に加わる圧縮ストレスを増強させる．そのため，足関節の背屈制限を評価する必要がある．

②股関節・膝関節伸展筋の筋力低下 → step 3 p.326

　股関節・膝関節伸展筋の活動は，重心を持ち上げるために必要になる．重心を持ち上げるための支持モーメントは，股関節・膝関節の伸展モーメントと足関節底屈モーメントの総和と考えられる．その筋活動が低下すると，踵部に加わる圧縮ストレスが増強する．

③下腿三頭筋の筋力低下 → step 3 p.319

　股関節・膝関節伸展筋の活動とともに，足関節底屈筋の活動も重心を持ち上げるために必要になる．そのため，下腿三頭筋の筋力が低下すると，重心を持ち上げる力が弱まるため，踵部に加わる圧縮ストレスが増強する．

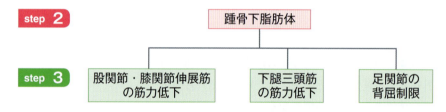

フローチャート　踵骨下脂肪体に原因があると考えられる場合

3）脛骨神経（図3-42）

脛骨神経
- 起始分節：L4-S3
- 支配領域：筋：腓腹筋，ヒラメ筋
　　　　　　皮膚：下腿後面から足背

内側足底神経
- 起始分節：L4-S3
- 支配領域：筋：母趾外転筋，短趾屈筋
　　　　　　皮膚：母趾外側，示趾内側，小趾を除く足背

外側足底神経
- 起始分節：L4-S3
- 支配領域：
　筋：小趾外転筋，足底方形筋
　皮膚：小趾

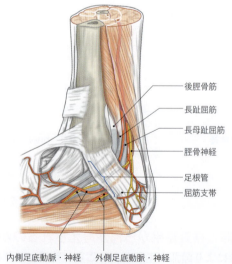

▶ 図3-42　足根管と脛骨神経

脛骨神経は後脛骨動脈とともに屈筋支帯の深層を通過する．

● 疼痛が発生する解剖学的要因

　脛骨神経は，大腿部で坐骨神経から分枝し，下腿近位部でヒラメ筋の深層に潜り込み，下腿後面を下行する．その後，内果の後方を後脛骨筋腱，長母趾屈筋腱，長趾屈筋腱とともに通過する．この部分は下腿深筋膜から連続する屈筋支帯で覆われており，**足根管**と呼ばれる．さらに足根管内，もしくは足根管より近位部で**内側足底神経**，**外側足底神経**，**内側踵骨枝**に分岐し，足底に回り込む[47]（図3-43）．この足底に回り込む部分で，内側・外側足底神経は母趾外転筋の深層を通過する．

　つまり，脛骨神経はヒラメ筋の深層を通過する部分（soleus arcade）と足根管部，内側・外側足底神経は足根管部と母趾外転筋の深層部分という解剖学的狭窄部において，圧縮ストレスと摩擦ストレスにさらされることになる．そのため，解剖学的狭窄部を構成する**ヒラメ筋**や**母趾外転筋**，**下腿深屈筋膜**の緊張が高まったり，破格筋が存在したりすると，絞扼性神経障害が発生し，支配神経領域である足底や踵部のしびれや疼痛が生じる．

➡ **脛骨神経**
tibial nerve

➡ **足根管**
tarsal tunnel

➡ **内側足底神経**
medial plantar nerve

➡ **外側足底神経**
lateral plantar nerve

➡ **内側踵骨枝**
medial calcaneal branches

● 脛骨神経の触診

　脛骨神経は，後脛骨動静脈と伴走する．そのため，後脛骨動脈の拍動を触れて，脛骨神経の位置を確認する．

● 脛骨神経の圧迫テスト

駆血帯テスト（図3-44）

- **検査肢位**：背臥位．
- **操作**：下腿遠位部〜足関節に血圧計のカフを巻き，収縮期血圧の少し上になるまで空気を入れ，1〜2分そのままにする．
- **判定**：足底部のしびれや疼痛の出現・増強で陽性．
- **機能的意義**：足根管部をカフで圧迫することで足根管が狭窄し，疼痛が増強する．
- **注意点**：強く圧迫しすぎると，正常例でも疼痛が出現することがある．そのため，必要に応じて左右差を比較する必要がある．

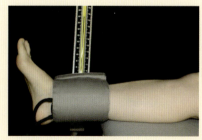
▶ 図3-44　駆血帯テスト

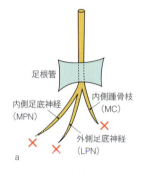
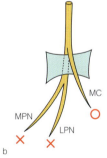
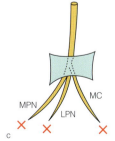

▶ 図3-43　脛骨神経の分枝位置と足根管の関係

分枝形態の個体差により症状の出現範囲が異なる．bでは内側踵骨枝のみ屈筋支帯の表層を通過するため，踵にしびれが出現しない．

> ### 脛骨神経の Tinel-like sign
> - **検査肢位**：背臥位もしくは腹臥位．
> - **操作**：足根管部を把持し，脛骨神経上を打腱器で叩打する．
> - **判定**：足底部や足関節内側の放散痛が出現すると陽性．
> - **機能的意義**：叩打刺激が脛骨神経を刺激するため，疼痛が出現する．
> - **注意点**：放散痛の出現は，末梢神経損傷により損傷した神経の再生が進んだ結果と考えられる．

● 触診と検査結果から何が考えられるのか？

　脛骨神経への圧縮ストレスにより，足底に疼痛が生じていることが確認できた．次に，なぜ，脛骨神経が圧迫されるのかを考える．すると，足根管を構成する屈筋支帯の緊張と，足根骨のアライメント異常が関与している可能性がある．つまり，脛骨神経への圧縮ストレスにより足底に疼痛が生じる場合には，以下の2つの運動学的要因を評価する必要がある．

①**足関節の背屈制限**　→ step 3 p.317

　足根管を構成する**屈筋支帯**は，下腿屈筋膜から連続する結合組織性の被膜である．下腿屈筋群の緊張が高くなると，屈筋支帯の緊張も高くなる．そのため，足関節の背屈制限を評価する必要がある．

→屈筋支帯
flexor retinaculum

②**足部アライメントの異常**　→ step 3 p.320

　回内が増強した**扁平足**では，屈筋支帯の踵骨付着部が外側へ移動するため，屈筋支帯と距骨・踵骨との間が狭くなる．そのため，扁平足は脛骨神経への圧縮ストレスを増強する要因として評価する必要がある．

→扁平足
flatfoot

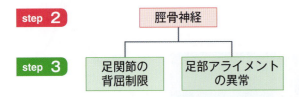

（フローチャート）脛骨神経に原因があると考えられる場合

4 足関節・足部の運動学的評価

本項では，足関節・足部の step 3 運動学的評価について，まとめて述べる．

step 3 なぜ，痛むのか？：運動学的評価

1）足関節の背屈制限

足関節の背屈制限は，頻繁に問題になりやすい．これは，しゃがみ込みなどの床上動作を行ううえで大きな可動域が必要になるだけではない．足関節背屈運動により下腿を前傾させることで，重心の前方移動が可能であり，多くの移動やスポーツ動作において背屈可動域が求められるためである．

ここでは，背屈制限の程度を定量化する従来の計測方法に加えて，制限因子を明確にするための評価方法を紹介する．

①膝関節伸展位での足関節背屈

膝関節伸展位での足関節背屈運動では，足関節底屈に作用するすべての筋が伸張される．

とりわけ，膝関節をまたぐ二関節筋である**腓腹筋**は，膝関節屈曲位よりも伸展位のほうが伸張される．そのため，膝関節伸展位と屈曲位での可動域を比較することで，腓腹筋の関与の有無が評価できる（図3-45）．

➡腓腹筋
gastrocnemius m.

また，アキレス腱にはねじれ構造が存在するため，腓腹筋内側頭は回外位でさらに伸張される[9]．腓腹筋の肉離れは腓腹筋内側頭に好発するため，腓腹筋の肉離れによる内側頭の伸張性の低下を疑う場合は，回外位での足関節背屈可動域とその際の伸張痛を評価するとよい．

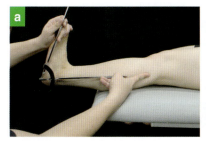
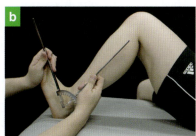
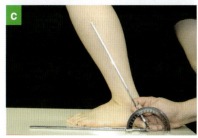

▶図3-45 膝関節屈曲・伸展位，荷重位での背屈角度
a：膝関節伸展位．
b：膝関節屈曲位．
c：荷重位．

②長母趾屈筋・長趾屈筋・短腓骨筋

膝関節屈曲位での足関節背屈運動で制限が認められる場合，ヒラメ筋や長母趾屈筋，長趾屈筋，短腓骨筋などの関与が疑われる．特に**長母趾屈筋**は，下腿の後面で距腿関節の後方を通過するため，短縮すると背屈運動時の距骨の後方への滑りが制限されやすい．また**長趾屈筋**や**短腓骨筋**は，足関節底屈に作用するものの，腱が距骨の内側・外側をそれぞれ通過するため，長母趾屈筋と比較すると制限因子になりにくい．しかし，長母趾屈筋と隣接しており，長母趾屈筋と長趾屈筋，長母趾屈筋と短腓骨筋の間の滑走性が低下すると，長母趾屈筋の伸張性が低下し，結果として背屈制限が生じる．

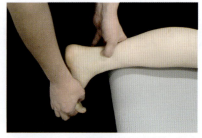
▶図3-46　長趾屈筋と長母趾屈筋の滑走性

➡長母趾屈筋
flexor hallucis longus m.

➡長趾屈筋
flexor digitorum longus m.

➡短腓骨筋
peroneus brevis m.

長母趾屈筋の影響は，母趾を伸展した肢位での足関節背屈角度と，母趾を伸展していない状態での背屈角度を比較する．伸展した際に可動域制限が強くなり，かつ左右差を認める場合には，長母趾屈筋の短縮があると考えられる．また，長母趾屈筋と隣接する長趾屈筋と短腓骨筋，それぞれの滑走性を評価するには，各筋間に指を置き，母趾の伸展による長母趾屈筋の遠位への滑走を促すことで，結合組織間の滑走性を引き出す（図3-46）．このアプローチ前後の可動域を測定し，短腓骨筋・長趾屈筋の影響を検討する．

③ヒラメ筋

ヒラメ筋は，足関節背屈で伸張される単関節筋である．膝関節や足趾の肢位を変えても関節可動域が変化しない場合に，ヒラメ筋の伸張性低下を疑う．ただし，足関節包やアキレス腱下脂肪体の拘縮の可能性もあるため，足関節背屈可動域を計測するだけでなく，その際の疼痛や伸張感の出現部位などの聴取が重要になる．

➡ヒラメ筋
soleus m.

④荷重位での足関節背屈（図3-45c）

荷重位での背屈可動域の計測も重要になる．非荷重位では足関節の運動範囲自体が確認できるが，荷重位になると，足部の骨運動が生じることで足関節運動に影響が出現するためである．

Lundgrenらは，歩行中の足部運動を計測し，下腿の前傾には，距腿関節の可動範囲よりも，足部アーチの沈降が貢献していることを示した[48]．

著者らの研究では，健常足も扁平足も，荷重位で足関節を背屈すると，足根骨は回内しながら前方に移動する．しかし，健常足は扁平足に比べて，内側への移動量が大きく，扁平足は前方への移動量が大きくなる[49]．このような扁平足例での骨運動では，足関節背屈に伴う距骨の後方移動が制限されることになる．そのため，扁平足で荷重位の足関節背屈に制限がある場合は，足部内側縦アーチの支持により背屈角度が変化するかを検討する必要がある．

⑤足関節底屈の可動域測定

足関節底屈の可動域測定は，従来の方法では基本軸が腓骨，移動軸が第5中足骨である．しかし，足関節は距腿関節と距骨下関節の複合体であり，従来の

方法では，ショパール関節やリスフラン関節の可動性を混合して計測してしまう．渡邉らは，従来の方法に加えて，踵部の底面に移動軸を合わせて後足部の可動域を計測し，後足部測定を実施する有用性を報告している[50]．また渡邉らの計測によると，従来法の**平均可動域は約60°**，**後足部法の平均可動域は約45°**であった．日本整形外科学会・日本リハビリテーション医学会の「関節可動域表示ならびに測定法」における足関節底屈の参考可動域は45°である．そのため，従来法の可動域が45°であっても，左右差を計測し，後足部法と従来法を比較することは重要だと考えられる．

> **運動療法のポイント**
>
> 足関節背屈制限に対しては，制限因子を明確にして治療をする必要がある．明確になっていない場合は，やみくもに底屈筋のストレッチに終始し，可動域の改善が得られにくくなる．特に不良な筋間の滑走性が可動域を制限する場合は，筋間に直接触れながら筋を動かすことが重要になる．

2）下腿三頭筋の筋力低下

足関節底屈筋は，歩行や走行において身体重心の前方への移動を制御し，上方への移動を促すうえで重要になる．歩行の立脚中期から立脚終期にかけて生じる ankle rocker と forefoot rocker において，下腿の前傾（足関節背屈運動）が生じる．重力によって下腿が前方に倒れていくわけだが，この下腿の前傾を制御するのが**下腿三頭筋**である．

> **知っ得！**
>
> **ankle rocker と forefoot rocker**
> 立脚中期以降に生じる足関節の背屈運動と，立脚終期に生じる足趾の背屈運動のこと．

Perryらによれば，踵を最大に挙上した運動を100％としたとき，**腓腹筋**は78％と高い筋活動が要求されるが，**ヒラメ筋**は86％とさらに高い筋活動が必要になり，下腿三頭筋，とりわけヒラメ筋の筋活動の重要性が示される[51]．ヒラメ筋の遠心性収縮不足は，下腿前傾の安定した制御が困難になるため，大腿四頭筋やハムストリングスの活動が高くなる．これにより，変形性膝関節症で特徴的な大腿四頭筋やハムストリングス，腓腹筋の同時収縮が増強することも考えられる[52]．このように下腿三頭筋の筋力低下は，足関節のみではなく，膝や股関節の筋活動にも大きく影響する．

足関節底屈筋力の評価として，『新・徒手筋力検査法（第9版）』[53]では，「片脚立位で25回以上の踵持ち上げ動作が可能であれば段階5と評価する」としている．これは25回の踵持ち上げ動作では足底屈筋の最大筋活動の60％を引き出すとしていること，健常者において25回が平均的な繰り返し可能な回数であったということ[54]の2点に基づいている．正常歩行では最大筋力の約25％が必要とされ[55]，これは踵上げでは5〜10回程度の繰り返す運動に相当する．この程度の回数しかできない症例では，1歩ごとに本人の最大筋力を用いることになるため，疲労により正常な歩行を持続することが難しくなる．

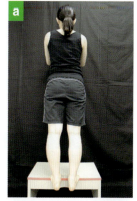
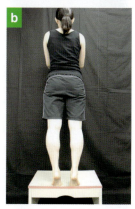

▶図3-47 下腿三頭筋のトレーニング

> **運動療法のポイント**
>
> 歩行や走行における腓腹筋の収縮様態は，足関節背屈運動が起こるにもかかわらず，筋線維束の長さが変わらない筋収縮（等尺性収縮）を示す．これは腱や筋膜といった非収縮組織の弾性を利用していると考えられている．そのため，筋力トレーニングにおいても，足関節を背屈しつつ，等尺性収縮を行うような筋力トレーニングが望ましいと考えられる（図3-47）．

3）足部アライメントの異常

足部アライメントの評価では，**内側縦アーチ，外側縦アーチ，横アーチ**の3つのアーチと**母趾の外反角度**を計測する．足部のアーチ構造は，足部に荷重応力を分散するうえで重要になる．

Lundgrenらは，歩行において下腿の前傾を促すためのkinematicsとして，距腿関節よりも足部内側縦アーチの低下が重要になることを示している[48]．つまり，足部アーチには，アーチ構造を保つ剛性と，荷重によりたわむことができる柔軟性という2つの機能的要素が求められる．

また著者らは，内側縦アーチの低下という足部アライメントが問題になると考えられていたmedial tibial stress syndrome（MTSS）において，内側縦アーチのアライメントとともに，前足部横アーチの柔軟性が疼痛発生に関与することを示した[56]．

つまり，足部アライメントの評価では，①足部を前足部・中足部・後足部に分類し，内側縦アーチだけでなく，横アーチ，外側縦アーチを観察する，②静止時のみでなく，荷重時や動作時のアライメントとの関係を検討するという2つの必要性が示唆される（表3-2）．

> **知っ得！**
>
> **medial tibial stress syndrome（MTSS）**
> 代表的なランニング障害で，ランニングにより脛骨内側部に疼痛が生じる病態である．

● 表3-2 足部アライメントの評価

検査名	計測肢位	計測方法	正常範囲
後足部の評価			
leg heel angle	立位	踵骨の長軸とアキレス腱の延長線を結んだ線のなす角度	3～5°
踵部角	立位	前額面上で床面への垂線と，踵骨の長軸とがなす角度	−5°～5°
中足部の評価			
内側縦アーチ高率	立位	床面から舟状骨下端までの高さを，踵骨後面から母趾先端までの足長で除した百分率	男性；15.0～16.4% 女性；12.4～14.6%
navicular drop test	距骨下関節中間位に補正した立位と自然立位	床面から舟状骨粗面までの高さ	<10 mm
navicular drift test	距骨下関節中間位に補正した立位と自然立位	舟状骨粗面の内側への変位量	7 mm（0～9 mm）
前足部の評価			
横アーチ長率	立位	第1～5中足骨頭までの距離を計測し，足長の百分率	不明

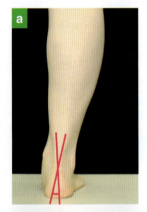

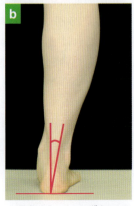

▶ 図3-48 レッグヒールアングル（a）と踵部角（b）

①後足部の評価

踵骨の長軸とアキレス腱の長軸のなす角度は，**レッグヒールアライメント（leg heel angle）**（図3-48a）と呼ばれ，正常範囲は3°〜5°とされている．この方法は簡便に踵骨の傾きを計測できるが，踵骨の傾きだけでなく，下腿三頭筋，特に腓腹筋の発達程度によって計測値が変化する可能性がある．そこで，踵骨の長軸と床面への垂線のなす角度（**踵部角**）を計測することで，誤差は少なくなると考えられる（図3-48b）．しかし，いずれの方法においても，距骨下関節のなす角度（距骨と踵骨の関係）を直接計測しているわけではないことに注意する．

②中足部の評価

一般的には，**内側縦アーチ高率（アーチ高率）**の計測が行われることが多い（図3-49）．しかし，この計測は足趾の変形がある場合などは足長が変化するため，誤差が生じてしまう問題があり，標準値が報告者によって異なる．清水らは，43例の扁平足においてX線による評価との関連から，アーチ高率の標準値を男性15.0〜16.4%，女性12.4〜14.6%と報告している[57]．

一方，従来の静止立位でのアーチ計測では，歩行時や走行時における動的なアーチの変化を反映していないことが問題となる．そこで，距骨下関節中間位に保持した立位と自然立位での舟状骨の高さの変化を計測する方法（navicular drop test，図3-50）や，舟状骨の内側への移動（navicular drift test，図3-51）を計測することで，アーチの動的変化を計測する方法が開発されている．navicular drop testは再現性として，距骨下関節中間位をどう決めるのか，50%荷重をどう定義するかという問題がある[58,59]．しかし，他に簡便な方法がなく，歩行などの動的アライメント変化と中等度の相関がある[60]ことなどから，比較的頻繁に用いられている．navicular drift testに関しては，変位量が少なく，再現性にも問題があり，標準値は7 mmとされている[58]．いずれの方法においても測定値を解釈するには，左右差や他のパラメーターとの関係を確認するなどの慎重さが求められる．

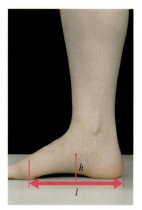

▶図3-49 アーチ高率
舟状骨の高さ(h)を第1中足骨頭〜踵部までの距離(l)で除した百分率．足趾の変形に影響を受けない．

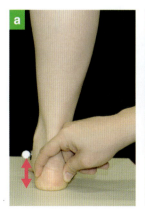

▶図3-50 navicular drop test
a：踵骨回内/回外中間位での舟状骨高の測定．
b：自然立位での舟状骨高の測定．

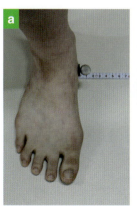

▶図3-51 navicular drift test
a：距骨下関節中立位．b：自然立位．
aからbにおける舟状骨の側方移動量を測定する．

③前足部の評価

前足部の評価では，**横アーチ長率**という計測方法が知られている[61]．この測定はX線による開張足の判定結果と相関するが，標準値は設定されていない．さらに前足部荷重位での計測との差を用いることで，高い信頼性をもって，前足部横アーチの柔軟性を計測することができる[62,63]（図3-52）．

④足部全体の評価

【Foot Posture Index Six item version（FPI-6）】

足部の外観を6項目に分類し，各項目を−2〜2点で採点した合計点から5段階（標準足・回内足・過回内足・回外足・過回外足）に評価する方法である（表3-3, 4）．この方法は再現性が高い点，静止時のアライメントだけでなく，歩行中の足関節のアライメントも中等度反映できる点が優れている[64,65]．

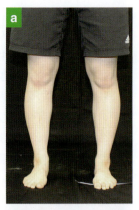

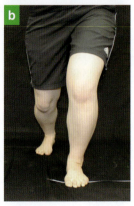

▶図3-52　横アーチ長率
a：自然立位．
b：下腿最大前傾位．

● 表3-3　FPI-6　判定基準

点数	−2	−1	0	1	2
1. 距骨頭	内側触知× 外側触知〇	内側触知△ 外側触知〇	内側触知△ 外側触知△	内側触知〇 外側触知△	内側触知〇 外側触知×
2. 外果の上下の曲線	上に比べて下は凸（水平）	上に比べて下はわずかに水平	上と下は同程度	上に比べて下はわずかに凹	上に比べて下は明らかに凹
3. 踵骨の回内・回外	約5°以上回外	約5°回外〜垂直	垂直	垂直〜約5°回内	約5°以上回内
4. 距舟関節の隆起	明らかに凹	わずかに凹	水平	わずかに凸	明らかに凸
5. 内側縦アーチ	カーブが明らかに高く，後方部の傾斜が大きい	カーブがわずかに高く，後方部の傾斜が中等度	前方と後方の傾斜が同程度のカーブ	カーブがわずかに低い	カーブが明らかに低い中央部が地面に接触
6. 前足部の内・外転	内側〇 外側×	内側〇 外側△	内側触知△ 外側触知△	内側△ 外側〇	内側× 外側〇

〇：明らかに触診できる or 確認できる，△：わかりにくいが触診 or 確認できる，×：触診できない．

● 表3-4　FPI-6　評価シート

	Foot Posture Index　Six（FPI-6）	観察する面	左	右
後足部	1. 距骨頭の触診	横断面		
	2. 外果の上下の曲線	前額面/横断面		
	3. 踵骨の回内・回外	前額面		
中足部	4. 距舟関節の隆起	横断面		
	5. 内側縦アーチ	矢状面		
前足部	6. 後足部に対する前足部の内外転	横断面		
		合計点		

標準値：0〜+5
回内足：6〜9点
過回内足：10点以上
回外足：−1〜−4点
過回外足：−5点以下

FPI-6

1. **距骨頭の触診**（図3-53）：足関節前方で内果・外果の前方で距骨頭を触診する．距骨下関節が回内すると距骨頭が内側で触れることができ，回外すると距骨頭が外側で触れることができる．

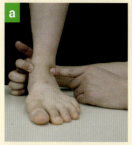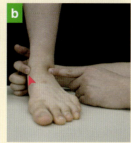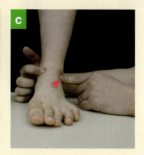

▶図3-53 距骨頭の触診
a：中間位．b：回内位．c：回外位．

2. **外果の上下の曲線**（図3-54）：外果の上下の曲線を触れる．外果上方の曲線は腓骨であるため，回内外で変化しない．回外すると外果の下方の曲線が平坦になり，回内すると外果の下方の曲線が強くなる．

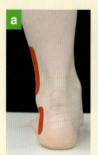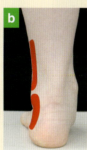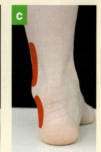

▶図3-54 外果の上下の曲線
a：中間位．b：回内位．c：回外位．

3. **踵骨の回内/回外**（図3-55）：後面から観察し，踵骨の長軸の床面に対する傾きを計測する．

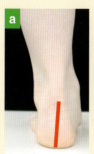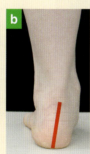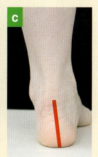

▶図3-55 踵骨の回内/回外
a：中間位．b：回内位．c：回外位．

4. **距舟関節の隆起**（図3-56）：距舟関節の隆起は回外すると消失し，回内すると距骨が内側に変位するため，隆起が目立つようになる．

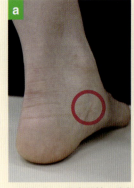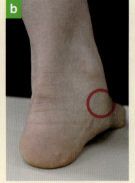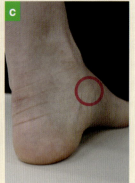

▶図3-56　距舟関節の隆起
　a：中間位．b：回内位．c：回外位．

5. **内側縦アーチ**（図3-57）：カーブの高さとカーブの後方の傾斜を確認する．

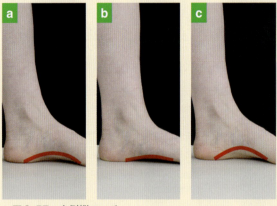

▶図3-57　内側縦アーチ
　　a：中間位．b：回内位．c：回外位．

6. **後足部に対する前足部の内転/外転**（図3-58）：足後方から観察し，足趾が見える数を確認する．回内足では前足部が外転するため，足趾が外側から多く観察できる．

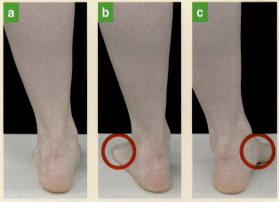

▶図3-58　後足部に対する前足部の内転/外転
　　a：中間位．b：回内位．c：回外位．

> **運動療法のポイント**
>
> 足部アライメントの修正には，足底挿板療法やテーピング療法を併用することが多い．これらは補装具療法であるため，足部機能が改善すると，補装具療法の効果が高まると考えられる．特に足関節の背屈可動域制限や筋力低下を伴った下腿三頭筋の伸張性の低下は，内側縦アーチの低下を惹起するばかりか，補装具療法の効果を持続させにくくするため，これらの改善が運動療法において重要になる．

4）足関節の不安定性

足関節の不安定性を評価するには，前距腓靭帯損傷により生じる**前方引き出しテスト**と（→p.306），**内反ストレステスト**が知られている（→p.307）．外反不安定性の評価には，**外反ストレステスト**を行うことがある．

また，足関節の不安定性は荷重位で問題になるため，荷重位での足関節の不安定性を評価する必要がある．川野は，**振り向きテスト**を考案している[66]．これは，検査側の後足部に多く荷重し，股関節・膝関節を伸展位に保持した肢位から開始する（図3-59）．検者は被検者の骨盤を把持し，突発的に検査側の骨盤を後方に引く．これにより，不安定性を有する足部では，距骨の内旋が強調され，不安定感が生じる．不安定感を感じたら陽性，感じなかったら陰性である．

著者らは，不安定感が誘発される例において，踵骨や立方骨，第5中足骨をテーピングやインソールパッドで支持することによって，その不安定感が減少するかについても評価している．この評価により，足部外側縦アーチの支持により不安定感が制御できるのか，また制御できるのであれば，どの骨の操作により不安定感が制御できるのかを把握でき，テーピング療法や足底挿板療法の効果を高めることができる（表3-5）．

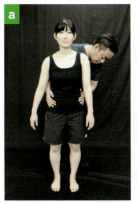 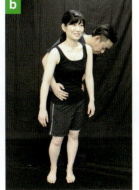 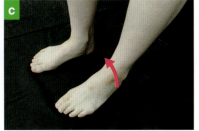

▶図3-59 振り向きテスト
a：開始肢位．b：骨盤を後方に引く．c：距骨の内旋．

● 表3-5 パッド挿入部位と必要な機能評価

挿入部位	問題点	必要な機能評価
踵骨回内誘導（回外制動）	距骨下関節の過可動性	後脛骨筋・長腓骨筋の筋力 距骨下関節回内可動域
立方骨の挙上（沈降予防）	ショパール関節の過可動性	長腓骨筋・短腓骨筋・小趾外転筋の筋力 ショパール関節回内可動域
第5中足骨の回外制動（外転誘導）	リスフラン関節の過可動性	短腓骨筋の筋力・小趾外転筋の柔軟性

> **運動療法のポイント**
>
> 運動療法においては，外側縦アーチを構成する長・短腓骨筋と小趾外転筋機能が重要になると考えている．小趾外転筋や短腓骨筋を個別にトレーニングすることは難しいが，足部外側に荷重を加えた状態やチューブを前足部に巻いた状態で，スクワットやカーフレイズを行うとよい．

5）股関節・膝関節伸展筋の筋力低下

股関節・膝関節伸展筋の活動性は，足関節底屈筋の活動と深く関係している．特に足関節底屈筋の筋緊張が亢進している原因に，股関節・膝関節伸展筋である大殿筋や大腿四頭筋の筋力低下が関わっていることがあるため，注意を要する．股関節伸展筋，膝関節伸展筋の筋力評価はそれぞれ p.227, 229 を参照されたい．

文献

1) Schepsis AA, Jones H, Haas AL : Achilles tendon disorders in athletes. Am J Sports Med 30 : 287-305, 2002
2) Ker RF, Bennett MB, Bibby SR, et al : The spring in the arch of the human foot. Nature 325 : 147-149, 1987
3) Myerson MS, McGarvey W : Disorders of the Achilles tendon insertion and Achilles tendinitis. Instr Course Lect 48 : 211-218, 1999
4) Carr AJ, Norris SH : The blood supply of the calcaneal tendon. J Bone Joint Surg 71 : 100-101, 1989
5) Schmidt-Rohlfing B, Graf J, Schneider U, et al : The blood supply of the Achilles tendon. Int Orthop 16 : 29-31, 1992
6) Frey C, Rosenberg Z, Shereff MJ, et al : The retrocalcaneal bursa : Anatomy and bursography. Foot Ankle 13 : 203-207, 1992
7) Edama M, Kubo M, Onishi H, et al : Structure of the Achilles tendon at the insertion on the calcaneal tuberosity. J Anat 229 : 610-614, 2016
8) Benjamin M, Toumi H, Ralphs JR, et al : Where tendons and ligaments meet bone : attachment sites('entheses')in relation to exercise and/or mechanical load. J Anat 208 : 471-490, 2006
9) Edama M, Kubo M, Onishi H, et al : The twisted structure of the human Achilles tendon. Scand J Med Sci Sports 25 : e497-503, 2015
10) Perry J, Burnfield JM ; Gait Analysis : Normal and Pathological Function, 2nd ed, Slack Incorporated, New Jersey, pp52-82, 2010
11) Kelikian AS, Sarrafian S : Sarrafian's Anatomy of the Foot and Ankle : Descriptive, Topographic, Functional(3rd ed), Lippincott Williams & Wilkins, Philadelphia, pp617-624, 2011
12) Frey C, Shereff M, Greenidge N : Vascularity of the posterior tibial tendon. J Bone Joint Surg Am 72 : 884-888, 1990
13) 林宏治, 田中康仁 : 足部の成長期スポーツ外傷. 関節外科 32 : 330-339, 2013
14) Veitch JM : Evaluation of the Kidner procedure in treatment of symptomatic accessory tarsal scaphoid. Clin Orthop 131 : 210-213, 1978
15) Moriggl B, Kumai T, Milz S, et al : The structure and histopathology of the "enthesis organ" at the navicular insertion of the tendon of tibialis posterior. J Rheumatol 30 : 508-517, 2003
16) Pisani G : Peritalar destabilisation syndrome(adult flatfoot with degenerative glenopathy). Foot Ankle Surg 16 : 183-188, 2010
17) Benjamin M, Moriggl B, Brenner E, et al : The "enthesis organ" concept : why enthesopathies may not present as focal insertional disorders. Arthritis Rheum 50 : 3306-3313, 2004
18) Chung JW, Chu IT : Outcome of fusion of a painful accessory navicular to the primary navicular. Foot Ankle Int 30 : 106-109, 2009
19) Kiter E, Günal I, Karatosun V, et al : The relationship between the tibialis posterior tendon and the accessory navicular. Ann Anat 182 : 65-68, 2000
20) Theobald P, Bydder G, Dent C, et al : The functional anatomy of Kager's fat pad in relation to retrocalcaneal problems and other hindfoot disorders. J Anat 208 : 91-97, 2006
21) Ghazzawi A, Theobald P, Pugh N, et al : Quantifying the motion of Kager's fat pad. J Orthop Res 27 : 1457-1460, 2009
22) 林典雄 : 運動療法のための運動器超音波機能解剖―拘縮治療との接点. pp143-150, 文光堂, 2015
23) 鶴田登代志, 塩川靖夫, 加藤明, 他 : 足部過剰骨のX線学的研究. 日整会誌 55 : 357-370, 1981
24) Fiorella D, Helms CA, Nunley JA 2nd : The MR imaging features of the posterior intermalleolar ligament in patients with posterior impingement syndrome of the ankle. Skeletal Radiol 28 : 573-576, 1999
25) Hamilton WG, Geppert MJ, Thompson FM : Pain in the posterior aspect of the ankle in dancers. Differential diagnosis and operative treatment. J Bone Joint Surg Am 78 : 1491-1500, 1996
26) Lohrer H, Arentz S : Posterior approach for arthroscopic treatment of posterolateral impingement syndrome of the ankle in a top-level field hockey player. Arthroscopy 20 : e15-21, 2004
27) 安田稔人, 木下光雄 : 足関節後方・内側軟部組織インピンジメントの病態と治療. 関節外科 29 : 815-820, 2010
28) Oh CS, Won HS, Hur MS, et al : Anatomic variations and MRI of the intermalleolar ligament. AJR Am J Roentgenol 186 : 943-947, 2006
29) 森川潤一, 木下光雄, 奥田龍三, 他 : 足関節捻挫後遺障害―足関節の疼痛と不安定性の病態. 臨

床整形外科 37：9-16，2002
30) Ferkel RD, Karzel RP, Del Pizzo W, et al：Arthroscopic treatment of anterolateral impingement of the ankle. AM J Sports Med 19：440-446, 1991
31) Tol JL, van Dijk CN：Etiology of the anterior ankle impingement syndrome：a descriptive anatomical study. Foot Ankle Int 25：382-386, 2004
32) Fong DT, Hong Y, Shima Y, et al：Biomechanics of supination ankle sprain：a case report of an accidental injury event in the laboratory. Am J Sports Med 37：822-827, 2009
33) Chinn L,, Dicharry J, Hertel J：Ankle kinematics of individuals with chronic ankle instability while walking and jogging on a treadmill in shoes. Phys Ther Sport 14：232-239, 2013
34) Freeman MA, Dean MR, Hanham IW：The etiology and prevention of functional instability of the foot. J Bone Joint Surg Br 47：678-685, 1965
35) 石井朝夫，Khin-Myo-Hla, 坂根正孝，他：足関節機能的不安定性の病態—足関節捻挫後遺障害の病態と治療．臨整外 37：35-40, 2002
36) 栃木祐樹：足関節—距骨下関節複合的不安定性のバイオメカニクス的病態．臨床整形外科 37：23-28, 2002
37) Kumai T,, Benjamin M：Heel spur formation and the subcalcaneal enthesis of the plantar fascia. J Rheumatol 29：1957-1964, 2002
38) Leach RE, Seavey MS, Salter DK：Results of surgery in athletes with plantar fasciitis. Foot Ankle 7：156-161, 1986
39) 熊井司：足底腱膜炎の病態と治療戦略．臨整外 47：741-747, 2012
40) Riddle DL, Pulisic M, Pidcoe P, et al：Risk factors for plantar fasciitis：a matched case-control study. J Bone Joint Surg Am 85：872-877, 2003
41) Patel A, DiGiovanni B：Association between plantar fasciitis and isolated contracture of the gastrocnemius. Foot Ankle Int 32：5-8, 2011
42) Kudo S, Hatanaka Y：Comparison of the foot kinematics during weight bearing between normal foot feet and the flat feet. The Foot and Ankle Online Journal 9：2, 2016
43) Blechschmidt E：The structure of the calcaneal padding. Foot Ankle 2：260-283, 1982
44) Jahss MH, Michelson JD, Desai P, et al：Investigations into the fat pads of the sole of the foot：anatomy and histology. Foot Ankle 13：233-242, 1992
45) Hsu CC, Tsai WC, Wang CL, et al：Microchambers and macrochambers in heel pads：are they functionally different?. J Appl Physiol 102：2227-2231, 2007
46) Lin CY, Lin CC, Chou YC, et al：Heel Pad Stiffness in Plantar Heel Pain by Shear Wave Elastography. Ultrasound Med Biol 41：2890-2898, 2015
47) 工藤慎太郎：運動器疾患の「なぜ？」がわかる臨床解剖学．pp203, 医学書院, 2012
48) Lundgren P, Nester C, Liu A, et al：Invasive in vivo measurement of rear-, mid- and forefoot motion during walking. Gait Posture 28：93-100, 2008
49) Kudo S, Hatanaka Y：Comparison of the foot kinematics during weight bearing between normal foot feet and the flat feet. The Foot and Ankle Online Journal 9：2, 2016
50) 渡邉五郎，畑川猛彦，水谷将和，他：足関節底屈可動域測定方法の検討．愛知県理学療法学会誌 22：78-79, 2010
51) Perry J, Burnfield JM：Gait Analysis：Normal and Pathological Function, 2nd ed, Slack Incorporated, New Jersey, pp72-76, 2010
52) Hubley-Kozey C, Deluzio K, Dunbar M：Muscle co-activation patterns during walking in those with severe knee osteoarthritis. Clin Biomech 23：71-80, 2008
53) Helen J, Avers D, Brown M, et al：新・徒手筋力検査法，原著第9版．pp253-258, 協同医書出版社, 2014
54) Lunsford BR, Perry J：The standing heel-rise test for ankle plantar flexion：criterion for normal. Phys Ther 75：694-698, 1995
55) Kirsten Götz-Neumann：観察による歩行分析．pp100-101, 医学書院, 2005
56) Kudo S, Hatanaka Y：Forefoot flexibility and medial tibial stress syndrome. J Orthop Surg 23：357-360, 2015
57) 清水新悟，加藤幸久：扁平足に対するフットプリントとアーチ高率値の信頼性．臨床バイオメカニクス 30：243-248, 2009
58) Morrison SC, Durward BR, Watt GF, et al：A literature review evaluating the role of the navicular in the clinical and scientific examination of the foot. British Journal of Podiatry 7：110-114, 2004

59) van der Worp MP, de Wijer A, Staal JB, et al：Reproducibility of and sex differences in common orthopaedic ankle and foot tests in runners. BMC Musculoskelet Disord 15：171, 2014
60) Bencke J, Christiansen D, Jensen K, et al：Measuring medial longitudinal arch deformation during gait. A reliability study. Gait Posture 35：400-404, 2012
61) 永山理恵, 横尾浩, 内田俊彦, 他：開張足の判定に関する検討 フットプリントおよび足計測から. 靴の医学 20：64-68, 2007
62) Kudo S, Hatanaka Y, Naka K, et al：Flexibility of the transverse arch of the forefoot. J Orthop Surg 22：46-51, 2014
63) Kudo S, Hamajima K, Kaneiwa J, et al：Reliability of the transverse arch of the forefoot as an indicator of foot conditions. J Phys Ther Sci 24：335-337, 2012
64) Redmond AC：Foot posture index. easy quantification of standing foot posture. Six item version FPI-6. User guide and manual, 2005 (http://www.leeds.ac.uk/medicine/FASTER/z/pdf/FPI-manual-formatted-August-2005v2.pdf)
65) Redmond AC, Crosbie J, Ouvrier RA：Development and validation of a novel rating system for scoring standing foot posture：the Foot Posture Index. Clin Biomech (Bristol, Avon) 21：89-98, 2006
66) 川野哲英：ファンクショナル・テーピング. pp29-30, Book House HD, 2005

症例ノート⑨

症　例　20歳代，女性.
診断名　足関節の外側側副靱帯損傷
現病歴　3か月前に，内視鏡下にて足関節外側側副靱帯縫合術を施行.
小学生の頃からバスケットボールを行っている．これまでに何度も捻挫をしており，テーピングやサポーターをして競技していた．
現在，日常生活では階段昇降で違和感が出現するとともに，ランニングや急に立ち止まった際に，同部位の疼痛を自覚している．バスケットボールの練習は対人プレーを除き，80%程度の力で行っている．

step 1 どう動かすと痛むのか？：力学的ストレスの明確化

- **疼痛の再現性**　荷重位で足関節の背屈を強制すると，足関節前外側部に疼痛が再現できた．また，足部を外転位で背屈強制することで，疼痛が増強した．

→ 足関節前外側部への圧縮ストレスが疼痛を惹起する！

step 2 どこが痛むのか？：解剖学的評価

- **圧痛所見**　前距腓靱帯：（±）　　前脛腓靱帯：（−）
- **不安定性検査**　内反ストレステスト　（底屈位）：（−）　　（背屈位）：（±）
　　　　　　　　　前方引き出しテスト　（底屈位）：（−）　　（背屈位）：（±）

→ 前距腓靱帯由来の疼痛の可能性あり！

step 3 なぜ，痛むのか？：運動学的評価

- **圧痛所見**　内果後方（＋）　外果後方（＋）

		患側	健側
関節可動域 足関節背屈	（膝関節伸展）	10°	10°
	（膝関節屈曲）	15°	15°
母趾伸展	（足関節背屈位）	5°	15°
	（足関節底屈位）	20°	20°

→ 長母趾屈筋・短腓骨筋の滑走性低下により，足関節背屈時の距骨の後方移動が制限され，修復過程の足関節前外側部（前距腓靱帯）に圧縮ストレスが増強した．

実際の運動療法

1．長母趾屈筋の滑走性の改善
①タオルの上に足部を乗せる．
②そこから足趾を屈曲し，タオルをたぐり寄せる．その際，中足趾節間関節の屈曲を意識する．

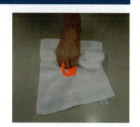

2．足関節背屈可動域エクササイズ
①ゴムチューブを使って底屈方向に力を加える．
②他動的に距骨の後方移動を徒手で誘導し（➡），足関節背屈の抵抗運動を行う（➡）．

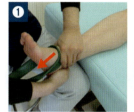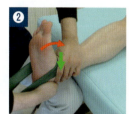

3．カーフレイズ（calf raise）
　前足部を台の上に乗せ，足関節背屈位の立位から足関節底屈運動を行い，踵を挙上させる．その後，再び足関節背屈位まで戻る．踵を挙上する際，足部の過剰な回・内外が起こらないように注意する．

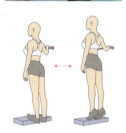

4．片脚リーチエクササイズ
　支持脚の動的バランス評価であり，片側の足部を線の交点に乗せた状態で，対側下肢をそれぞれの線の方向へリーチする．

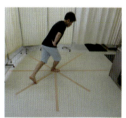

検査と治療　表と裏　長母趾屈筋の滑走性

　長母趾屈筋は，距腿関節の後方を通過し，内側に長趾屈筋，外側に短腓骨筋が位置する．足関節背屈時に長母趾屈筋の滑走性が低下する原因の1つに，隣り合う筋間における滑走性の低さが挙げられる．これが疑われる症例では，これらの筋・腱が存在する内果・外果の後方部分に圧痛所見がみられることが多い．こうした症例に対しては，長母趾屈筋と長趾屈筋，長母趾屈筋と短腓骨筋の間の滑走性を改善することで，足関節前面の疼痛や不安定感が軽減するかを評価する．

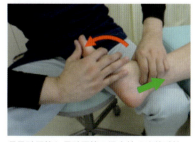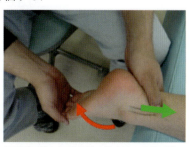

長母趾屈筋と長趾屈筋の滑走性の改善手技　　長母趾屈筋と短腓骨筋の滑走性の改善手技

症例ノート⑩

症　例	10歳代，男性，陸上5000m選手．
診断名	左足底腱膜炎
現病歴	夏休みになり，高校の部活での練習量が増え，10日前から走っていると足底に疼痛を感じるようになった．数日間練習量を減らしたところ，疼痛が消失した．そこで，練習量を増やすと再び足底に疼痛が出現した．疼痛は，ランニング時の立脚相（support phase）で出現し，蹴り出し時に最も強く出現している．

step 1　どう動かすと痛むのか？：力学的ストレスの明確化

- **疼痛の再現性**　歩行や両脚荷重・踵上げでは疼痛なし．片脚での踵上げにて足底の疼痛が再現できた．さらに，足趾の背屈を強制し，足底腱膜を伸張するように圧迫すると，足底の疼痛が再現できた．

　　→ 足底部の伸張ストレスが疼痛を惹起する！

step 2　どこが痛むのか？：解剖学的評価

- **圧痛所見**　足底腱膜踵骨隆起部(+)　　足底後足部～中足部(+)

　　→ 足底腱膜踵骨付着部の疼痛の可能性あり！

step 3　なぜ，痛むのか？：運動学的評価

- **関節可動域**

		左（患側）	右
足関節背屈	（膝伸展位）	5°	10°
	（膝屈曲位）	15°	15°
	（膝屈曲・足趾伸展位）	15°	15°
	（荷重位）	25°	30°

- **徒手筋力検査**

		左（患側）	右
足関節	背屈	5	5
	底屈	4p	5
	内返し	5	5
	外返し	5	5
足趾	屈曲	4p	5

p：足底腱膜踵骨付着部痛

- **荷重位アーチ計測**

		左（患側）	右
足長		24.5 cm	24.5 cm
横アーチ長率	（安静立位）	40.8%	40.8%
	（前足部荷重位）	40.8%	42.9%
横アーチ長率変化率		0%	2.1%

		左（患側）	右
medial arch ratio（AR）	（安静立位）	13.8%	14.2%
	（前足部荷重位）	10.2%	10.2%
AR 変化率		3.6%	4.0%

→ 母趾外転筋や短趾屈筋の筋力低下により，足趾屈曲筋力が低下していることで，アーチが低下している．さらに，荷重負荷に対してアーチの柔軟性が低下している．つまりランニングの立脚相で truss 機構が破綻（足部アーチの過剰な低下）し，足底腱膜への伸張ストレスが加わる．さらに，蹴り出し時には windlass 機構が過剰に作用し，足底腱膜の伸張ストレスを増加させ，疼痛が出現したと考えられる．

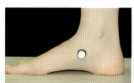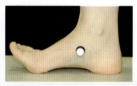

左：truss 機構；荷重によりアーチが低下するが，足底腱膜をはじめとしたアーチ保持組織の緊張により，アーチが保持される．
右：windlass 機構；足趾の伸展により，足底腱膜が緊張し，アーチの剛性が高まる．

実際の運動療法

1. 足部内在筋の伸張性の改善
①疼痛に合わせ，内在筋に対して圧迫を加えるセルフストレッチを行う．
②疼痛の軽減に合わせ，足趾を伸展位にし，足底を緊張させた状態で圧迫を加え，さらにストレッチを行う．

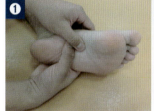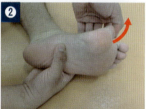

2. ミニマムカーフレイズ
①足趾を背屈位で保持し，踵と MP 関節の間をロッキングチェアーのように荷重を前後移動させる．
②荷重移動に合わせて内在筋をコントロールする感覚を意識して行う．

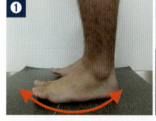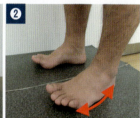

検査と治療 表と裏　アーチの低下に対する母趾外転筋機能の改善

アーチの過剰な低下に対しては，母趾外転筋の機能を高めてアーチの低下を抑える short foot exercise（SF）という方法がある．
①座位または立位で平らな床に足底を接地させる．
②つま先を伸展させながらアーチを挙上．
③アーチを挙上したまま保持し，ゆっくりとつま先を下ろし床面に接地させる．
④保持時間を徐々に長くしていく（6秒〜1分程）．

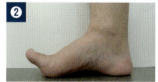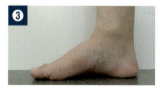

short foot exercise（SF）

＊このときアーチが低下しないように、足趾だけを低下させることがポイントである．
＊座位で行えるようになったら、立位（両脚→片脚）の順に行う．

索 引

A

abductor digiti minimi m. 309
abductor hallucis m. 309
abductor pollicis longus m. 130
acceleration 期 58
acetabular dysplasia 196
acetabular labrum 196
acetabulum 196
Achilles tendon 287
acromio-clavicular joint 8
adductor longus m. 202
adductor minimus m. 202
Adson test 160
alar ligaments 146
AMRI テスト 271
ankle joint 283, 298
ankle rocker 319
annular ligament of radius 94
anterior apprehension test 25
anterior interosseous nerve 107
anterior longitudinal ligament 144
anterior oblique ligament(AOL)
　　　　　　　　　　72, 133, 134
anterior path 17, 18
anterior ramus 145
anterior sacro-iliac ligament 169
anterior scalene m. 159
anterior talofibular ligament 305
anteromedial rotatory instability test
　　　　　　　　　　　　　271
anulus fibrous 143
ape hand 106
apophyseal stage 257
arcuate ligament(AL) 248
atlanto-axial joint complex 146
atlanto-occipital joint 146
axillary nerve 50

B

Bassett's lesion 302
Bassett's 靭帯 302
belly press test 31
Bennett 骨棘 59
biceps brachii m. 84, 119
biceps femoris m. 252
bony stage 257
boomerang foot 308

brachial plexus 156
brachialis m. 84
Bragard test 177
Brunelli test 132
bucket-handle motion 163

C

caliper motion 163
CAM type 209
calf raise 331
carpal supination test 125
carpal tunnel 103
　── syndrome(CTS) 103
carpometacarpal joint(CM 関節)
　　　　　　　　　　　　　100
　── 靭帯 134
carrying angle 71
cartilaginous stage 257
cauda equina 145
C-C メカニズム 8
cervical nerves 156
cervical radiculopathy 157
cervical rib 158
cervical vertebrae 140
chair test 89
chamber 313
clavicle 21
closed kinetic chain(CKC) 279
coccyx vertebrae 140
cocking 期 58
combined abduction test(CAT) 39
compartment syndrome 172
coraco-clavicular mechanism 8
coracohumeral ligament 31
costal facet 141
costoclavicular space 158
costoclavicular syndrome 158
costotransverse joint 142, 166
costovertebral joints 142, 166
coupling motion 147
crank test 36, 37
cubital tunnel 80
　── retinaculum 80
cubitus valgus 83

D

de Quervain 病 128, 133
deep fascia of leg 238
deltoid m. 45

determination test of the trigger
　tissue(DTTT) 4
disc herniation 176
distal interphalangeal joint(DIP 関節)
　　　　　　　　　　　　　100
distal radio-ulnar joint 121
dorsal deep limb(DDL) 118
dorsal root 144
dorsal superficial limb(DSL) 118
dorsoradial ligament(DRL) 134
drop arm sign 13
DTTT(トリガー組織判別テスト) 4
　──, heel pad に対する 313
　──, QLS 構成筋に対する 52
　──, 外側広筋に対する 277
　──, 頸部固有背筋内側群に対する
　　　　　　　　　　　　　154
　──, 広背筋に対する 66
　──, 股関節外転筋の短縮に対する
　　　　　　　　　　　　　229
　──, 股関節の伸展可動域制限に
　　対する 226
　──, 固有背筋の筋力低下に対する
　　　　　　　　　　　　　187
　──, 三角筋下滑液包に対する 48
　──, 膝蓋下脂肪体に対する 278
　──, 膝窩筋に対する 272
　──, 尺側手根伸筋に対する 128
　──, 小円筋の 53
　──, 小指外転筋の 117
　──, 小指球筋に対する 117
　──, 小指対立筋の 117
　──, 上殿神経に対する 180
　──, 上腕骨頭の前方変位に対する
　　　　　　　　　　　　　 34
　──, 上腕三頭筋長頭の 53
　──, 上腕三頭筋内側頭に対する
　　　　　　　　　　　　　 85
　──, 上腕二頭筋に対する 85
　──, 深層外旋六筋に対する 225
　──, 前腕屈筋群に対する 108
　──, 前腕伸筋群に対する 93
　──, 総指伸筋に対する 94
　──, 大円筋の 53
　──, 体幹屈筋群に対する 186
　──, 大腿四頭筋に対する 278
　──, 短小指屈筋の 117
　──, 短橈側手根伸筋に対する 94
　──, 短母指外転筋の 117
　──, 短母指屈筋の 117

――,半膜様筋に対する 272, 275
――,腓腹筋内側頭の 275
――,母指球筋に対する 116
――,母指対立筋の 117
――,母指内転筋に対する 126

E

ECU synergy test 124
Eden test 161
Eichhoff test 131, 132
Ely test 201
empty can test 13, 14
end plate 143
epiphyseal stage 257
extensor carpi radialis brevis m. 87
extensor carpi radialis longus m. 87
extensor carpi ulnaris m. 87, 124
extensor digitorum longus m. 302
extensor digitorum m. 87
extensor hallucis longus m. 302
extensor pollicis brevis m. 130
extensor pollicis longus m. 119
extensor retinaculum 130
external rotation 3rd positon 52
external rotation lag sign 14, 15

F

fabellofibular ligament (FFL) 248
femoral nerve 204
femoral triangle 204
femoroacetabular impingement (FAI) 208
femorotibial joints 233
fibrocartilage enthesis 287
Finkelstein test 132
flat back 186
flatfoot 316
flexion contracture sign 274
flexor carpi ulnaris m. 80
flexor digitorum brevis m. 309
flexor digitorum longus m. 291, 318
flexor hallucis longus m. 291, 318
flexor retinaculum 316
follow through 期 58, 59
Foot Posture Index Six item version (FPI-6) 322
―― 判定基準 322
―― 評価シート 322
foot region 283
force closure 182
―― の機能評価 185, 186
force couple 20
forearm pronation test 78
forefoot rocker 319

form closure 182
forward humeral head 33, 37
fovea 122
fovea sign 122
Freiberg test 179
fringe impingement test 92
Frohse's arcade 113
Froment sign 111
full can test 14

G

Gaenslen test 181
gastrocnemius m. 240, 288, 317
gleno-humeral joint 8
gluteofemoral bursa 218
gluteus medius m. 213
gluteus minimus m. 197, 213
gracilis m. 202, 239
groin pain (GP) 203
Guyon 管 79, 109
―― 症候群 110
―― の絞扼部位 110
―― の触診 112

H

hamate 105
Hawkins-Kennedy test 19
head of femur 196
heel height difference 275
heel pad 313
Hoffa test 261
hold relax 184
hook of hamate 106
horizontal flexion test (HFT) 39
hourglass biceps 40
humeroradial joint 70
humero-ulnar joint 70
hump back 186
hyperabduction syndrome 159

I

iliacus m. 199
iliocostalis m. 170
iliofemoral ligament 196
iliopsoas bursa 207
iliopsoas m. 197
iliotibial tract 254
inferior facet 11
inferior glenohumeral ligament (IGHL) 8
infrapatellar fat pad (IFP) 260
infraspinatus m. 11
inguinal canal 204

inter scapulo-thorastic (IST) muscles 9, 20
intermalleolar ligament (IML) 299
internal rotation from 3rd to 2nd positon 52
interosseous sacro-iliac ligament 169
intertubercular sulcus 40
intervertebral disk 143
ischiofemoral ligament 196

J, K

joint of head of rib 142, 166
Kager's fat pad 296
―― の触診 297
kappa coefficient 278
knee in-toe out test 259
knee out-toe in test 259

L

labrum 35
Laségue sign 176
Laségue 角 227
lateral collateral ligament (LCL) 95, 248
lateral patellar retinaculum 258
lateral plantar nerve 315
lateral thrust 251
lateral ulnar collateral ligament 95
latissimus dorsi muscle 64
leg heel angle 321
levator scapulae m. 151
lift off test 30
ligamenta flava 144
load and shift test 26
long head of triceps brachii m. 51
long head tendon of biceps brachii m. 40
long rotatores m. 172
longissimus m. 170
lumbar vertebrae 140
Luschka 関節 141, 146

M

macrochamber (MAC) 313
malalignment 175
mammillary process 142
McMurray test 245
mechanoreceptor 173
medial calcanal branches 315
medial collapse 242
medial collateral ligament (MCL) 72, 236
medial head to triceps brachii m. 84

medial patellar retinaculum　258
medial plantar nerve　315
medial tibial stress syndrome（MTSS）
　　　　　　　　　　　　　320
median nerve　103
meniscus　234
metacarpophalangeal joint〔M（C）P 関
　　節〕　100
microchamber（MIC）　313
midcarpal joint　100
middle facet　11
middle finger extension test　89
middle scalene m.　159
Morley test　160
moving valgus stress test　75
multifidus m.　172
muscular space　204

N

navicular drift test　321
Neer test　18, 19
nerve root　145
neutral path　17, 18
neutral test　259
nociceptor　181
nuchal ligament　144
nucleus pulposus　143
numeric rating scale（NRS）　81

O

Ober test　216, 219
oblique popliteal ligament　240
oblique translation　60
O'Brien test　37
O'Driscoll の疼痛誘発テスト　95, 96
open kinetic chain（OKC）　279
os peroneum 障害　295
os tibiale externum　292
Osborne's band　79, 80
Osgood-Schulatter病　258
osteochondritis dissecans　91

P

Pace test　180
palmar deep limb（PDL）　118
palmar superficial limb（PSL）　118
palmaris brevis sign　112
patella　263
　── compression test　264
patellar ligament　258
patellofemoral joint　233, 263
Pauwelsの理論　214
peak height age（PHA）　257
pectineus m.　202

pectoralis minor m.　24, 162
Pelvic rock test　182
perfect O　108
peroneus brevis m.　294, 318
peroneus longus m.　294
pes anserinus　238
Phalen test　104
pincer type　209
pisiform　105
plantar aponeurosis　309
plexus　145
plus variance（variant）　122
popliteofibular ligament（PFL）　248
popliteus m.　234, 248
posteolateral path　18
posterior interosseous nerve　113
posterior lateral structure（PLS）　248
posterior longitudinal ligament　144
posterior oblique ligament（POL）
　　　　　　　　　　73, 236, 240
posterior ramus　145
posterior sacro-iliac ligament　169
posterior triangle　151
postero-lateral path　17
postero-lateral rotatory instability
　　　　　　　　　　　　　95
posterolateral rotatory instability test
　　（PLRI test）　250
post-rotational glide　17, 18
pre-rotational glide　17, 18
proximal interphalangeal joint（PIP関
　　節）　100
proximal-distal radioulnar joint　100
psoas major m.　199
pubofemoral ligament　196
pump-handle motion　163

Q

Q-angle　271
quadrate ligament　94
quadriceps femoris m.　233
quadrilateral space（QLS）　50
　── 構成筋に対するDTTT　52
　── syndrome（QLSS）　50

R

radial nerve　113
radio-ulnar ligament　121
rectus femoris m.　199
relocation test　25
retrocalcaneal bursa　287
retrocalcaneal wedge パート　296
rhomboid major m.　24
rhomboid minor m.　24

Roos test　161
rotational glide　17, 18
rotator cuff　9, 20
rotator interval　31

S

sacral vertebrae　140
sacro-iliac joint　169
sacrospinous ligament　169
sacrotuberous ligament　169
saphenous nerve　204
sartorius m.　238
scalene space　158
scalenus syndrome　158
scapula　21
scapulo-thoracic joint　8
Scarpa triangle（femoral triangle）
　　　　　　　　　　　　204
sciatic nerve　169, 178
screw home movement　234
sealing機能　208
second shoulder joint　8
secondary piriformis bursa　218
semimembranosus m.　240
semispinalis capitis m.　150
semispinalis cervicis m.　150
semitendinosus m.　239
serratus anterior m.　24
short foot exercise（SF）　333
short lateral collateral ligament　248
short rotatores m.　172
six deep lateral rotators m.　197
soft tissue impingement　302
soleus arcade　315
soleus m.　289, 318
Sorensen test　183
Speed test　42
spin motion　95
spinal nerve　144
splenius capitis m.　149
splenius cervicis m.　149
Spurling test　149
squatting test　259
sterno-clavicular joint　8
straight leg raising（SLR）angle　227
stretch-shortening cycle（SSC）　290
Struther's arcade　79, 80
subacromial bursa（SAB）　17, 46
subclavius m.　160
subcoracoid bursa　46
subdeltoid bursa（SDB）　46
subgluteus medius bursa　218
subgluteus minimus bursa　218
subpectoral space　160

subscapularis m. 29
subsheath 124
subtalar joint 283, 298
subtendinous bursa of latissimus dorsi 64
suction機能 208
sulcus test 32
superior facet 11
superior glenohumeral ligament(SGHL) 8
superior gluteal nerve 169, 178
superior proximal radio-ulnar joint 70
supinator m. 114, 119
suprascapular nerve 16
supraspinatus m. 11
sway back 186
synovial folds 90

T

tarsal sinus 305
tarsal tunnel 315
tear drop sign 108
teres major m. 51
teres minor m. 51
Thessaly test 245
Thomas test 188, 201
Thompson squeeze test 289
Thomsen test 88, 89

thoracic outlet syndrome(TOS) 157
thoracic vertebrae 140
thoracolumbar fascia 173
tibial external rotation test 237
tibial nerve 315
tibial tuberosity 257
tibialis anterior m. 301
tibialis posterior m. 291
Tinel-like sign
——,脛骨神経の 316
——,尺骨神経の 80, 81, 111
——,正中神経の 105
translational motion 169
transverse carpal ligament 103
transverse foramen 141
transverse humeral ligament 40
transverse ligament(TL) 72
trapezium 105
trapezius m. 22, 151
triangular bone 298
triangular fibrocartilage complex(TFCC) 121
——ストレステスト 122
triceps brachii 59
triceps long head(TL)テスト 61
tubercle of trapezium 105

U

ulnar nerve 80, 109

ulnar tunnal 109
ulnocarpal stress test 122
uncinate process 141
uncovertebral joint 146
upper limb neurodynamic test 3 (ULNT3) 81

V

vascular space 204
vastus lateralis m. 279
vastus medialis longus(VML) 279
vastus medialis m. 234, 279
vastus medialis oblique(VMO) 279
ventral root 144

W

Wartenberg reflex 112
wind up 58
windlass機構 291, 310
windlassテスト 311
wrist flexion test 78
wrist joint 100

Y, Z

Yergason test 42
zygapophysial joints 142, 146, 148, 166

あ

アーチ高率　321
アキレス腱　286
　――の触診　287
　――のねじれ構造　288
　――パート　296
　――部　286
　――付着部　287
アライメント
　――,頸部の　154
　――,肩甲骨・鎖骨の　22
　――,足部の　320
握力低下　123, 126
圧縮ストレス　2

い

インターナルインピンジメント　60
いかり肩　155

う

烏口下滑液包　46
烏口上腕靱帯　31
運動学的評価　2

え

腋窩神経　50
円回内筋　107
　――の触診　77
円背　186
遠位指節間関節 (DIP joint)　100
遠心性収縮　93

お

凹円背　186
黄色靱帯　144, 167
横径の拡大,胸郭の　163
横手根靱帯　103
　――の触診　106
横走線維 (TL)　72, 73
横突孔　141

か

カーフレイズ　331
カウンターニューテーション　170, 182
カッパ係数　278
下関節上腕靱帯 (IGHL)　8
下関節上腕靱帯複合体　25
下垂指　113
下双子筋　223, 224
下腿筋膜　238

下腿三頭筋　286, 319
　――の筋力低下
　　　242, 290, 298, 300, 312, 314, 319
　――の触診　288
下腿の回旋異常　242, 251, 253, 270
下橈尺関節　100, 121
果間靱帯 (IML)　299
過外転症候群　159
過前弯位　186
鵞足　238
　――の触診　238
回外筋　95, 114, 119
　――の筋力低下　115, 119
　――の触診　114
　――の出口　113
回旋筋腱板　9, 20
開運動連鎖　279
解剖学的評価　1
外脛骨　292
　――の分類　293
外側環軸関節　146
外側広筋　279
　――に対するDTTT　277
　――の過緊張　255, 277
　――のリラクセーション　285
外側膝蓋支帯　258
外側尺側側副靱帯　95
外側縦アーチ　284, 320
外側上顆炎　98
外側足底神経　315
外側側副靱帯 (LCL)
　――,膝関節の　234, 248, 250
　――,足関節の　330
　――,肘関節の　71, 95
外側動揺　1
外反股　214
外反ストレステスト　74, 273, 325
外反肘　78, 83
外閉鎖筋　223, 224
片脚リーチエクササイズ　331
肩　8
肩関節　8
　――の内転制限の検査　27
肩関節90°屈曲位内旋制限　38
肩関節後方軟部組織の拘縮
　　　　　　　　　　　38, 43, 62
肩関節周囲の筋力低下　79
肩関節伸展筋群　54
肩関節包靱帯　25
滑車溝　71
滑車上肘靱帯　79, 80
滑膜ヒダ　90, 91
　――の触診　91
寛骨臼　196

関節運動のメカニズム　3
関節唇
　――,肩関節の　35, 36
　――,股関節の　196, 208, 209
関節包,股関節の　209, 210
環軸関節　147
環軸関節複合体　146
環椎後頭関節　146, 147

き

キャッチング　245
ギヨン (Guyon) 管　79, 109
機械受容器　173, 174, 181
逆 Phalen test　104
弓状靱帯 (AL)　248
求心性収縮　93
距骨下関節　283, 298
距骨頭の触診　323
距舟関節の隆起　324
距腿関節　283, 298
　――の前方関節包　302
臼蓋形成不全　196
臼蓋上腕リズム　9
胸郭の可動性　162, 163
　――の評価　164
胸郭出口症候群 (TOS)　157, 158
胸鎖関節　8
胸椎　140, 141
胸椎後弯　140
胸腰筋膜　168, 173
胸腰部　166
棘下筋　11
　――の触診　12
棘窩切痕　16
棘筋　11
棘上筋　11
　――の触診　12
近位指節間関節 (PIP joint)　100
筋
　――のインバランス　152, 153
　――の触診　3
筋裂孔　204

く

クアドラント検査　209
グラインドテスト　134
駆血帯テスト　315
屈筋支帯　316

け

脛骨神経　314
　――の触診　315
　――の Tinel-like sign　316
脛骨粗面　257

―― の触診　258
頸神経　156
頸体角　197, 228
頸椎　140, 141
　―― の椎間関節　147
　―― の椎間孔　157
頸椎前弯　140
頸半棘筋　150
頸板状筋　149
頸部　146
頸部アライメント不良　152, 154, 162
頸部固有背筋内側群に対するDTTT　154
頸部神経根症　157
頸肋　158
血管裂孔　204
結節間溝　40
結帯肢位　30
月状骨　100
肩甲下筋　29
　―― の触診　30
肩甲胸郭関節　8, 22
　―― の安定性低下
　　　15, 17, 20, 49, 54, 55, 62, 67, 162
肩甲挙筋　151
　―― の触診　152
　―― のリラクセーション　57
肩甲棘部(後部線維), 三角筋の　47
肩甲骨　21, 22
肩甲上神経　16
肩甲上腕関節　8
　―― の上方軟部組織の拘縮
　　　　　　　　　　　　15, 20, 26
　―― の不安定性　15, 25
肩甲上腕リズム　9
肩甲切痕部　16
肩鎖関節　8
肩峰下インピンジメント　18, 19
肩峰下滑液包(SAB)　17, 46
肩峰部(中部線維), 三角筋の　47
腱鞘炎　129
腱板構成筋の筋力低下
　　　　15, 20, 49, 53, 54, 62, 66
腱板疎部　31
　―― の触診　32
腱板疎部損傷　31
腱板断裂　56

こ

コンパートメント症候群　172
股関節　196
　―― の柔軟性　63
　―― の伸展可動域制限
　　　　　　　　　　　206, 211, 226
　―― の伸展可動域制限に対する
　　　　　DTTT　226
　―― の動的安定性の低下
　　　　　　　　　206, 211, 217, 222
　―― の内旋角度　227
股関節外転筋
　―― の筋力低下　242, 265
　―― の短縮　217, 219, 229
　―― の短縮に対するDTTT　229
股関節屈筋群のストレッチ　191
股関節伸筋群の筋力低下
　　　　　　　　　　175, 180, 185
股関節伸展筋の筋力低下
　　　　　　　　　262, 312, 314, 326
股関節内転筋群　202, 203
固有背筋　147
　―― の筋力低下　174, 182, 183
　―― の筋力低下に対するDTTT
　　　　　　　　　　　　　　187
固有背筋外側群　149, 168, 170
固有背筋内側群　150, 167, 168, 172
　―― の筋力低下　207, 211
広背筋　64
　―― に対するDTTT　66
　―― の筋力低下　66, 67
　―― の触診　65
　―― の伸張テスト　65
広背筋腱下包　64
広背筋症候群　65
後外側回旋不安定症　95
後外側回旋不安定性テスト(PLRIテスト)　250
後外側支持機構(PLS)　248
後外側路, 大結節の　17
後脛骨筋(TP)　291
後脛骨筋腱　291
　―― の触診　293
後頸三角　151
後骨間神経　113
後骨間神経麻痺　113
　―― 誘発テスト　114
後根　144
後枝　145
後斜靭帯　240
後斜走線維(POL), 肘関節の　73
後斜走線維束, 膝関節の　236
後十字靭帯　234
後縦靭帯　144
後仙腸靭帯　169
後方インピンジメント症候群　299
後方関節包　59
　―― の伸張テスト　62
後方共同腱　76
後方重心　256

鉤状突起　141
鉤椎関節　146
項靭帯　144
骨化核　257
骨端核　257
骨間距踵靭帯　306
骨間仙腸靭帯　169
骨棘　303
骨性インピンジメント　299
骨盤後傾運動　191
骨盤大腿リズム　197
骨盤の後傾　265
骨盤の前後傾　187
骨部位の触診　2

さ

サッカーのバックスイング動作　203
鎖骨　9, 21, 22
鎖骨下筋　160
　―― の触診　160
鎖骨部(前部線維), 三角筋の　46
坐骨神経　169, 178
　―― の触診　179
坐骨大腿靭帯　196, 209
最長筋　170
　―― の触診　171
猿手　106
三角筋　45
　―― の触診　46
三角筋下滑液包(SDB)　46
　―― に対するDTTT　48
三角骨　100, 298
　―― の触診　300
三角骨障害　299
三角線維軟骨複合体(TFCC)
　　　　　　　　　　　101, 121

し

四辺形間隙(QLS)　50
指床間距離　227
脂肪体炎　254
膝窩筋　234, 248, 249
　―― に対するDTTT　272
　―― の収縮トレーニング　269
　―― の触診　250
　―― のリラクセーション　273
膝窩腓骨靭帯(PFL)　248
膝蓋下脂肪体(IFP)　260
　―― に対するDTTT　278
　―― の拘縮　246, 262, 277
　―― の触診　264
膝蓋骨　263
膝蓋支帯の触診　259
膝蓋靭帯　258

——の触診　259
膝蓋大腿関節　233, 263
　　——の触診　263
膝蓋大腿関節症　284
膝関節　233
　　——の運動学的評価　270
　　——の外反不安定性　242, 273
　　——の屈曲拘縮　242, 246, 274
　　——の内反不安定性
　　　　217, 219, 251, 255, 276
膝関節伸展筋の筋力低下
　　　　312, 314, 326
斜角筋隙　158
斜角筋症候群　158
斜膝窩靭帯　240
尺骨小窩部　122
尺骨神経　79, 109
　　——のTinel-like sign　80, 81, 111
　　——の触診　80
　　——の伸張テスト　81
尺骨神経管　109
尺側手根屈筋　79, 80
　　——の触診　77
尺側手根伸筋　87, 124
　　——に対するDTTT　128
　　——の短縮　125, 127
尺側手根伸筋腱　124
手関節　100
　　——掌屈筋・背屈筋の弱化
　　　　107, 109, 118
　　——掌屈／背屈可動域の低下
　　　　106, 116, 124
手根管　103
手根管症候群（CTS）　103
手根骨の触診　105
手根中央関節　100, 101
手根中手関節（CM joint）　100
手部　100
舟状骨　100
　　——の触診　293
　　——付着部　292
終板　143
十字靭帯　234
小円筋　51
　　——のDTTT　53
　　——の触診　51
　　——のリラクセーション　99
小胸筋　24, 162
　　——の触診　24, 162
　　——のリラクセーション　57
小胸筋下間隙　159, 160
小趾外転筋　310
　　——の触診　311
小指外転筋のDTTT　117

小指球筋　116
　　——に対するDTTT　117
　　——の柔軟性低下
　　　　106, 112, 116, 136
小指対立筋のDTTT　117
小殿筋　197, 213, 223, 225
　　——の収縮促通手技　221
　　——の触診　214
　　——の前部線維　210
小内転筋　202, **224**
小菱形筋　24
小菱形骨　100
掌側深枝（PDL），橈尺靭帯の　118
掌側浅枝（PSL），橈尺靭帯の　118
踵骨下脂肪体　313
踵骨後方の滑液包　287
踵部角　321
踵部殿部間距離　227
上関節上腕靭帯（SGHL）　8, 25
上関節突起，椎骨の　166
上双子筋　223, 224
上殿神経　169, 178
　　——に対するDTTT　180
　　——の触診　179
上橈尺関節　70, 100
　　——の触診　94
　　——の不安定性　90, 92, 94
上半身の重心　163
上腕横靭帯　40
上腕筋　84
上腕骨頭と関節窩の位置関係　33, 43
上腕骨頭の前上方への変位　33
上腕骨頭の前方変位　33
　　——に対するDTTT　34
上腕骨鈎突窩　70
上腕骨小頭　113
上腕骨肘頭窩　70
上腕三頭筋　59
　　——の触診　60
　　——の伸張性低下　62, 63
上腕三頭筋長頭　51
　　——のDTTT　53
　　——の触診　51
上腕三頭筋内側頭　84
　　——に対するDTTT　85
　　——の過緊張　82, 84
上腕二頭筋　40, 84, 119
　　——に対するDTTT　85
　　——の過緊張　82, 84
　　——の筋力低下　115, 119
上腕二頭筋長頭腱　36, 40
　　——の触診　41
触診　2, 3
　　——, Guyon管（尺骨神経管）の　112

——, heel padの　313
——, Kager's fat padの　297
——, アキレス腱の　287
——, 円回内筋の　77
——, 横手根靭帯の　106
——, 回外筋の　114
——, 外側側副靭帯の　250
——, 鵞足の　238
——, 下腿三頭筋の　288
——, 滑膜ヒダの　91
——, 関節唇の［肩関節の］　36
——, 棘下筋の　12
——, 棘上筋の　12
——, 距骨頭の　323
——, 脛骨神経の　315
——, 脛骨粗面の　258
——, 肩甲下筋の　30
——, 肩甲挙筋の　152
——, 腱板疎部の　32
——, 後脛骨筋腱の　293
——, 広背筋の　65
——, 鎖骨下筋の　160
——, 坐骨神経の　179
——, 最長筋の　171
——, 三角筋の　46
——, 三角骨の　300
——, 膝蓋下脂肪体の　261
——, 膝蓋支帯　259
——, 膝蓋靭帯　259
——, 膝蓋大腿関節の　263
——, 膝窩筋の　250
——, 尺骨神経の　80
——, 尺側手根屈筋の　77
——, 手根骨の　105
——, 舟状骨の　293
——, 小円筋の　51
——, 小胸筋の　24, 162
——, 小趾外転筋の　311
——, 小殿筋の　214
——, 上殿神経の　179
——, 上橈尺関節の　94
——, 上腕三頭筋長頭の　51
——, 上腕三頭筋の　60
——, 上腕二頭筋長頭腱の　41
——, 前距腓靭帯の　306
——, 前脛骨筋の　303
——, 浅指屈筋の　77
——, 前斜角筋の　159
——, 前方関節包の結合組織の
　　　［足関節の］　303
——, 総指伸筋の　88
——, 僧帽筋上部筋束の　152
——, 足底腱膜の　311
——, 大円筋の　51

——，大腿筋膜張筋の 215
——，大腿神経の 205
——，大腿直筋の 201
——，大腿二頭筋の 253
——，多裂筋の 173
——，短趾屈筋の 311
——，短橈側手根伸筋の 88
——，恥骨筋の 204
——，中斜角筋の 159
——，中殿筋の 214
——，腸脛靭帯の 254
——，腸骨筋の 201
——，長趾屈筋の 293
——，長趾伸筋の 303
——，長掌筋の 77
——，長内転筋の 204
——，長母趾屈筋の 293
——，長母趾伸筋の 303
——，腸肋筋の 171
——，椎間関節の 175
——，橈側手根屈筋の 77
——，頭板状筋の 150
——，内側側副靭帯の［肘関節の］ 74
——，内側側副靭帯の［膝関節の］ 237
——，内側半月板の 244
——，薄筋の 204
——，半膜様筋の 241
——，腓骨筋群の 295
——，腓腹筋内側頭の 241
——，腓腹筋の 289
——，ヒラメ筋の 289
——，母趾外転筋の 311
——，腕橈関節の 91
触診技術 2
伸筋支帯 130
伸張ストレス 2
伸展モーメント 256
身長発育スパート年齢（PHA） 257
侵害受容器 181
神経根 145
神経叢 145
深屈曲 233
深指屈筋 107
　　——の柔軟性低下 109, 119
深指屈筋腱 103
深層外旋六筋 197, 223, 224, 226
　　——に対するDTTT 225
　　——の収縮促通法 221
深層のMCL，膝関節の 236
靭帯の触診 3

す

スカルパ三角（大腿三角） 204, 205
スクリュー・ホーム・ムーブメント 234
スクワット 285
スタティック・ストレッチング 279
ステップtoe-in 219
ストレートネック 155
髄核 143
滑り運動 167

せ

正中環軸関節 146
正中神経 103
　　——のTinel-like sign 105
生理的弯曲 140
静的安定化機構 4
脊髄神経 144
脊柱 140
脊椎端板 143
舌部 29
仙棘靭帯 169
仙結節靭帯 169
仙骨後弯 140
仙腸関節 169, 181
　　——の安定性低下 180, 182, 185
　　——の触診 181
仙椎 140
浅指屈筋 107
　　——の触診 77
浅指屈筋腱 103
剪断ストレス 2
線維軟骨性付着部 287
線維輪 143
前距腓靭帯 305
　　——の触診 306
前鋸筋 24
前屈動作 187
　　——テスト 174
前脛骨筋 301
　　——の触診 303
前後径の拡大，胸郭の 163
前骨間神経 107, 108
前骨間神経麻痺 108
前根 144
前枝 145
前斜角筋 159
　　——の触診 159
前斜走線維（AOL） 72, 73
前十字靭帯 234
前縦靭帯 144
前仙腸靭帯 169
前内側回旋不安定性テスト 271

前捻角 197
前方インピンジメント 202
前方関節包の結合組織の触診，足関節の 303
前方関節包の伸張性低下，肩関節の 54, 55
前方共同腱 76
前方引き出しテスト 306, 307, 325
前方路，大結節の 17
前腕回内可動域の制限 90, 94, 112, 115
前腕回内／回外可動域
　　——の計測方法 95
　　——の制限 106, 109, 118, 123, 125, 133, 136
前腕屈筋群 71, 75
　　——に対するDTTT 108
　　——の可動域測定 83
　　——の筋力強化 99
　　——の弱化 78, 83
　　——の伸張性低下 78, 82
前腕伸筋群 71, 87
　　——に対するDTTT 93
　　——の弱化 90, 93
　　——の伸張性低下 90, 93
　　——のストレッチ 99

そ

鼡径管 204
鼡径部痛（GP） 203
疎性結合組織 151
双子筋 223
僧帽筋 22, 151
　　——の機能不全 57
僧帽筋下部筋束 23
　　——の筋力低下 67
僧帽筋上部筋束の触診 152
僧帽筋中部筋束 23
　　——の筋力低下 67
総指伸筋 87
　　——に対するDTTT 94
　　——の触診 88
足関節 283
　　——の過回内 265
　　——の背屈制限 262, 265, 290, 296, 297, 300, 304, 312, 314, 316, 317
　　——の不安定性 295, 300, 304, 308, 325
足関節外側側副靭帯 306
足関節前方インピンジメント 302
足関節内反捻挫 305
足底腱膜 309, 310
　　——の触診 311

足底腱膜炎　310, 332
足部　283
　── の過回内　265
足部アライメントの異常
　　　290, 296, 304, 308, 312, 316, 320
足根管　315
足根洞　305
足根洞症候群　305
側副靱帯, 膝関節の　234

た

ダーツスロー　101, 116
ダイアルテスト　237
多裂筋　167, 172, 228
　── の機能評価　184
　── の機能不全　191
　── の触診　173
体幹屈筋群
　── に対するDTTT　186
　── の筋力低下　174, 182, 184
体幹の安定化機能の低下　67
大円筋　51
　── のDTTT　53
　── の触診　51
大結節の区分　11
大結節の通路　17, 18
大腿筋膜張筋　215
　── の触診　215
　── のストレッチ　221
大腿脛骨関節　233
大腿骨顆部　263
大腿骨寛骨臼インピジメント (FAI)
　　　208
大腿骨頭　196
大腿三角 (スカルパ三角)　204, 205
大腿四頭筋　233, 256
　── セッティング　280
　── に対するDTTT　278
　── の過緊張　262
　── の筋力低下　246, 265
　── の伸張性低下　265, 278
大腿深筋膜　236
大腿神経　204, 205
　── 伸張テスト　205
　── の触診　205
大腿直筋　199, 200
　── の触診　201
大腿直筋腱　210
大腿二頭筋　252
　── の触診　253
　── のストレッチング　193
大腿二頭筋下滑液包　252
大腿方形筋　223, 224
大転子の分類　218
大殿筋　225
　── の筋力強化　191
大内転筋の後頭　227
大腰筋　199, 222
大菱形筋　24
大菱形骨　100, 105
大菱形骨結節　105
第2肩関節　8, 19
短回旋筋　172
短趾屈筋　310
　── の触診　311
短小指屈筋のDTTT　117
短橈側手根伸筋　87, 113
　── に対するDTTT　94
　── の触診　88
　── のリラクセーション　99
短腓骨筋　294, 318
短腓骨筋腱断裂　294
短母指外転筋のDTTT　117
短母指屈筋のDTTT　117
短母指伸筋　130, 131
　── のストレッチ　129

ち

恥骨筋　202, 203
　── の触診　204
恥骨大腿靱帯　196, 210
遅発性尺骨神経麻痺　83
中関節上腕靱帯　25
中間路, 大結節の　17
中斜角筋　159
　── の触診　159
中手指節関節〔M(C)P joint〕　100
中殿筋　213, 228
　── の収縮促通手技　221
　── の触診　214
　── のストレッチ　221
肘角　71
肘関節　70
　── 屈曲/伸展可動域の制限　79, 84
　── 内反の不安定性　92, 95
肘関節複合体　70
肘部管　79, 80
長回旋筋　172
長趾屈筋 (FDL)　291, 318
　── の触診　293
長趾伸筋　302
　── の触診　303
長掌筋の触診　77
長橈側手根伸筋　87
長内転筋　202, 203
　── の触診　204
長腓骨筋　291, 294
長母指外転筋　130, 131
　── の筋力低下
　　　123, 125, 127, 133, 136
　── のストレッチ　129
長母趾屈筋 (FHL)　291, 318
　── の滑走性　331
　── の触診　293
　── パート　296
長母指屈筋腱　103
長母指伸筋　119
　── の筋力低下　115, 119
長母趾伸筋　302
　── の触診　303
腸脛靱帯　216, 254
　── の過緊張　251, 253, 255
　── の触診　254
腸骨筋　199, 222
　── の触診　201
腸骨大腿靱帯　196, 209
腸恥滑液包　200, 207
腸恥滑液包炎　207
腸恥包　200, 207
腸腰筋　197, 199, 200, 222, 225
　── の筋力低下　262
　── の短縮　175, 184
腸肋筋　170
　── の触診　171

つ

椎間関節
　　　142, 143, 146, 148, 166, 169
　── の関節包　175
　── の触診　175
　── の伸展・回旋運動　176
椎間関節症　175
椎間板　143, 146, 169, 176
椎間板ヘルニア　176
椎前筋群　147

て

ディストラクションテスト　135
デュシェンヌ歩行　228
転子下滑液包　218
殿筋群の筋力低下
　　　206, 211, 217, 219, 227

と

トリガー筋鑑別テスト　239
トリガー組織判別テスト (DTTT)　4
トルク　20
トレンデレンブルグ歩行　228
ドローイン　68
投球障害　225, 227
投球動作　58
豆状骨　105

等尺性収縮　93
橈骨手根関節　100, 101
橈骨神経　113
橈骨輪状靱帯　94
　──のストレッチ　129
橈尺靱帯　118, 121
橈側手根屈筋の触診　77
頭半棘筋　150
頭板状筋　149
　──の触診　150
頭部屈曲の筋力検査　153
頭部前方位　155
頭部前方位姿勢　151
動的安定化機構　4

な

なで肩　155
内果後方部　291
内側広筋　234, 279
内側膝蓋支帯　258
内側縦アーチ　284, 320, 324
内側縦アーチ高率　321
内側踵骨枝, 脛骨神経の　315
内側足底神経　315
内側側副靱帯(MCL)
　──, 肘関節の　71-74
　──, 膝関節の　234, 236, 237
内側二頭筋溝　79, 80
内側半月板　243
　──の触診　244
内転筋群　224
内反股　214
内反ストレステスト　276, 307, 325
内腹斜筋の筋力低下　207, 211
内閉鎖筋　223, 224
軟部組織性インピンジメント　299

に, ね

ニューテーション　170, 182
乳頭突起　142
ねじれ構造, アキレス腱の　288

は

ハムストリングスのストレッチ　269
バイオメカニクス, 動作の　3
パラテノン　286
馬尾　145
背側深枝(DPL), 橈尺靱帯の　118
背側浅枝(DSL), 橈尺靱帯の　118
薄筋　202, 203, 238, 239
　──の触診　204
半棘筋　150
半月板　234, 243
半腱様筋　238, 239

半膜様筋　240
　──に対するDTTT　272, 275
　──の収縮不全　246
　──の触診　241
　──のリラクセーション　269

ひ

ヒールスライドエクササイズ　269
ヒラメ筋　286, 318, 319
　──の触診　289
腓骨筋群の触診　295
腓骨筋腱炎　294
腓骨筋腱脱臼　294
腓腹筋　240, 286, 317, 319
　──の触診　289
腓腹筋内側頭のDTTT　275
腓腹筋内側頭の触診　241
尾椎　140
表層のMCL, 膝関節の　236

ふ

ファベラ腓骨靱帯(FFL)　248
振り向きテスト　325
伏在神経　204, 205

へ

平背　186
並進運動　169
閉運動連鎖　279
閉鎖神経　202, 203
変形性股関節症　220
変形性膝関節症　268
扁平足　311, 316

ほ

ホールドリラックス　185
ポイントポジション　298
母指CM関節　101, 130, 133, 134
母指球筋　116
　──の柔軟性低下　106, 116, 136
　──に対するDTTT　116
母指伸展内転テスト　135
母指対立筋のDTTT　117
母指内転筋　126
　──に対するDTTT　126
　──の短縮　125, 126, 133, 136
母趾外転筋　310
　──の触診　311
母趾の外反角度　320
方形靱帯　94
縫工筋　238

ま

マルアライメント　175, 181, 186, 187

　──の評価　187
巻き込み現象　237
摩擦ストレス　2
慢性的足関節不安定症　305

み, め

ミニマムカーフレイズ　333
三日月様足部　308
メディアル・コラプス　242

ゆ

有鉤骨　100, 105
有鉤骨鉤　106
有頭骨　100

よ

腰椎　140
腰椎前弯　140
腰椎分離症　192
腰痛症　192
腰方形筋　167
翼状靱帯　146
横アーチ　284, 320
横アーチ長率　322

ら, り

ラテラル・スラスト　251
梨状筋　223, 224
梨状筋症候群　178
離断性骨軟骨炎　91
力学的ストレス　1

る, れ

ルシュカ関節　141
レッグヒールアライメント　321

ろ

ログロールテスト　210
ロッキング　245
肋横突関節　142, 144, 166
肋鎖間隙　158, 159
肋鎖症候群　158
肋椎関節　142, 166
肋骨窩　141
肋骨頭関節　142, 144, 166

わ

腕尺関節　70
腕神経叢　156
腕橈関節　70, 90, 91
　──の触診　91